桂派名老中医·学术卷

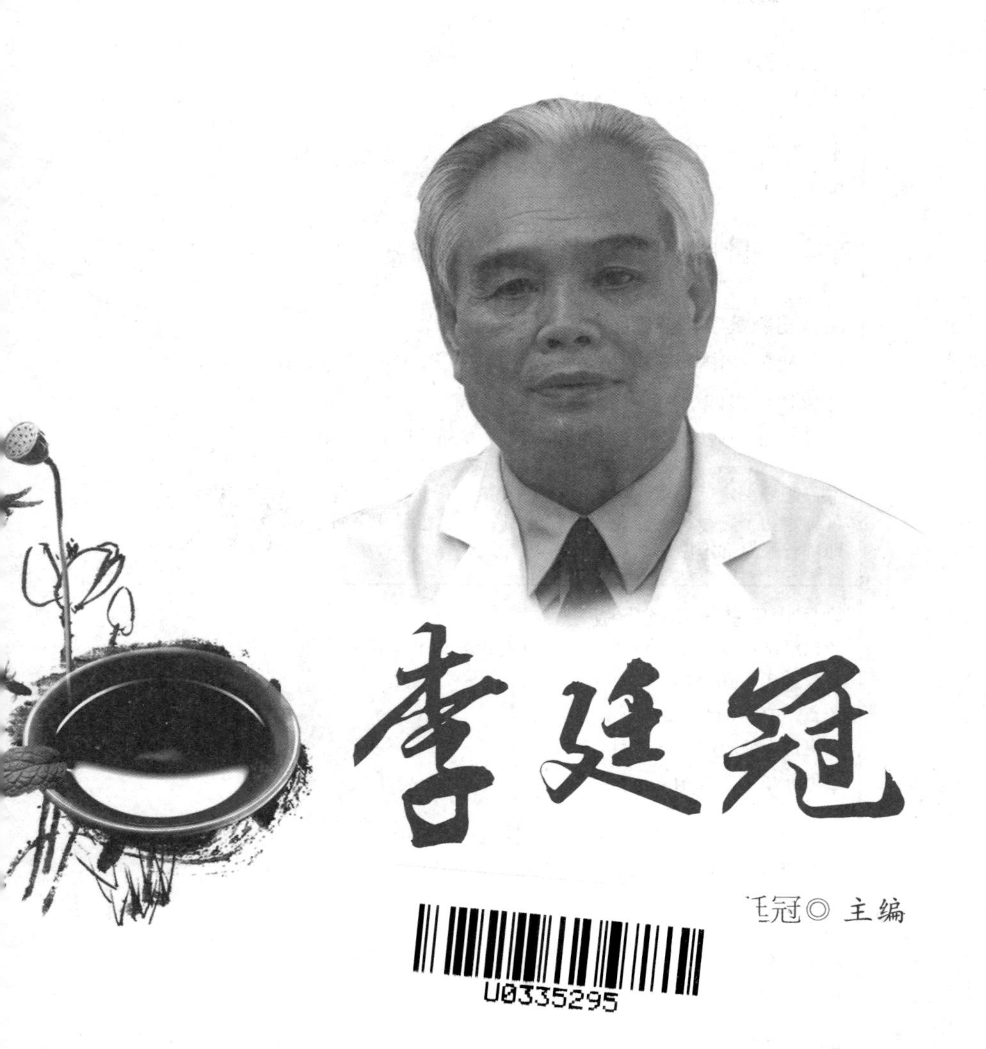

中国中医药出版社
·北 京·

图书在版编目（CIP）数据

桂派名老中医．学术卷．李廷冠 / 李廷冠主编．—北京：中国中医药出版社，2021.12

ISBN 978－7－5132－5898－2

Ⅰ．①桂…　Ⅱ．①李…　Ⅲ．①中医临床—经验—中国—现代
Ⅳ．① R2

中国版本图书馆 CIP 数据核字（2019）第 276130 号

融合出版数字化资源服务说明

本书为融合出版物，其增值数字化资源在“医开讲”平台发布。

资源访问说明

扫描右方二维码下载“医开讲 APP”或到“医开讲网站”（网址：www.e-lesson.cn）注册登录，输入封底“序列号”进行账号绑定后即可访问相关数字化资源（注意：序列号只可绑定一个账号，为避免不必要的损失，请您刮开序列号立即进行账号绑定激活）。

中国中医药出版社出版

北京经济技术开发区科创十三街 31 号院二区 8 号楼

邮政编码　100176

传真　010-64405721

保定市西城胶印有限公司印刷

各地新华书店经销

开本 880×1230　1/32　印张 9.25　字数 183 千字

2021 年 12 月第 1 版　2021 年 12 月第 1 次印刷

书号　ISBN 978－7－5132－5898－2

定价　48.00 元

网址　www.cptcm.com

服务热线　010-64405510　微信服务号　zgzyycbs

购书热线　010-89535836　微商城网址　https://kdt.im/LIdUGr

维权打假　010-64405753　天猫旗舰店网址　https://zgzyycbs.tmall.com

如有印装质量问题请与本社出版部联系（010-64405510）

《桂派名老中医·学术卷》丛书编委会

“广西老中医药民族医药专家宣传工程”
工作委员会

桂派名老中医·学术卷

《李廷冠》编委会

主　审　唐友明　高宏君　陈日兰

主　编　李廷冠

副主编　梁少华　莫小勤

编　委（按姓氏笔画排序）

叶慧恒　白广德　朱永芊　李　颖

黄　新

李序

广西是我国中医人才辈出、中药资源丰富的省份之一。系统挖掘整理广西地区国家级名老中医经验，是中医药薪火相传、创新发展的源泉，培养后继人才的重要途径，也是中医药教育有广泛现实意义的一项重要工作。

《桂派名老中医·学术卷》是我区自新中国成立以来较为系统的一套汇集所有国家级名老中医学术经验的专辑。这些老一代中医工作者弘扬国医，自信自强，大医精诚，堪为榜样。书中汇集了以“国医大师”班秀文为代表的一批医术精湛、德高望重的名医名家的学术思想与经验，从学术思想、临床经验、医德医风与治学等方面介绍了他们所取得的学术成就，从不同角度反映了他们成长的历程，展现了其对所擅长疾病的真知灼见与临证心得体会。精辟的见解，给人以启迪，足资效法，堪为轨范。本套丛书的出版，有助于激励中医药后继者深入研究和精通中医药学，有助于当代名中医的成长，有利于继承和发扬中医药的特色优势，弘扬广西地方名医学术思想，进一步提高广西中医药地位。我们应当继续深入做好对广西中医药、广西民族医药的发掘和整理提高工作，保存和发扬中医药特色与优势，推动传承与创新，弘扬中医药文化，加强中医药人才队伍的建设，加强中医药科学研究，加快名老中医的经验、学术、技能、文献等抢救工作的步伐，推进中医药理论和实践创新，为促进中医药、民族医药事业作出新的更大的贡献。

广西壮族自治区副主席　李康

2010 年 12 月

王　序

中医药是中华民族的瑰宝，在我国各族人民长期的生产生活实践和与疾病做斗争中逐步形成并不断丰富发展，为中华民族的繁衍昌盛作出了重要贡献，作为中国特色医药卫生体系的重要组成部分，至今仍在维护人民健康中发挥着独特作用。中医药天地一体、天人合一、天地人和、和而不同的思想基础，整体观、系统论、辨证论治的指导原则，以人为本、大医精诚的核心价值，不仅贯穿于中医药对生命、健康和疾病的认知理论与防病治病、养生康复的临床实践，而且深刻地体现了中华民族的认知方式、价值取向和审美情趣，具有超前性和先进性。随着健康观念变化和医学模式转变，中医药越来越显示出其宝贵价值、独特优势和旺盛的生命力。

广西地处岭南，中医药、民族医药资源丰富。历史上，无数医家博极医源，精勤不倦，为中医药和民族医药发展作出了积极贡献。广西广大中医药和民族医药工作者认真继承，加快创新，涌现出一批治学严谨、医德高尚、医术精湛的全国名老中医。为了展示他们的风采，激励后学，广西壮族自治区卫生厅组织编写了《桂派名老中医》丛书，对“国医大师”班秀文等28位全国名老中医做了全面介绍。传记卷记录了名医的成长历程、诊疗实践和医德医风，学术卷展示了他们的学术思想和临证经验。这套丛书的出版，不仅有利于读者学习“桂派名老中医”独到的医技医术和良好的医德医风，也将为促进广西中医药和民族医药的传承创新起到重要作用。

随着党和国家更加重视中医药，广大人民群众更加信赖中医药，国际社会更加关注中医药，中医药事业迎来了良好的发展战略机遇期。衷心希望广大中医药和民族医药工作者抓住机遇，以名老中医为榜样，坚持读经典，跟名师，多临床，有悟性，弘扬大医精诚的医德医风，不断成长进步，为我国中医药事业发展作出新的更大的贡献。

中华人民共和国卫生部副部长

国家中医药管理局局长 王国强

2011 年 1 月

前　言

中医药、民族医药是我国各族人民在几千年生产生活实践和与疾病做斗争中逐步形成并不断丰富发展的医学科学，为中华民族的繁衍昌盛作出了重要贡献，对世界文明进步产生了积极影响。新中国成立特别是改革开放以来，党中央、国务院高度重视中医药工作，中医药事业取得了显著成就。

广西地处祖国南疆，是全国唯一同时沿海、沿边、沿江的省区，是西南地区最便捷的出海大通道。广西中草药资源丰富，中草药品种居全国第二位。广西是壮、汉、瑶、苗、侗、仫佬、毛南、回、京、彝、水、仡佬 12 个民族的世居地，其中壮族是我国人口最多的少数民族。在壮、汉等各民族文化的滋养下，广西独特的区位优势和丰富的药材资源，孕育了“桂派中医”这一独特的中医流派，在全国中医行业独树一帜，在东南亚地区也具有广泛影响。

近年来，在自治区党委、政府的正确领导下，广西中医药、广西民族医药事业蓬勃发展，百家争鸣，百花齐放，名医辈出，涌现了以“国医大师”班秀文为代表的一大批“桂派中医”名家，他们数十年如一日地奋斗在临床、科研、教学一线，以高尚的医德、精湛的医术赢得了广大人民群众的赞誉。“桂派名老中医”是“桂派中医”的代表人物，在长期的医疗实践中，他们逐渐摸索总结出具有广西特色的一整套方法和经验，为广西中医药、民族医药发展作出了独特的贡献。

为弘扬“桂派名老中医”全心全意为人民群众服务的奉献精神，大力营造名医辈出的良好氛围，调动广大中医药、民族医药工作者的积极性，在广西壮族自治区人民政府和国家中医药管理局的大力支持下，广西实施了“国医大师”班秀文等老中医药、民族医药专家宣传工程，《桂派名老中医》丛书就是该工程的成果之一。丛书分为学术卷和传记卷。学术卷在发掘、整理“桂派名老中医”学术思想和临床经验的基础上，筛选出第一批名老专家，将他们数十年的临床体会和经典医案进行系统梳理提炼，旨在全面总结他们的医学成就，为繁荣中医药学术、促进中医药事业发展作出贡献；传记卷由专业作家撰写，主要记录“桂派名老中医”的人生经历和成才轨迹，弘扬他们大医精诚的精神，希望能借此探索中医名家的成长成才规律，为在新形势下构建中医药人才的培养体系提供借鉴。

由于时间紧迫，书中错漏在所难免，恳请读者批评指正。

广西壮族自治区卫生厅

广西壮族自治区中医药管理局

2010 年 12 月

内容提要

本书较系统地介绍了国家级名老中医李廷冠教授从医50多年的临床经验和学术精华。分为医家小传、学术思想、专病论治、临床经验方、诊余漫话及年谱六大部分。医家小传介绍李廷冠教授的生平及成才之路，学术思想论述李廷冠教授学术思想体系的精华，专病论治重点介绍李廷冠教授治疗外科疾病的经验，临床经验方详细介绍了李廷冠教授临床中有效的经验方、常用方，诊余漫话为李廷冠教授的临床体会。

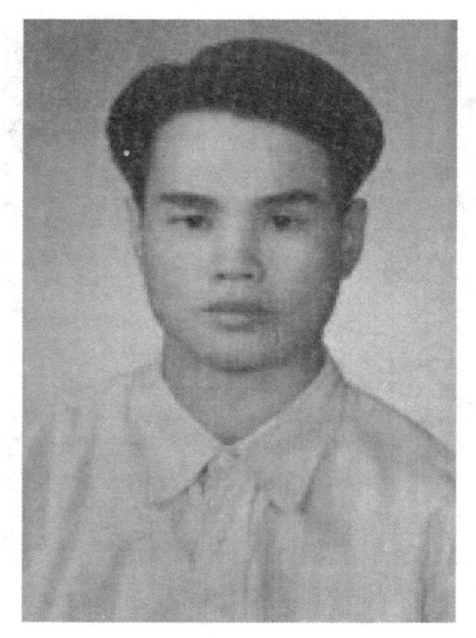

李廷冠教授大学毕业照

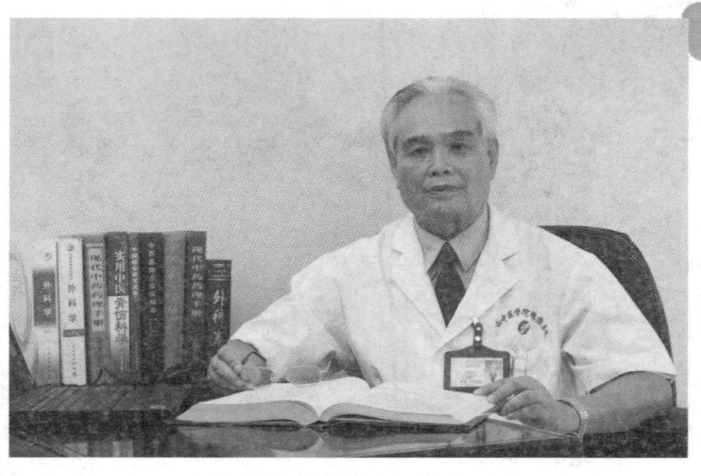

李廷冠教授（摄于 2009 年）

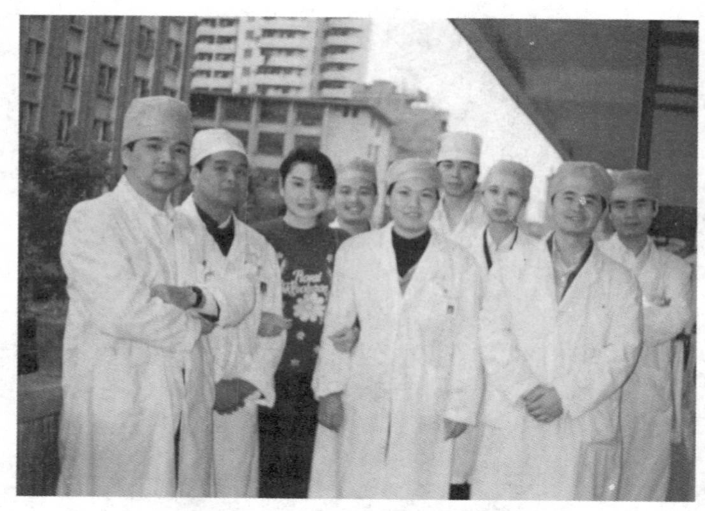

李廷冠教授（左二）与中医外科年轻医生合影

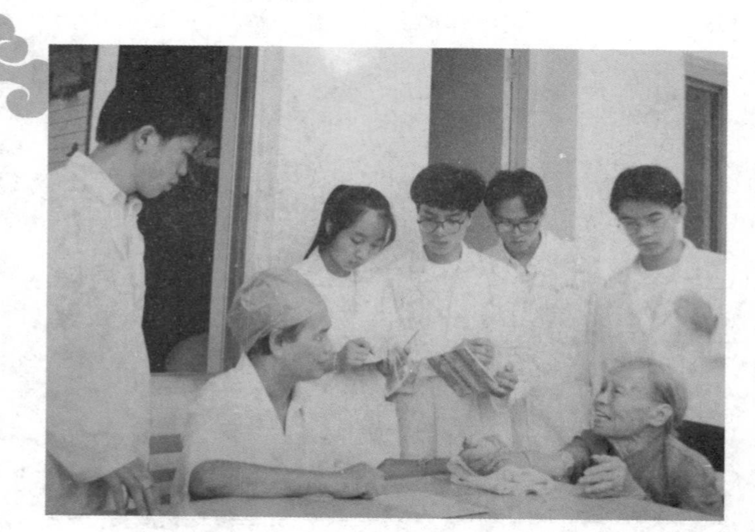

李廷冠教授带教学生

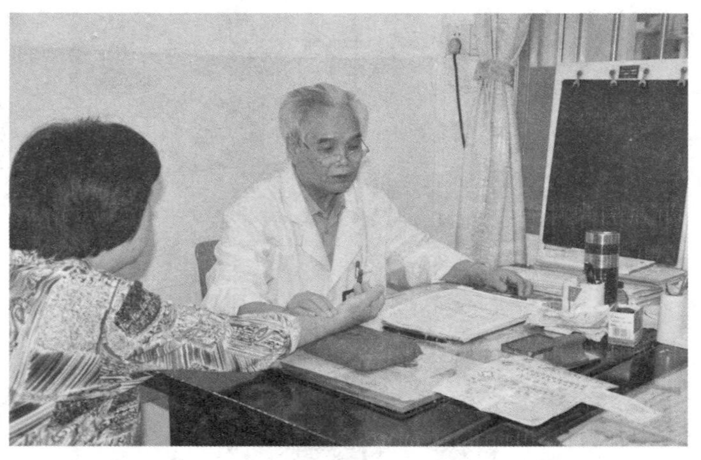

李廷冠教授诊察患者

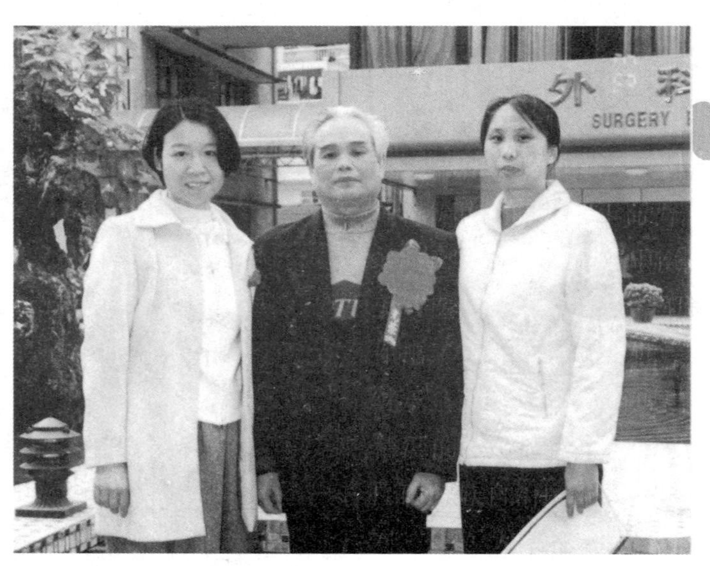

李廷冠教授与学术继承人梁少华（右一）、莫小勤（左一）

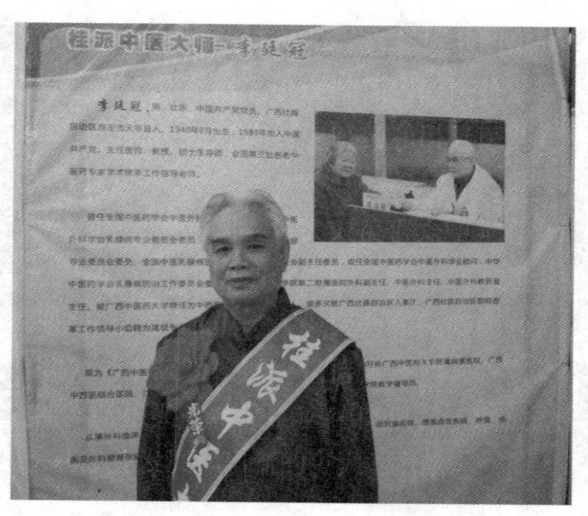

李廷冠教授被授予“桂派中医大师”称号

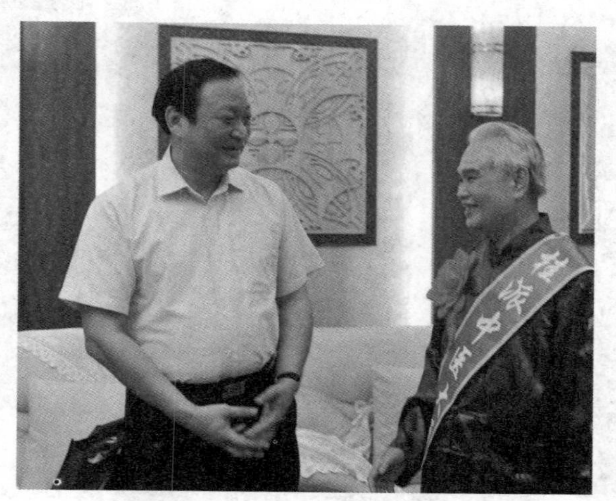

原卫生部副部长、国家中医药管理局局长
王国强与李廷冠教授亲切交谈

目　录

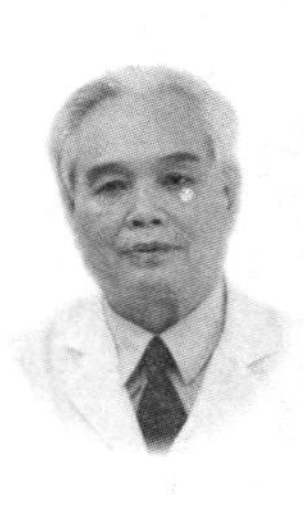

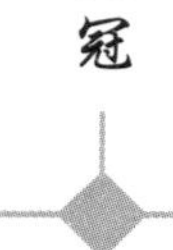
李廷冠

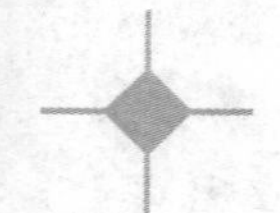

医家小传

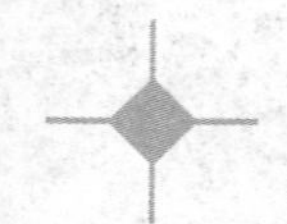

李廷冠，男，壮族，中国共产党党员，广西壮族自治区崇左市天等县人；1940年8月出生，1985年加入中国共产党；主任医师，教授，硕士生导师，第三批全国老中医药专家学术经验继承指导老师，广西首批“桂派中医大师”。李廷冠教授曾任中华中医药学会中医外科学会常务委员、中华中医药学会中医外科学会乳腺病专业委员会委员、中华中医药学会中医外科学会甲状腺专业委员会委员、全国中医乳腺病医疗中心网络协作委员会副主任委员、中华中医药学会中医外科学分会顾问、中华中医药学会乳腺病防治协作工作委员会委员；曾任广西中医学院第二附属医院（现广西中医药大学附属瑞康医院）外科副主任、中医外科主任、中医外科教研室主任，曾被广西中医学院（现广西中医药大学）聘任为中西医结合外科学术带头人；曾多次被广西壮族自治区人事厅、广西壮族自治区职称改革工作领导小组聘为高级专业技术职务资格评审委员会委员；曾担任《广西中医药》《广西中医学院学报》（现《广西中医药大学学报》）编辑委员会委员。

1956年7月，李廷冠教授毕业于天等县第一中学（初中），后被学校保送至天等县高级中学（高中）学习。1958年读完高中二年级，被学校及天等县教育局选送到南宁大学农学院园艺系学习。1959年该校停办，李廷冠教授参加全国高考，被广西中医专科学校（现广西中医药大学）录取，从此与中医结下不解之缘。经过四年的努力学习，李廷冠教授于1963年7月以优异的成绩毕业，留校工作。

1963年下半年，李廷冠教授服从学校的安排到广西中

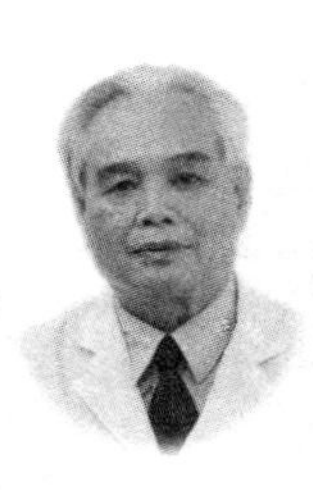

医学院第一附属医院（现广西中医药大学第一附属医院）外科工作。当时外科医疗工作范围较广，涉及病种较多，有疮疡、皮肤病、痔瘘、急腹症、烧伤、蛇咬伤、骨伤病等。负责医疗工作的人员有附属医院、学院、中医药研究所的医师、教师，其中有擅长疮疡、皮肤病、杂病的李士桂、容佐朝等，有擅长痔瘘的李瑞吉、高超义等，有擅长急腹症的西医外科叶三云等，有擅长骨伤科的梁赐恩、李桂文、韦贵康等。“宜善相之，多师为佳”“知而好问，然后能才”，李廷冠教授虚心求教，乐于实践，认真总结，几年之后，他在急腹症、痔瘘、骨伤科等方面的理论水平和临床实践能力都有了长足的进步。

1965 年到 1966 年上半年，李廷冠教授参加钦州地区上思县“四清”工作团医疗队，先后在百包公社卫生院、平福公社卫生院、华兰公社卫生院工作，经常到农村巡回医疗，不怕苦、不怕累，全心全意为农民防病治病。1969 年下半年，他参加广西壮族自治区“6·26 医疗卫生宣传队”，到桂平县（现桂平市）南木公社、紫荆公社宣传毛泽东主席“6·26”指示精神，协助当地卫生局培养赤脚医生，建设卫生合作医疗站，锻炼意志，增长才干。

1978 年下半年至 1979 年上半年，李廷冠教授到广西中医学院的教学医院南宁地区人民医院外科工作，主要任务是带教见习学生，指导实习医生。李廷冠教授所在的外科是西医外科，他用中医药配合治疗外科疾病，如尿石症、胆石症、外科术后并发症等，取得了良好的效果。例如，外科术后因大剂量应用抗生素导致的霉菌性肠炎，用参苓

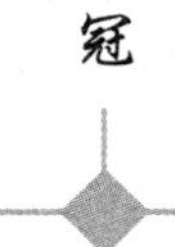

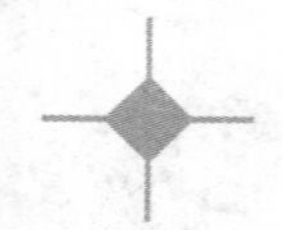

白术散加减治疗获得捷效。尽管是中医医生，但李廷冠教授还是积极参加各种手术，如甲状腺、乳腺、胃肠、肝胆等方面的手术，经历了主管患者、术前准备、术中操作、术后书写手术记录以及治疗观察等过程，大大提高了西医外科的理论及诊疗水平。

1979年下半年，李廷冠教授到广西中医学院第二附属医院工作，参与临床工作，指导广西中医学院实习生及见习生的学习。李廷冠教授经过在广西中医学院第一附属医院外科、南宁地区人民医院外科及广西中医学院开门办学的磨炼，有了一定的临床工作能力，因此工作起来比较顺利，与同事们相处得也很融洽。

1982年，李廷冠教授有幸到南京中医学院（现南京中医药大学）的附属医院江苏省中医院外科进修，跟随全国中西医结合治疗乳腺病专家马禄均教授、甲状腺病专家许芝银教授、前列腺病专家徐福松教授、周围血管病专家赖尧基教授学习。他侍诊抄方，仔细观摩，认真思考，终得其术。进修学习所得的收获为后来回医院开展专科专病临床工作打下了良好的基础。

1987年，李廷冠教授的人事关系转到广西中医学院第二附属医院，正式成为医院的临床医生。1989年上半年，医院的中医外科成为独立科室。李廷冠教授专学中医，兼通西医，专攻外科，兼通内妇，成为科室的主要技术骨干及负责人。在指导中医外科临床工作中，他遵循中医为主、中西医结合的原则，在诊断上辨病与辨证相结合，在治疗上辨病论治与辨证论治相结合、治标与治本相结合、内治

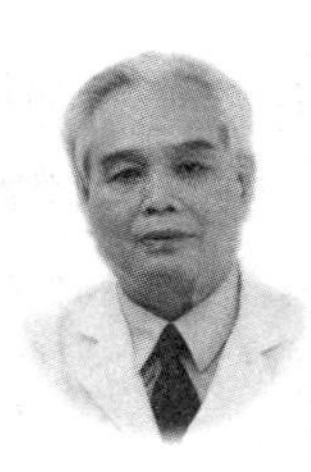

与外治相结合、药治与心治相结合，以此开展医疗工作。李廷冠教授不辞辛苦，不怕劳累，带领一批年轻医生奋斗在临床第一线。全科医护人员团结一致，全心全意为患者服务，使不少危重患者转危为安。对乳腺病、甲状腺病、前列腺病、周围血管病、烧伤等，李廷冠教授多采用中医药治疗，常取得满意疗效，他的中医外科学术水平也得到较大的充实、提高。随着医院改革的不断深入，1998 年底，医院科室按病种分科，不设独立的中医外科、西医外科，原来的中医外科医生分散到肝胆外科、胃肠外科、泌尿外科、颅脑外科、男科及肿瘤科等。

李廷冠教授既是医生也是学院的教师，一直不忘教书育人，忠于教育事业。他从 1970 年起开始参加中医学院的中医外科教学工作，直到退休，培养出一大批中医人才，有的成为广西名老中医，有的成为中医骨干，有的成为医院院长，有的出国传播中医文化，可谓“桃李满天下”。1971 年下半年到 1978 年上半年，李廷冠教授跟随西医学习中医班到柳州市中医院、柳州太阳村公社卫生院开门办学，之后又跟随普通班学员到武鸣教学分队、邕宁教学分队、钦州教学分队、横县教学分队、来宾县（现来宾市）青岑教学分队开门办学，带领学生下基层，边学习边为群众服务，直至 1978 年开门办学结束。2000 年他被广西中医学院聘请为中医学专业（传统中医方向）“师带徒”导师，先后带徒 5 名（每年 1 名）；2003 年被广西中医学院聘为硕士研究生导师；2002 年被人事部（现人力资源和社会保障部）、卫生部（现国家卫生健康委员会）、国家中医药管理局联合

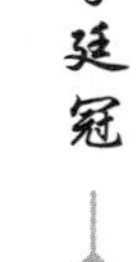

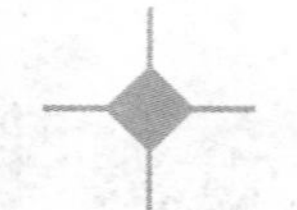

确定为第三批全国老中医药专家学术经验继承指导老师，指导继承人两名。

李廷冠教授认为，临床可以搞科研也应该搞科研，科研有助于临床理论及诊疗水平的提高。例如，他于1984年开展乳腺疾病的调查研究，而后撰写了《乳腺病调查报告（附乳腺增生病134例分析）》，这在当时极具影响力。文章在1985年10月于福建省漳州市召开的中华全国中医学会外科学会成立大会暨学术交流会上宣读后，得到参会人员的关注，并被《福建中医药》摘登。20世纪70年代，经临床实践，李廷冠教授将乳腺增生的分型总结为3种，即肝郁痰凝型、冲任失调型和肝肾阴虚型，辨证用药时对应使用自拟乳癖Ⅰ、Ⅱ、Ⅲ号方，取得很好的疗效。在此基础上，加之医院领导和药剂科的大力支持，1986年下半年医院药剂科制剂室生产出乳癖Ⅰ、Ⅱ、Ⅲ号冲剂。为了满足患者的需要，1996年上半年，李廷冠教授献出乳腺康胶囊的药方，经过医院药剂科制剂室的科学加工，制成了乳腺康胶囊，一经投放临床，就受到患者的欢迎，各地患者慕名而来，给深受乳腺增生痛苦的患者带来了福音，至今仍为医院治疗乳腺病的首选药。该药给医院带来了良好的社会效益和经济效益。

李廷冠教授善于临床观察总结，勤于写作，先后发表了《乳癖冲剂治疗乳腺增生病107例临床观察》《散瘿汤治疗甲状腺囊肿12例》《乳腺康胶囊治疗乳腺增生病216例疗效观察》等学术论文20余篇。他先后参加《中医学多选题题库》（外科分册）及《中医学问答题库》（外科分册）

的编写，并任副主编；参加全国高等中医药院校协编教材《中医外科学》（王沛主编）的编写，任编委；主编广西中医学院中医外科专业教材《中医外科杂病学》。

2000年11月，李廷冠教授退休。退休之后，他仍在医院从事临床工作，坚持每周5次门诊，并按时到诊，从不间断。有时患者较多，到了下班时间他仍耐心诊治，从不敷衍，也没有怨言。李廷冠教授常常以自创的一首绕口令自勉：医教是条辛苦路，为医常常家不顾，为教夜夜挑灯读，无怨无悔终生炼。他就像一头任劳任怨的老黄牛，在中医外科学领域辛勤耕耘，不求回报，只求中医外科学能发扬光大，形成专业特色和技术优势，拯救更多被病痛折磨的患者。其严谨的治学态度、勇于实践的精神、高尚的医德都值得我们学习。

学术思想

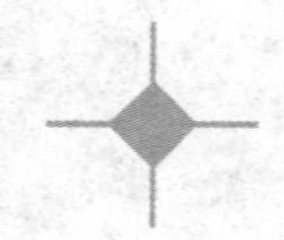

宗“中”参“西”，理论与实践相结合

所谓宗“中”参“西”是指以中医为宗旨，用中医的理论阐述中医外科学的基础理论和外科疾病的病因病机、诊断、治疗及预防的规律，学习西医的理论知识及技术，吸取西医之长处补中医之不足，融汇中西医学，继承创新，在实践中总结经验，提高中医外科学的理论水平和诊断、治疗水平，促进中医外科学现代化，促进中西医结合。

读书学习，提高理论水平

《医宗金鉴·凡例》曰：“医者，书不熟则理不明，理不明则识不精。临证游移，漫无定见，药证不合，难以奏效。”临床医生不可不读书，不可不学理论。当代中医外科医生应读中医书籍，兼读西医相关书籍，吸取古今医学理论及经验，提高中医外科学的理论水平。

中医历代悠久，《黄帝内经》《金匮要略》《伤寒论》《神农本草经》是中医学经典著作，是中医人员必读之作，临床医生结合实践再学很有必要。

《黄帝内经》中不少篇幅的论述涉及中医外科，如中医外科病名的记载有30种，《素问》中有丁（疔）、痤、痱、

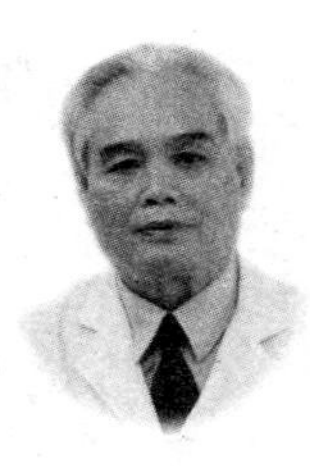

痔、鼠瘘、口疮、疝等，《灵枢》中有猛疽、脱痈等。对中医外科疾病的病因病机也有阐述，如《素问·至真要大论》云："诸痛痒疮，皆属于心。"《素问·生气通天论》云："汗出见湿，乃生痤疿。高粱之变，足生大丁……营气不从，逆于肉理，乃生痈肿。"《灵枢·痈疽》云："寒邪客于经络之中则血泣，血泣则不通，不通则卫气归之，不得复反，故痈肿。寒气化为热，热胜则腐肉，肉腐则为脓。"以上所述的病机现仍是疮疡（外科感染性疾病）类证的病理基础理论。在治疗上也有所论述，《灵枢》提及针砭、按摩、猪膏等多种外治方法，并最早提出截肢手术治疗脱疽。《灵枢·痈疽》曰："发于足指，名脱痈（脱疽），其状赤黑，死不治；不赤黑，不死。治之不衰，急斩之，不则死矣。"目前仍为脱疽（血栓闭塞性脉管炎）外治法之一。《黄帝内经》为中医学建立了系统的中医基础理论，也是中医外科学的理论。《灵枢·寒热病》《灵枢·刺节真邪》《灵枢·痈疽》是外科疾病的专篇，熟读深研对中医外科医生尤为必要。

《金匮要略》是一部杂病的经典著作，《金匮要略·疮痈肠痈浸淫病脉证并治》论述痈肿、肠痈、金疮、浸淫疮4种疾病的辨证治疗和预后，其中有关肠痈（急性阑尾炎）的辨证论治仍被现代外科临床参考应用。

《伤寒论》主要论述外感热病的六经证治，其中结胸证、大柴胡汤证、蛔厥证的论述对外科急腹症的治疗仍有指导意义。

《神农本草经》是我国现存最早的药物专著，总结了秦

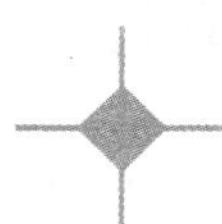

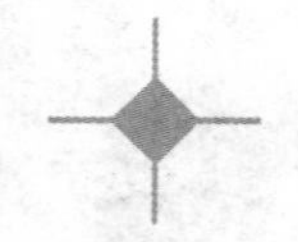

以前的药物成就，阐述了药物理论，载药365种，论述每种药物的列名、性味、主治功用等，是广大中医师及中医药院校师生必备之书。

中医外科古籍专著甚多，刘忠德、刘鹏举、薛凤奎主编的《中医古籍临证必读丛书·外科卷》共收录自晋至清的中医外科专著30部，其中有我国现存第一部外科专著《刘涓子鬼遗方》，还有为外科正名的《外科理例》，以及明清时期的《外科正宗》《疡科心得集》《外科证治全书》等。

中医外科学历史上最具影响力的学派是明清时期的正宗派、心得派和全生派。正宗派以明代陈实功的《外科正宗》为代表，全书共4卷，包括外科病证百余种，分门别类，统以论治，系以方歌，后列治验方药，再附病案、炼药法及图谱，后人以"列症最详，论治最精"称之。《外科正宗》是代表我国明代以前外科学术成就的重要文献。清代名医徐灵胎评道："此书所载诸方，大段已具，又能细载病名，各附治法，条理清晰。所以凡有学外科者，问余当读何书？则令其先阅此书，以为入门之地。"心得派是以清代外科名医高秉钧的《疡科心得集》为代表，共分3卷，立论甚精，颇多发明，书中有云："盖以疡科之证，在上部者，俱属风温风热，风性上行故也；在下部者，俱属湿火湿热，水性下趋故也；在中部者，多属气郁火郁，以气火之俱发于中也。"提出病因"上风下湿中气火"的观点，对疾病的辨证治疗有着重要的价值。在疾病的鉴别诊断方面，列类似病证以论述，方便疾病的诊断。治疗上多取温病的治疗方法，方用银翘散、黄连解毒汤、清营汤、犀角地黄

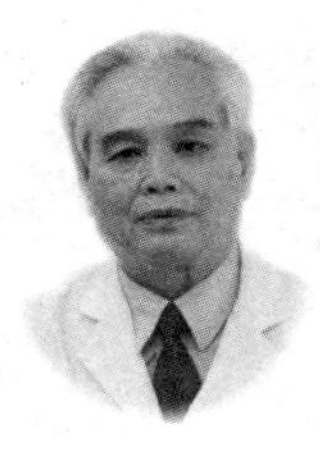

汤等，引入温病学说于外科治法之中，从而使某些外科重症如疔疮走黄、疽痈内陷的治疗取得较大的突破。全生派以清代王维德的《外科证治全生集》为代表，强调以阴阳为辨证总纲，以温通腠理为治疗大法，反对滥用刀针手术及腐蚀药，强调以清为贵，以托为畏，创制的著名方剂阳和汤、小金丹、西黄丸等，普遍为外科应用。除此之外，还有清代的《医宗金鉴·外科心法要诀》，是一本较为全面的中医外科书。其言简意赅，文图对照，方药实用，附有歌诀，易于理解，便于诵记，对学习中医外科的确是一本好的读物。中医外科古籍，常备在案，常习之、常思之，则会有所得。

中华人民共和国成立后，政府执行了正确的中医政策，中医外科学也和其他中医学科一样得到迅速发展，一批中医外科专著如雨后春笋般相继出版。顾伯康主编的《中医外科学》、陆德铭主编的《中医外科学》、李曰庆主编的《中医外科学》先后作为高等中医药院校教材。顾伯华主编的《实用中医外科学》、王沛主编的《中医外科学》，以及《许履和外科医案医话集》等，对中医外科学理论和实践的学习具有较高的参考应用价值。

随着现代科技的迅猛发展，西医外科学不断产生许多新的理论和新的技术，作为中医外科医生应有所了解。另外，出版并作为教材使用的《外科学》《中西医结合外科学》亦应用心攻读，吸取当代新知，以利为患者服务。

《本草经疏》曰：“凡为医师，当先读书。”俗话说：“文墨不通，难作医工。”外科之书浩如烟海，谁能尽读！医者

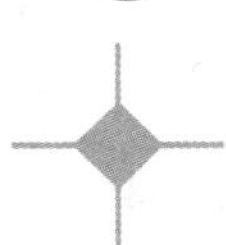

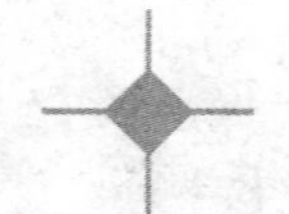

应根据情况适当地博览与选读，取其精华，为己所用。

理论与实践相结合，力图继承创新

学习理论的目的在于实践，理论指导实践，并在实践中加以检验，总结提高，正所谓“熟读王叔和，不如临证多”。赵晴初在《存存斋医话稿》中云:“读书而不临证，不可以为医；临证而不读书，亦不可以为医。”许勤勋在《勉斋医话》中云:“评国医之优劣者，向分两途：一谓学识渊博者优，一谓经验丰富者优。”作为医生，要临证不忘读书，读书不忘临证，理论与实践相结合。李廷冠教授在医疗、教学实践的工作中，通过观察分析认为，乳腺增生（乳癖）的辨证分型，除了《中医外科学》中的肝郁痰凝型、冲任失调型以外，还有肝肾阴虚型，共3型，他自拟乳癖Ⅰ、Ⅱ、Ⅲ号方进行治疗，后制成冲剂，应用于临床获满意疗效，撰写的论文《乳癖的辨证论治》《乳癖冲剂治疗乳腺增生病107例临床观察》得到同行的认可。其后创制的乳腺康胶囊用于临床，安全有效，深受患者欢迎；撰写的论文《乳腺康胶囊治疗乳腺增生病216例疗效观察》得到同行的关注。这便是理论与实践相结合、继承创新的结果。

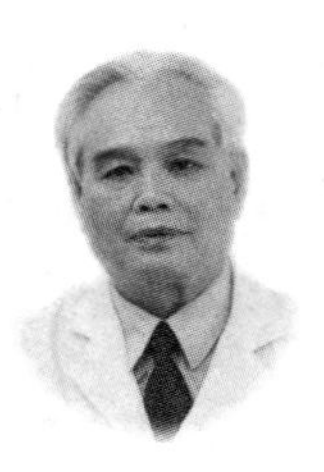

诊断上强调辨病与辨证相结合

辨病与辨证相结合是指在临床诊断时要辨明疾病的病名和证型，既要辨病，又要辨证，不可偏废。

辨病，是指辨识具体的疾病，确定疾病的病名。病名是对疾病本质所做的概括，是疾病过程中病理变化及发生发展规律的代名词，反映的是疾病的基本性质。中医外科学历史悠久，殷商时期就有外科病名的记载，如疾自（鼻）、疾耳、疾齿、疾舌、疾足、疾止（指或趾）、疥、疕等。《黄帝内经》涉及的外科病名有30种之多。历代医家通过临证增加了许多病名，如以部位命名的乳痈、子痈、对口疽等，以穴位命名的人中疔、膻中疽、委中毒等，以脏腑命名的肺痈、肝痈、肠痈等，以病因命名的破伤风、冻疮、漆疮等，以形态命名的蛇头疔、鹅掌风等，以颜色命名的白驳风、丹毒等，以疾病特征命名的流注、湿疮等，以范围大小命名的疖、痈、发等，以病程长短命名的千日疮等，以传染性命名的烂疔等，以部位及疾病特征命名的乳岩、肾岩翻花等。

中华人民共和国成立后，随着中医事业的发展，中医外科学也有新的发展。尤其是中西医结合的研究不断深入，中医外科学病名的采用有了新的变化，一些学者主张中西医病名对应，如西医的急性淋巴管炎、丹毒、化脓性骨髓炎、急性乳腺炎、乳房异常发育症、乳腺导管内乳头状瘤、

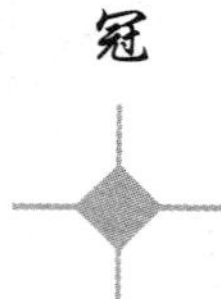

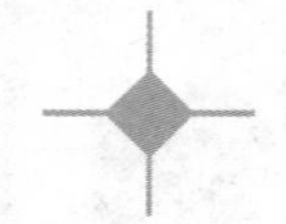

浆细胞性乳腺炎、甲状腺腺瘤、亚急性甲状腺炎、甲状腺癌、脂肪瘤等，其相应的中医病名为红丝疔、丹毒、附骨疽、乳痈、乳疬、乳衄、粉刺性乳痈、肉瘿、瘿痈、石瘿、肉瘤等。一般认为，现代中医外科临床的病名诊断以现代西医病名后附中医病名的双诊断较为恰当。这样的诊断模式，既尊重现代语言现象与习惯，吸取西医学研究成果，有规范清晰的概念与具体内涵，又不失中医外科的传统病名，有利于中医及中西医结合的研究与临床治疗应用。

辨证，是辨识疾病的证型。“证”是反映疾病过程中某阶段的本质与整体联系的中医诊断概念，是综合了病因、病位、病性、病势、病情、病机等要素抽象出的名词。中医外科辨证是在中医学理论指导下，用中医外科学的思维方法，将四诊与疾病相关资料、必要的西医化验检查、特殊的辅助检查等结合起来进行综合分析、归纳，进而将疾病的病因、病位、病变机理、功能状态及演变趋势等做出综合性的评定，从而确定一个“证”的概念。中医外科学的辨证有其独特性，辨证的内容包括阴阳辨证、脏腑辨证、经络辨证、局部辨证、卫气营血辨证、气血痰瘀辨证、预后辨证等，其中阴阳辨证、局部辨证尤为重要。

阴阳辨证是一切外科疾病的辨证纲领。清代顾士澄《疡医大全》曰：“凡诊视痈疽，施治必须先审阴阳，乃为医道之纲领，阴阳无谬，治焉有差！医道虽繁，而可以一言而蔽之者，曰阴阳而已。”阴阳辨证实际是表里、寒热、虚实以及气血、脏腑、经络等辨证的综合，即表、热、实证属阳，里、寒、虚证属阴；腑病、气病属阳，脏病、血病

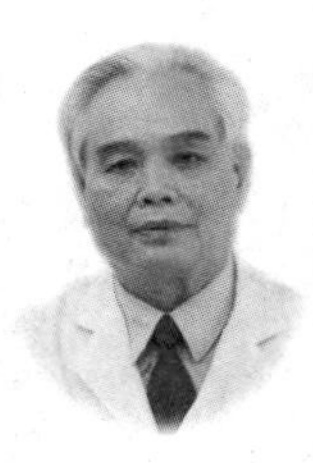

属阴；太阳、阳明、少阳经病属阳，少阴、太阴、厥阴经病属阴。因此，阴阳辨证不仅是八纲辨证的总纲，也是其他一切外科疾病辨证的总纲。诊断外科疾病，如能辨清阴阳属性，则治疗上就不会发生或少发生原则性的错误。

辨阴证、阳证一般从疾病发生缓急、病位深浅、皮肤颜色、皮肤温度、肿胀范围、肿块硬度、疼痛感觉、脓液稀稠、病情长短、全身症状、预后顺逆等方面进行综合辨证。急性发作，病发于皮肉，皮肤焮赤灼热，肿胀形高，肿块局限、软硬适度，疼痛比较剧烈，溃后脓液稠厚，病程较短，全身症状初起有恶寒发热、口渴、纳呆、大便秘结、小便短赤，溃后症状逐渐消失，疮疡易消、易溃、易敛、预后多顺（良好），属于阳证，如急性淋巴管炎等。慢性发作，发于筋骨，皮色紫暗或正常，皮肤不热或微热，肿胀范围不局限，肿块坚硬或柔软如棉，不痛或隐痛或酸痛或抽，脓液稀薄或纯为血水，病程长，初起无明显症状，酿脓期有潮热、颧红、面色㿠白、神疲、自汗、盗汗等症状，溃后尤甚者，属于阴证，如骨结核、颈淋巴结结核等。

辨阴证、阳证是以类比的方法将一些常见的症状概括地归纳为阴证、阳证两类，以疮疡（体表外科感染性疾病）为代表，以局部症状为主。在辨证时不要孤立地以局部为依据，要从整体出发，结合全身症状等进行综合分析、归纳。临床上有些疾病不典型，没有纯粹的阳证，也没有纯粹的阴证，而是介于阴证与阳证之间，可列为半阴半阳证。此外，疾病可随着各种因素的变化而变化，在发展变化过程中病情也可发生变化，由阴证变为阳证或由阳证变为阴

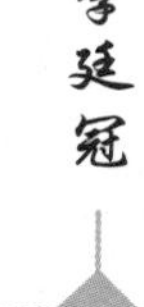

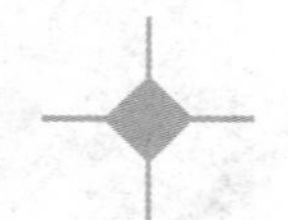

证。例如，颈淋巴结结核（瘰疬）初起属阴证；成脓期局部红肿热痛，身发低热，则为阳证；溃后期又可变为阴证。急性化脓性乳腺炎（乳痈）初起为阳证；当给予大量苦寒泻火之剂或大量抗生素治疗时，红肿热痛等急性症状消失，炎症局限而形成一个微红微热、隐隐作痛的僵块，消之不散，亦不成脓，此为阳证转为半阴半阳证。因此，在辨阴证、阳证中，不能从一时表面现象贸然做出诊断。

外科疾病多发生于体表，一般局部症状比较明显，因此，对局部的肿、痛、痒、脓、麻木等进行辨证，进而确定疾病的病因、性质，对诊断和治疗很有必要，但不要孤立地局部辨证，要结合全身症状进行综合辨证。例如，痒是皮肤常见症状，若见于皮肤病，多因风、湿、热、虫等客于肌肤，或血虚风燥引起血运不畅，皮肤失去濡养所致；若见于颜面疖肿（颜面疔疮）、痈（有头疽）等阳证疮疡之初期，为火毒炽盛，气血壅滞所致，常提示病情在发展；若见于乳腺炎（乳痈）肿块消失之后，为毒热已衰；若见于溃脓之后未能及时更换敷料，是因创面不洁，脓水浸淫皮肤所致；若见于肿瘤，周身皮肤瘙痒，多为瘀毒所致，病情危重。因此，局部症状辨证与全身症状辨证相结合才能做出正确的诊断。

中医外科诊断疾病的特点是辨病与辨证相结合，力求先辨病，然后针对各个疾病的不同阶段及病情等进行辨证，诚如朱肱《南阳活人书》所云："因名识病、因病识证，如暗得明，胸中晓然，反复疑虑，而处病不差矣。"例如，某女，28 岁，初产妇，产后哺乳。产后 28 天就诊。左侧乳房肿痛3天，乳头排乳不畅，伴身热、头痛、胸闷不舒、睡食欠佳、尿黄等症状。查体：左侧乳房肿胀，外上象限扪及一大小约3cm×3cm的肿块，质地中等，表面微红微热、有压痛，乳头排乳不畅，腋下扪及一大小约1.5cm×1.5cm的淋巴结，质地中等、有压痛，舌质红，苔薄黄，脉浮数。诊断时应首先考虑患者所患何病，确定其病名。结合患者病史和临床表现来看，其符合急性化脓性乳腺炎（乳痈）的诊断依据，同时通过鉴别诊断，排除炎性乳腺癌、浆细胞性乳腺炎、乳房结核、乳房外伤性血肿等，确诊为急性乳腺炎（乳痈）。然后考虑此病为何类乳痈，中医乳痈分为3类：发于哺乳期者，称为外吹乳痈；发于妊娠期者，称为内吹乳痈；发于非哺乳期、非妊娠期，称为不乳儿乳痈或干乳痈。本患者为哺乳期发病，故为外吹乳痈。再辨患病所处的病程阶段，乳痈的发病过程可分为初期、成脓期、溃后期，患者发病3天来诊，病属初期。最后辨其所属的证型，乳痈一般分为气滞热壅证、热毒炽盛证、正虚邪恋证，本患者证属气滞热壅证。最终，西医诊断为急性乳腺炎；中医诊断为外吹乳痈（初期，气滞热壅证）。

病与证是我们认识疾病时采取一纵一横的视角得出的相辅相成的两个概念。辨病是认识疾病的总体，辨证是认识疾病的局部，临床上辨病与辨证相结合，可以使诊断更确切、更完满，更好地指导立法处方用药。

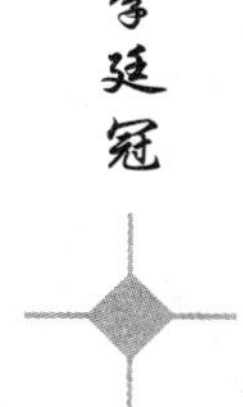

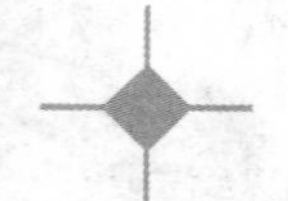

治疗上强调四结合

辨病论治与辨证论治相结合

辨病论治，即辨清为何种疾病之后，根据疾病的病因、病情等立法处方用药，正如徐灵胎《兰台轨范》中所云："欲治病者，必先识病之名，能识病名，而后求病之所由生；知其所由生，又当辨其生之因各不同，而病状所由异，然后考虑其治之法，一病必有主方，一方必有主药。"中医外科医籍中有许多确定病名之后而立法处方的记载。《疡科心得集》曰："有乳中结核，形如丸卵，不疼痛，不发寒热，皮色不变，其核随喜怒为消长，此名乳癖。良由肝气不舒郁积而成……逍遥散去姜、薄，加瓜蒌、半夏、人参主之。"《医宗金鉴·外科心法要诀》云："石瘿海藻玉壶汤主之。"并列出药物组成，配以方歌，供人诵读熟记，歌曰："海藻玉壶汤石瘿，陈贝连翘昆半青，独活芎归甘海带，化硬消坚最有灵。"

辨证论治，是指疾病的证型确立之后，根据疾病所属的证型立法处方用药。如有头疽（痈），顺证者，辨证分为火毒凝结、湿热壅滞、阴虚火炽、气虚毒滞4个证型。火毒凝结证，以清热泻火、和营托毒为法，方用黄连解毒汤合仙方活命饮加减；湿热壅滞证，以清热化湿、和营托毒

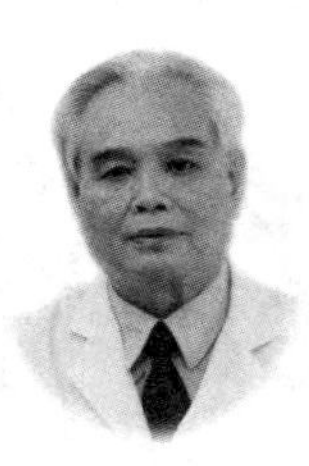

为法，方用仙方活命饮加减；阴虚火炽证，以滋阴生津、清热托毒为法，方用竹叶黄芪汤加减；气虚毒滞证，以扶正托毒为法，方用托里消毒散加减。逆证者，病属内陷（全身化脓性感染），辨证分为邪盛热极、正虚邪盛、脾肾阳虚、阴伤胃败4个证型。邪盛热极证，以凉血清热解毒、养心清心开窍为法，方用清营汤合黄连解毒汤、安宫牛黄丸、紫雪丹加减；正虚邪盛证，以补养气血、托里透邪为法，佐以清心安神，方用托里消毒散、安宫牛黄丸加减；脾肾阳虚证，以温补脾肾为法，方用附子理中汤加减；阴伤胃败证，以生津养胃为法，方用益胃汤加减。又如乳痈（急性化脓性乳腺炎），临床分为初起、成脓、溃后3期，辨证分为气滞热壅、热毒炽盛、正虚邪恋3个证型。气滞热壅证，以疏肝清胃、通乳消肿为法，方用瓜蒌牛蒡汤加减；热毒壅盛证，以清热解毒、托里透脓为法，方用透脓散加味；正虚邪恋证，以益气和营托毒为法，方用托里消毒散加减，或四妙汤加味。

中医外科治病注重辨病论治与辨证论治相结合。辨病论治的一病一方一药的治疗方法为病因病机比较清楚、病势不太危重、病情变化不大的患者提供了一定的方便，具有很大的现实意义。但人的病情有别，体质有异，按病处方用药（含中成药）常难获满意的疗效。中医诊病，不是重在病名，而是重在证候。《临证指南医案》曰：“医道在乎识证、立法、用方，此为三大关键，一有草率，不堪司命，然三者之中，识证尤为紧要。”辨证论治注意到疾病的特殊，灵活用药，对那些重危疑难病，更能药证相符而获

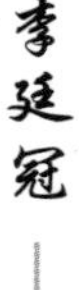

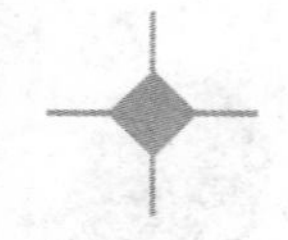

良效；对那些“无病”的亚健康者，也能通过辨证施治使其获得健康。此外，辨证论治可做到异病同治、同病异治，提高治病的灵活性和有效性。

现代所谓的辨病论治与辨证论治相结合，一般是指西医辨病与中医辨证相结合。在治疗时，既要考虑西医的病，也要考虑中医的证。西医诊断明确后，再按中医辨证，分型论治。临床上有时是辨病论治，如乳腺增生（乳癖）一经确诊就以乳癖消片或乳腺康胶囊治疗；有时则是辨病论治与辨证论治相结合，如乳腺增生（乳癖）分为肝郁痰凝、冲任失调、肝肾阴虚 3 个证型，证型确定之后，施以方药，使药证相符，以期良效。辨病论治、辨病论治与辨证论治相结合各有长短，应根据患者的实际情况，因人制宜，灵活选用。

内治与外治相结合

中医外科的治疗分为内治和外治两大类。内治是指运用中药内服，赖以药物的功效达到治疗目的的一类方法的总称。外治是指运用药物、手术或手法配合一定器械，按照一定方式或方法，直接作用于体表局部病灶，以达到治疗目的一类方法的总称。内治与外治相结合是中医外科治疗疾病的特点之一。

中医外科疾病多发生于体表，且以局部症状为主要表现，但疾病的根源却常在于脏腑。因为人体的体表与内在的脏腑功能是相互联系的，脏腑的病变往往可在体表的某

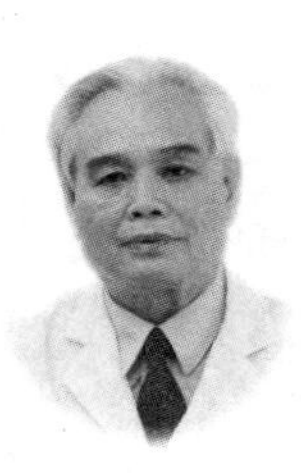

一部位出现相应的病理征象，相反，体表的病变亦可影响到脏腑功能而出现相应的症状。由于内外相关，临床上常采用内治法。

中医外科的内治，基本与内科的内治相同，多从整体出发，遵循中医内科基本治疗法则，如治病求本、正治、反治、同病异治、异病同治、急则治其标、缓则治其本、标本同治、扶正祛邪、调整阴阳、因时制宜、因地制宜、因人制宜等进行立法处方用药。张山雷的《疡科纲要》曰："故临证处方，无论外形如何，要必以内证为之主，此疡医之最上乘也。苟能精明乎内科治理，而出其余绪，以治外疡，虽有大证，亦多应手得效。"强调以内科治疗原理治疗中医外科病的重要性。但是，中医外科内治亦有异于内科内治，如疖、痈等中医外科感染性疾病在发展过程中分为初起、成脓、溃后 3 个阶段，在治疗上初起宜消、成脓宜托、溃后宜补，消、托、补为中医外科内治的 3 大法则，这是与内科内治的不同，尤其托法是外科所特有的。在具体临床运用时又分为 11 法，其中解表、通里、清热、温通、祛痰、理湿、行气、和营 8 法属于消法的范畴，内托法属于托法的范畴，补益法、养胃法属于补法的范畴。

《医学源流论》云："外科之法，最重外治。"中医外科外治法分为药物疗法、手术疗法和其他疗法 3 大类。药物疗法，是用药物制成溶液剂、乳剂、软膏（药膏）、硬膏（膏药）、糊剂、散剂等不同剂型，施用于患处，并赖药物的性能，使之直达病所产生作用，从而达到治疗目的的治疗方法。吴师机曰："外治之理即内治之理，外治之药即内

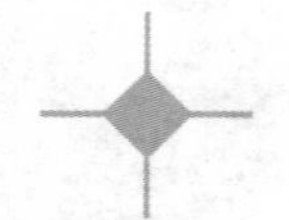

治之药，所异者法耳。”临床应根据疾病具体情况、药物、剂型的适应证等灵活选用。手术疗法，是运用各种器械和手术操作来进行治疗的方法，一般分为切除法、切开法、烙法、砭镰法、挂线法、结扎法等。施术时必须了解手术的适应证，按照规程进行操作，以期获得良效。其他疗法，是除药物疗法、手术疗法之外的一些治疗方法，如引流法、垫棉法、熏法、熨法、洗涤法等，每种方法都有其适应证和操作要求，临证时需灵活选用。

内治与外治相结合的具体运用应根据疾病的轻重及患者体质情况适当选用。轻浅小疾者可采用单独外治法，如轻症甲沟炎（沿爪疔）初起可用十一方跌打酒或消痔散溶液或金黄膏外敷，慢性甲沟炎并趾（指）甲嵌入可用拔甲术治疗，神经纤维瘤（气瘤）、脂肪瘤（肉瘤）、皮脂腺囊肿（粉瘤、脂瘤）、腱鞘囊肿、包皮过长、包茎等可采用手术切除术。有些可采用单独内治法，如急性阑尾炎早期（单纯性阑尾炎），证属瘀滞型者，以通里攻下、行气活血、清热解毒为法，方用大黄牡丹汤加减；急性肠梗阻，症见腹部阵发性痛，腹部稍膨胀，时见肠形，伴有胸腹胀闷、恶心、呕吐、大便秘结或间有排气，无发热恶寒，小便黄，舌红苔黄，脉弦，证属痞结型者，以通里攻下、行气止痛为法，方用复方大黄汤加减；胆道蛔虫症，症见上腹部钻顶样剧痛，牵引肩背，痛止则如常人，汗出肢冷，呕吐或吐蛔，腹软喜按，舌质淡红，苔薄白，脉弦，证属蛔滞型者，以安蛔止痛、利胆驱蛔为法，方用乌梅汤加减。

中医外科疾病的治疗大多数采用内治与外治相结合的

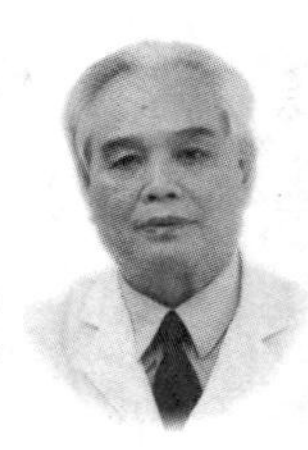

方法。有些以内治为主，外治为辅，如慢性前列腺炎属气滞血瘀者，治以活血化瘀，以前列腺汤加减治疗为主，辅以热水坐浴或前列腺按摩。有些以外治为主，辅以内治，如急性乳腺炎溃后期气血亏虚，疮口未敛，以疮口换药为主，辅以益气养血、清解余毒，予四妙汤加减。有些则内治与外治并重，如急性乳腺炎初期，症见乳房肿痛，排乳不畅，局部结块，皮色不变或微红，伴有恶寒发热、头痛、周身酸痛、口渴、便秘、尿黄，舌红苔薄白，脉略数，证属气滞热壅者，内治以疏肝清胃、通乳消肿为法，予瓜蒌牛蒡汤加减，外治以推拿按摩手法疏通乳络，使壅积的乳汁排出。

总之，内治与外治相结合是中医外科治疗的特点之一，临床上若能根据病情和患者身体情况恰当地选用，可大大提高治疗效果。

治本与治标相结合

《素问·阴阳应象大论》曰："治病必求于本。"《素问·标本病传论》曰："知标本者，万举万当，不知标本，是谓妄行。"说明标本思想对中医疾病的诊断及治疗有重要的指导意义。

何谓本？何谓标？本与标是概述，具有本末、主次、先后等多种含义，以正气与邪气而言，正气是本，邪气是标；以病因与症状而言，病因是本，症状是标；以先病与后病而言，先病为本，后病为标；以主要病证与次要病证

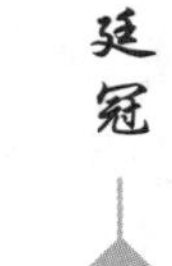

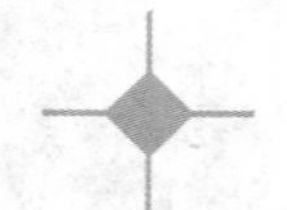

而言，主要病证是本，次要病证是标。治本与治标相结合，是指在临证治疗时要从复杂多变的病证中分辨出标本主次、轻重缓急，以制定具体的治疗原则，如急则治其标、缓则治其本、标本兼治。

缓则治其本，是指治疗时通过分析疾病的本质与现象，标症不急，此时可治本，以祛除病因，或先治本后治标。针对疾病的病因（本质）而言，病本既除，则标象自解。如单纯性乳腺上皮增生症，属中医学“乳癖”的范畴，证属肝郁气滞时，予逍遥丸内服，以疏肝理气、活血止痛。从发病的先后分析，若后发之病不急，则治其先病（本），后治其后病（标）。如下肢静脉曲张并发溃疡，静脉曲张病在先，溃疡病在后（若溃疡轻浅、病期短者），先针对静脉曲张辨证用药。

急则治其标，是指标症病势急骤，有可能危及生命，或后发之症影响到先发之病的治疗时，采取急则治其标的治疗原则，待病情稳定或症状消除后，再治其本病，即“标而本之”之意。如尿石症急性发作时，肾绞痛是标症，是患者的最大痛苦，也是最急需解决的问题，临证时选用针刺疗法、中药治疗，或应用西药阿托品、山莨菪碱、哌替啶等解痉镇静剂，等疼痛缓解或消失后，再根据具体情况采用手术或非手术疗法，治其结石（病之本）。又如乳房单纯性囊肿（乳癖），乳房肿块是患者就诊原因和需要解决的问题，一经确诊后，可采用囊肿穿刺抽液加压固定以治其标，再根据辨证施治，予仙鹿消肿汤加减内服以治其本。

标本兼治，是标病与本病并存时的治疗原则，单治本

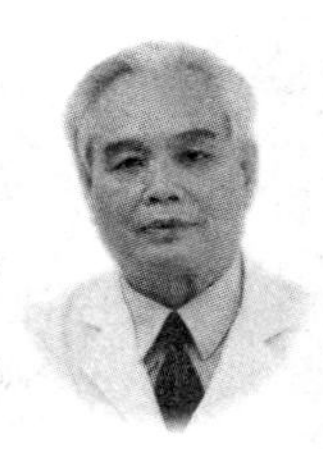

病而不顾标病，或单治标病而不顾本病，都不能达到治疗要求，必须标本兼治。临证时应具体情况具体分析，或治本为主，兼顾其标，或治标为主，兼顾其本。

药治与心治相结合

药治，是指药物内治和外治（含手术治疗）。心治，是指医生对患者的关心爱护，对其病因、病情、治疗、调护及预后等问题进行中肯的解释，使之树立战胜疾病的信心，积极配合药治，以期达到康复目的的一种治疗方法。药治是中医外科常用的治疗方法，此类治疗甚为重要，有时对患者的康复起着决定性、关键性作用，但心治往往也是不可缺失的。

患者来诊，都因有病有痛，而且带着几分疑虑要求医生诊断、治疗。若医生经过仔细诊察后做出正确诊断，开出有效的方药，并能对患者的病痛原因、病情、治疗、预后等做出合理的解释，鼓励患者树立战胜疾病的信心，积极治疗，认真调护，治疗效果常常令人满意。

《疡科心得集》曰："发于脏者为内因，不问虚实寒热，皆由气郁而成，如失营、舌疳、乳岩之类。"《医宗金鉴·外科心法要诀》曰："失荣证……由忧思、恚怒、气郁、血逆与火凝结而成。"说明七情内伤、情志不良引起外科疾病的情况并不少见。当今社会生活节奏加快，竞争激烈，精神压力加大，以致患者肝气郁结。乳腺增生、乳腺癌发病率增高，无疑与患者的不良精神状态有着密切的关系。

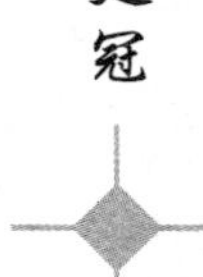

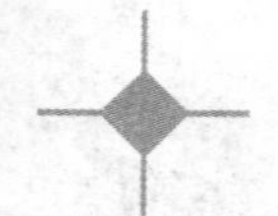

由不良情绪引起的疾病，除药治外，配合心治尤为重要。叶天士《临证指南医案》曰："盖郁症全在病者能移情易性，医者构思灵巧。"尤乘《寿世青编》曰："唯知疗人之疾，而不知疗人之心，是犹舍本而逐末也。不穷其源而攻其流，欲求痊愈，安可得乎？"《青囊秘录》曰："善医者，先医其心，而后医其身，其次则医其病。"以上论述都强调心治的重要性。曾有某年轻女性来诊，坐下来就啼哭，问其原因，说："双侧乳房疼痛3个月，几天前到某医院看过，医生说，此病没有什么好办法医治……今想这话就忍不住哭了。"李廷冠教授经过安慰，认真诊察，诊为乳痛症（乳腺单纯性增生症）。他向患者解释所患不是癌症，是轻度乳腺增生，并谈及病症的原因，治疗用药及预后等，患者疑虑顿然消失，愉快接受治疗，给予乳癖Ⅰ号方加减治疗3周，乳痛完全消失，也未扪及肿块，疾病痊愈。

乳腺癌是女性最常见的恶性肿瘤之一，威胁着患者的生命安全。乳腺癌的治疗原则仍是以手术为主，配合放疗、化疗、内分泌治疗及中医药治疗等综合治疗。早发现早治疗，常效果满意。但一提乳腺癌，患者的心理问题就来了：有等待确诊的焦急，有对手术、放疗、化疗的恐惧，有对预后的担心，等等。这不仅需要医生的热情、认真、负责，还要"心治"，使患者及其家属对病情、治疗方案、预后等方面有足够的了解。只有患者及其家属树立战胜疾病的信心，积极配合，才能取得满意疗效。

医生治病救人，既治病，又救人。"以人为本"，对个别不能按照医生治疗方案治疗的患者亦应予以合理的"药

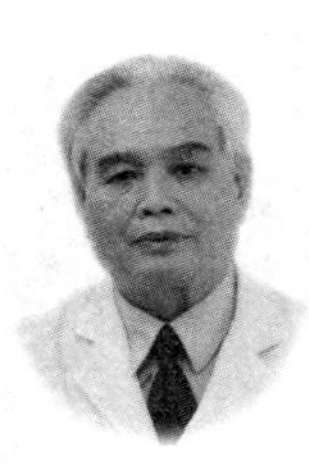

治”与“心治”。某八旬妇人，其儿子带来就诊，左乳房硬块隐痛而去几个医院就诊，均不能排除乳腺癌的可能，要求住院手术、病理确诊。患者及其儿子以年事已高，并有糖尿病为由而拒绝住院手术治疗，也拒绝肿块细针穿刺细胞学检查。为了尊重患者及家属的意见，李廷冠教授采用“药治”与“心治”相配合的办法，观察2年余，虽然乳腺肿块未能消散，但患者精神仍然良好。又有某八旬妇人，因左乳乳腺癌在某医院行乳癌改良根治术，其女儿因惧怕毒副作用而放弃放疗、化疗；他莫昔芬片内服，又有明显不适反应而自主停药。其女带来就诊，要求中药治疗，以防复发、转移。李廷冠教授尊重患者及家属的意见，辨证论治，予扶正祛邪之剂，配合“心治”。术后1年，患者精神良好，未见复发、转移征兆。

对患者的治疗，虽不能说万病皆能用心药医，但“药治”与“心治”合理配合，对患者康复、生存质量的改善是有必要的。

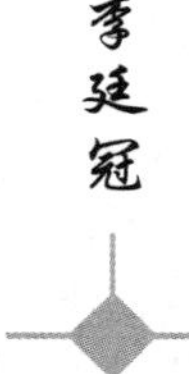

专病论治

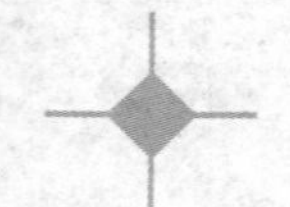

外科感染

急性淋巴结炎

急性淋巴结炎是细菌沿淋巴管侵入淋巴结所引起的急性炎症。临床表现为早期淋巴结肿大，疼痛和压痛，可推动，后期多个淋巴结粘连成硬块，皮肤红肿，压痛明显，可化脓，可伴有畏寒、发热、头痛、恶心等全身症状。患者多伴有感染病史，同时伴有急性淋巴管炎。头面部、口腔感染，常发生颌下、颈部淋巴结炎；上肢感染可引起腋窝淋巴结炎；下肢和会阴部感染，可发生腹股沟淋巴结炎。以上属于中医“痈”的范畴，常见于颈、腋窝和腹股沟部，中医对应称之为“颈痈”“腋痈”“胯腹痈”。李廷冠教授认为，急性淋巴结炎的外因是外感风温热毒，皮肤黏膜破损染毒，或疮疡病灶的毒邪循经流窜；内因是过食膏粱厚味，内郁湿热火毒。其病机为气血凝滞，瘀热或痰瘀互阻，结块肿大。

【论治经验】

李廷冠教授在临床中根据淋巴结炎发生的部位不同，灵活运用辨病和辨证相结合、部位辨证和局部辨证相结合的辨证方法进行治疗。清代高秉钧的《疡科心得集》曰：

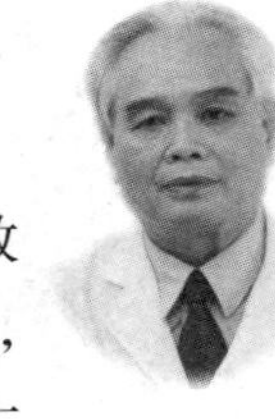

“盖以疡科之证，在上部者，俱属风温风热，风性上行故也；在下部者，俱属湿火湿热，水性下趋故也；在中部者，多属气郁火郁，以气火之俱发于中也。其间即有互变，十证中不过一二。”说明急性淋巴结炎所在的部位可提示邪气的性质，病位在上多风温风热，在中多气郁火郁，在下多湿热湿火。发病部位不同，辨证治疗也各不相同。

（一）颈部淋巴结炎

颈部淋巴结炎，病位在人体上部，表现为颈旁结块，边界清楚，初起肿胀、皮色不变、灼热疼痛，逐渐皮红、肿势高突，伴恶寒、发热、头痛、口干、咽痛，舌苔薄黄，脉浮数。颈部为少阳、阳明之络，治疗上应因势利导，火热予清泄，夹风予疏散，兼痰湿予化痰。

治则：散风清热，化痰消肿。

方药：牛蒡解肌汤或银翘散加减。

金银花 15g，牛蒡子 12g，连翘 15g，玄参 15g，夏枯草 15g，荆芥 10g，栀子 10g，牡丹皮 10g，生甘草 10g，防风 6g，浙贝母 10g。每日 1 剂，水煎分 2 次服。

热盛者，加黄芩、生石膏；肿块坚硬者，去荆芥、防风，加丹参、赤芍；头痛、痰多者，加野菊花、瓜蒌皮；成脓者，加穿山甲、皂角刺。

（二）腋部淋巴结炎

腋部淋巴结炎，病位在人体中部，表现为腋部肿胀，灼热疼痛，上肢活动不利，伴有恶寒发热、纳呆、胸胁牵

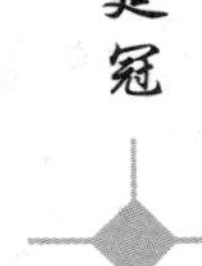

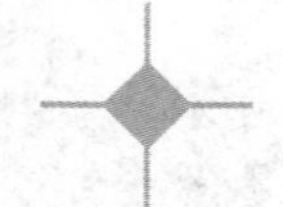

痛、口苦咽干，舌红苔黄，脉弦数。病机与肝郁气滞密切相关。

治则：清热解毒，疏肝理气。

方药：柴胡清肝汤加减。

生地黄15g，当归10g，白芍12g，川芎10g，柴胡10g，黄芩10g，栀子10g，天花粉12g，牛蒡子12g，连翘15g，甘草10g。每日1剂，水煎分2次服。

（三）腹股沟或腘窝部淋巴结炎

腹股沟或腘窝部淋巴结炎，病位在人体下部，表现为胯腹或委中部结块红肿痛，患侧拘急难伸，活动受限，伴寒战发热、纳呆或泛恶，小便黄赤，舌红苔黄腻，脉数。多因饮食不节、脾胃不健或余毒流注导致湿热火毒而发。

治则：清热利湿。

方药：五神汤加减。

金银花15g，紫花地丁15g，黄柏15g，薏苡仁15g，车前子10g，茯苓15g，泽泻12g，牡丹皮12g，牛膝10g，川芎10g，生甘草10g。每日1剂，水煎分2次服。

尿黄尿少者，加木通、滑石；大便秘结者，加大黄、瓜蒌仁；湿热重者，加萆薢、赤小豆；成脓者，加穿山甲、皂角刺；溃后屈伸不利者，加伸筋草、桑枝。

急性淋巴结炎最常用的治法是清热解毒，治疗时还要配合行气活血、化瘀散结的方法，以避免滥用抗生素或过用苦寒之剂导致结块肿硬难消。根据部位之上、中、下，病程之长短，邪正之盛衰，用牡丹皮、川芎、赤芍等凉血

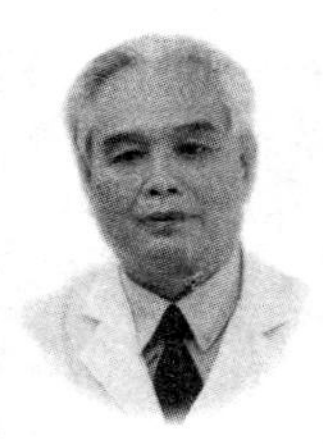

活血，用夏枯草、瓜蒌、半夏、苍术、浙贝母、牛蒡子等化痰祛湿，使局部气血疏通，结块消散于无形。若形成慢性淋巴结炎，结块较小，表面光滑，推之活动，无压痛，全身症状不明显，可选加白术、当归、党参、赤芍、黄芪、丹参、玄参、生牡蛎、昆布以益气活血，软坚散结。

外治疗法在淋巴结炎的治疗中具有很大的优势。初期外敷金黄膏；成脓时先行穿刺，若有脓，循经切开排脓，低位引流，以清除脓液及坏死组织；后期用九一丹药线引流；疮口将敛时用生肌散生肌收口。

【医案】

唐某，男，9岁，1985年5月21日初诊。

右颌下肿痛10天。初起咽喉疼痛，继而右颌下肿痛，伴发寒热。经治疗（药物欠详），寒热退，咽喉疼痛不减，颌下肿痛增加，要求中药治疗。检查：右颌下肿胀，皮肤微红微热，触及3.5cm×3.5cm的肿块，质硬，压痛，推之难移。咽壁潮红，两侧扁桃体红肿如小指头大。舌质红，苔薄黄，脉数。

西医诊断：急性颈部淋巴结炎。

中医诊断：颈痈（风热痰毒）。

治则：疏风清热，化痰散结。

方药：牛蒡解肌汤加减。

牛蒡子10g，玄参10g，海藻10g，赤芍10g，牡丹皮10g，野菊花10g，夏枯草12g，连翘6g，桔梗6g，薄荷3g，甘草5g。3剂，每日1剂，水煎服。颌下外敷金黄膏，

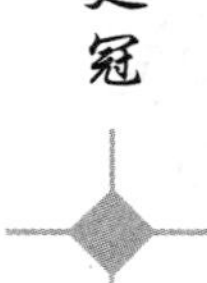

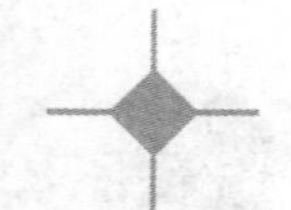

每日1换。

二诊：咽喉不痛，扁桃体缩小，颌下肿痛减轻。继续予金黄膏外敷，上方去薄荷、桔梗。服6剂，颌下肿消痛除而愈。

按语：颈痈之病，或因风热外感，或因肝胃火毒上攻，或因先患乳蛾，毒邪流窜，以致痰热蕴结于颈部而成。本例因风热外感，直犯咽喉，致咽喉疼痛，蛾体红肿。治之不效，毒邪流窜，痰热蕴结颌下而发为颈痈。张山雷有云："项前颌下诸痈，皆本于结痰，而动于外风，成于血热，则化痰也，而必泄热疏风。"治以疏风清热，化痰散结，方用牛蒡解肌汤加减。其中牛蒡子、薄荷疏风清热；桔梗、甘草开肺利咽；连翘、野菊花清热解毒；赤芍、牡丹皮凉血活血，消肿止痛；夏枯草、玄参清热化痰，软坚散结；海藻消痰散结。服之则风热疏解，痰浊化散。金黄膏中天花粉、黄柏、大黄性寒，外用清热解毒、散结消肿；姜黄散血分之瘀，行气止痛；白芷散气分之结，以达行气活血、消肿止痛之效；苍术、厚朴燥湿化痰；陈皮、南星理气化痰；甘草补脾益气、调和诸药。内服方能清热解毒，散瘀化痰，消肿止痛，外用加敷金黄膏，内外兼施，标本兼顾，使肿消痛除而颈痈痊愈。

淋巴结肿大常见的还有化脓性淋巴结炎、淋巴结结核、淋巴结转移性癌和恶性淋巴瘤，要注意鉴别，除了通过手指触摸其肿块之大小、形态、质地、边界，以及压痛、粘连程度外，必要时还可以结合西医学的B超、X线等辅助检查，做出初步诊断。对怀疑有恶变的患者，及时做淋巴

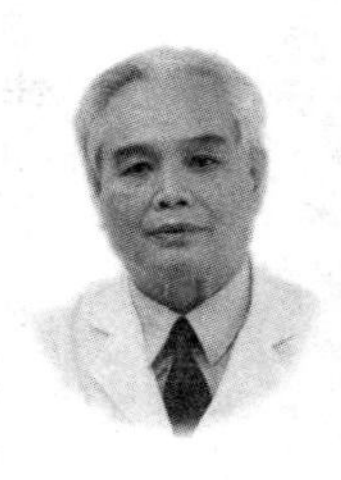

结活检，方不耽误病情。

急性蜂窝织炎

急性蜂窝织炎是一种急性化脓性疾病，多数是由溶血性链球菌或葡萄球菌侵入皮下、筋膜下或深部疏松结缔组织所引起的。这种化脓性感染呈弥漫性，向周围迅速扩散，与正常组织无明显界限。浅部以明显的局部红肿热痛为主，深部局部红肿不明显，有深压痛，寒战、高热、头痛等全身症状较重。病变位于口底、颌下、颈部者，可引起喉头水肿和气管压迫，导致呼吸困难，甚至窒息。

急性蜂窝织炎属于中医学“痈”“发”“无名肿毒”的范畴，《灵枢·痈疽》曰：“营卫稽留于经脉之中，则血泣而不行，不行则卫气从之而不通，壅遏而不得行，故热。大热不止，热盛则肉腐，肉腐则为脓……故命曰痈。”因外感六淫及过食膏粱厚味，内蕴湿热火毒，或外伤染毒，导致气血壅阻，营气不从，热盛肉腐所致。

【论治经验】

李廷冠教授认为，急性蜂窝织炎初期邪毒结聚，故以散邪为主，即消法。针对不同性质的邪气，施以清热、疏风、化痰、温通、行气、活血、除湿等解毒之法，务使邪毒尽散，则痈除肿消。但临证时应细辨脓之有无，不可强消，成脓者应及时切开，但未成脓者切忌过早切开，以免毒邪流窜。

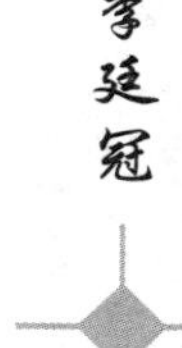

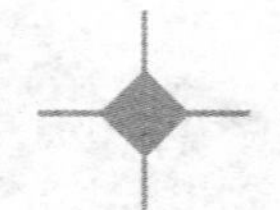

在蜂窝织炎的治疗中，按部位辨证，能提示邪气性质，也有助于指导用药。例如，颈部蜂窝织炎，发于头面、颈项、上肢，属于人体上部，起病多因风温、风热外袭，故治疗时应注意疏泄风热，散邪于外、引邪居浅、疏通肌表脉络，常用牛蒡解肌汤加减，药用：牛蒡子15g，金银花15g，连翘10g，夏枯草15g，栀子10g，牡丹皮10g，玄参15g，野菊花15g。脐部感染、腹壁化脓性感染，发于腹部，属于人体中部，多由心脾湿热、火毒蕴结所致。治宜清热解毒，除湿消肿，方用黄连解毒汤合龙胆泻肝汤加减，药用：黄连10g，黄芩12g，黄柏10g，栀子10g，龙胆10g，柴胡10g，生地黄15g，车前子10g，泽泻12g，丹参15g，甘草6g。臀部、下肢的蜂窝织炎，发于人体下部，发病与湿热有关，治宜清热利湿，常用五神汤加减，药用：金银花15g，牛膝10g，紫花地丁10g，车前子12g，茯苓15g，连翘10g，黄柏10g，泽泻15g，赤芍10g。

在治疗感染性疾病时，李廷冠教授常运用托法，托法是中医外科特有的一种内治方法。在化脓性感染初中期，此时热毒腐肉成脓，由于一时不能溃破，或正气虚弱无力托毒外出，均会导致脓毒滞留。治疗上根据患者的体质强弱和邪毒盛衰状况，有清托法、透托法、提托法3种。

清托法用于疮疡初起尚未成脓，内外皆壅的肿疡，消、托药物并用，补益气血，透脓排毒，常用仙方活命饮、四妙汤、加味四妙汤。透托法用于治疗中期疮疡，脓成未溃，溃而脓出不畅，而患者年老体弱，或者畏惧针刀，不愿切开排脓者。透托法的代表方为透脓散，常联合四妙汤合方加减治疗中期疮疡。提托法用于疮疡后期脓出不畅，腐肉不脱，新肉难生，常用补益气血以提毒的托里消毒饮加减治疗。

治疗蜂窝织炎，除了内治法，还可配合外治法。初起痈肿较硬，疼痛不著，皮色不变或微红，边界不清。病灶浅者，肿势高突；病灶深者，微微隆起，隐隐胀痛，或有沉重感。施治时应有针对地进行用药，未成脓时，力求消散，一般外敷金黄膏。敷药时注意药物应覆盖痈肿之全部，并超出其范围，这样不但有消散之功，而且可以防止邪毒扩散。成脓后肿势扩大高起，痛如鸡啄，按之有波动感，一旦证实有脓，应及时切开排脓引流。切开或自行溃破后，采用提脓祛腐、生肌收口之法，疮口脓水较多时，可用鲜草药如野菊花、蒲公英、金银花等洗净后煎汁洗涤，洁净疮口，再用含升丹浓度较低的九一丹、八二丹，溃疡浅者直接掺布于疮面，疮口深的可用药捻插入，每日换药 1 次。脓腐已脱，肉芽生长缓慢时可选用生肌收口药，如生肌散、生肌玉红膏，均匀而薄地敷于疮面。如果脓腔偏下，疮口偏上而有袋脓现象，或新肉与皮肤不粘时，用垫棉法加压包扎，有利于排脓和疮腔愈合。

【医案】

吴某，男，35 岁，1998 年 9 月 12 日初诊。

右臀部红肿疼痛 10 天。患者 10 天前无明显诱因出现右臀部胀痛，有硬结，不红。曾服药片并进行外敷（具体不详），无好转。3 天前疼痛加重，右臀部皮肤红热肿胀，

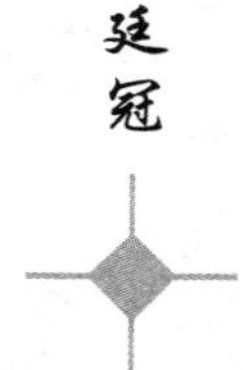

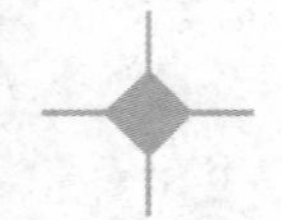

伴畏寒，发热，纳差，口苦咽干，大便干结。查体：右臀部漫肿，红肿及压痛以中心明显，中央扪之稍软。舌红而干，苔黄腻，脉弦数。

西医诊断：臀部急性化脓性蜂窝织炎。

中医诊断：臀痈（成脓期，湿火蕴滞，热盛肉腐）。

治则：清热解毒，透脓散结。

方药：仙方活命饮合透脓散加减。

金银花15g，当归15g，赤芍10g，皂角刺10g，炮山甲10g，白芷10g，陈皮10g，浙贝母15g，夏枯草20g，天花粉10g，川芎9g，甘草10g。3剂，每日1剂，水煎分2次服。

外治：予穿刺抽出脓液。即行切开排脓，引出脓液50mL，当天用凡士林纱条填塞止血，第2天换药开始用八二丹药线引流，每日1换。

二诊：脓液减少，红肿疼痛减轻，无发热。内服中药方去炮山甲、川芎、白芷，加黄芪20g，茯苓15g。7剂，每日1剂，水煎分2次服。外用药改用九一丹药线引流。

三诊：脓液已明显减少，伤口周围有新鲜肉芽生长，臀部无红肿，各种不适症状消失，舌质淡红，苔薄黄，脉弦。内服中药改用加味四妙汤。处方：金银花15g，黄芪20g，当归10g，党参15g，茯苓15g，白术15g，赤芍10g，熟地黄15g，甘草6g。7剂，每日1剂，水煎分2次服。外治继续每日换药。

四诊：伤口未愈，边缘有新鲜肉芽生长，无脓液，仅有少许分泌物。予生肌散外敷。

治疗1周后，伤口愈合，病愈。

按语：急性蜂窝织炎的中医治疗既要清热解毒，又要活血通络；既要透脓驱邪，又要扶正托毒。因此，治疗时要细致辨证，准确用药，方能取效。不可认为属阳证而应用大苦大寒之剂以求速效。方中金银花清热解毒；白芷疏散外邪，使热毒从外透解；当归、赤芍、川芎活血散瘀，消肿止痛；浙贝母、天花粉清热散结；炮山甲、皂角刺通行经络，透脓溃坚；陈皮理气；甘草化毒和中。全方能清热解毒，通行血结，消肿溃坚。病至后期，肿消痛减，热毒已尽，改用加味四妙汤以消毒托里，益气和血。

急性蜂窝织炎一旦证实有脓，应切开引流，以达到毒随脓泄、肿消痛止的目的。切开时应注意有利时机、切口位置、方向、深浅、大小、方向，总之以脓出通畅为准。不同部位切开时有不同的要求，如颈部蜂窝织炎，刀口宜顺皮肤纹理，注意解剖层次，勿损及神经血管；阴囊蜂窝织炎，在消毒后两手指推开睾丸，直切，避免损及睾丸及内膜；臀部蜂窝织炎，切口注意低位，够大够深，并清除腐肉，以排脓顺畅为目的。蜂窝织炎切开后，宜采用提脓祛腐、生肌收口等治法，使用腐蚀类药时应量少、均匀，避开大血管、神经、肌腱等，头面、会阴、四肢末梢等处不宜使用。

丹　毒

丹毒是溶血性链球菌从皮肤、黏膜微小损伤处侵犯皮

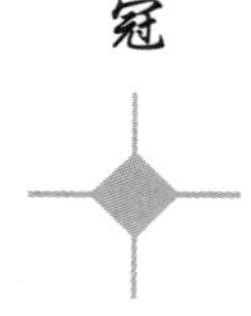

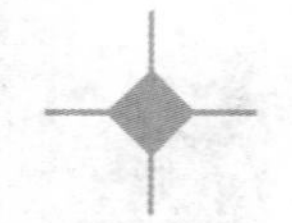

内网状淋巴管所致的炎症，是一种急性网状淋巴管炎，好发于下肢或面部。临床表现为片状红疹，色鲜红，界限清楚，用手指轻压，红色即可消退，放手后很快恢复，红肿多向四周蔓延，边缘隆起，高出正常组织表面，有时可发生水疱，附近淋巴结肿大、疼痛，常伴有恶寒、发热、头痛等全身症状，愈后容易复发。其发于下肢者称流火，发于头面者称抱头火丹，发于躯干者称内发丹毒，新生儿丹毒称赤游丹。中医学认为，本病是由于素体血分有热，或在皮肤黏膜破损处有湿热火毒之邪乘隙侵入，郁阻肌肤而发，正如《圣济总录》所说："热毒之气，暴发于皮肤间，不得外泄，则蓄热为丹毒。"

【论治经验】

丹毒是临床常见病、多发病，虽全身可发，但以发于下肢者为最多见，患者多伴有足癣病史。反复发作的下肢丹毒可形成大腿风，当引起重视。

丹毒其本为素体血分有热，其标为肌肤破损，湿热火毒之邪乘隙侵入，又因湿性下趋、黏腻，着而难去，故本病多发于下肢，反复发作，缠绵难愈。急性期以实（湿）热为主，反复发作的慢性丹毒以血瘀、湿滞为主，热毒内陷证表现为本虚标实。临床中要注意红斑走向，从心腹向四肢行走为顺证，从四肢走向心腹为逆证。红斑向四周蔓延扩展，中央红色逐渐消退，体温亦随之下降为病退；红斑迅速扩散，中间出现水疱、大疱，甚至坏死腐烂，体温持续增高，呈壮热、口渴之势为病进。

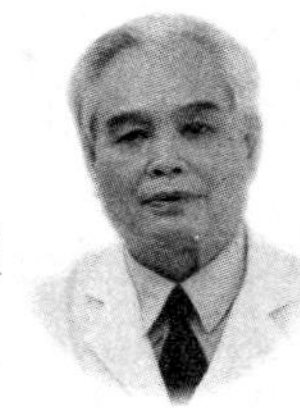

李廷冠教授根据患者症状采用凉血解毒利湿法，辨证施治。热痛重者，清热为主；水肿明显者，加重利湿之品；反复发作者，夹瘀的活血化瘀，脾虚湿盛的补脾祛湿。

急性期临床表现为红肿热痛明显，伴恶寒、发热、头痛，口干，大便秘结，小便短赤，舌尖红，苔薄黄或黄厚，脉浮数。治疗时要湿热与火毒权衡兼顾，重用清热利湿药，佐以凉血活血之品。热重者，局部红肿坚硬，灼热疼痛，痛如火燎，治宜清热解毒，用五味消毒饮加减，常用药为金银花、蒲公英、连翘、野菊花、黄连、黄柏、栀子。湿重者，按之凹陷，有的伴水疱、紫斑，治宜利湿消肿，用五神汤加减，常用药为茯苓、泽泻、车前子、薏苡仁、萆薢、苍术、白术。湿热并重者，治疗时清热祛湿，用四妙散加味，常用药为牛膝、苍术、黄柏、川芎、蒲公英、萆薢、泽泻、防己。

慢性期是在急性丹毒的原发损害部位上，开始一年发作1～2次，以后逐渐频繁，每隔几月、几周甚或几天一发。再发的症状较急性丹毒为轻，好发部位是下肢，反复发作日久后，腿胫肿胀不消，渐见粗大，粗糙肥厚，形如橡皮样。因血热瘀滞，血流缓慢，毒邪停滞，或急性期后脾胃健运失常，水湿内停而致，李廷冠教授多从气滞血瘀、脾虚湿盛论治。治疗时主要用活血化瘀药，如当归、泽兰、桃仁、红花、丹参、牡丹皮、赤芍、鸡血藤等；配用健脾利湿药，如白术、薏苡仁、扁豆、苍术、防己等。

丹毒生于人之体表，配合外治可收到事半功倍的效果。①箍围法：丹毒急性期，红斑灼热肿痛，皮肤温度偏

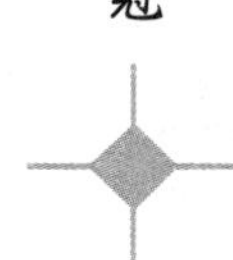

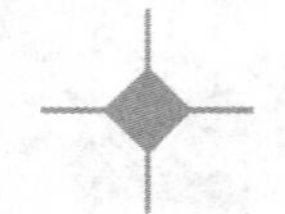

高，此时使用金黄膏外敷以清热解毒。②湿敷法：早期红斑灼热肿痛时，用新鲜仙人掌、野菊花、金银花、蒲公英、车前草等药，任选一种，捣烂外敷。干后可用捣出的原药汁或冷开水淋上湿润或另换之，以不致患部干绷不适为佳，每日1换。另外，还可用冰片1g，芒硝50g，混合研末，融于热水中，待水温后以纱布浸湿敷贴于患部，干后再浸湿敷，每天至少敷5个小时。③熏洗法：用于复发性丹毒。黄柏30g，苍术30g，当归20g，红花15g，防己20g，水煎取药汁约5000mL。将药汁倒入木桶中，趁热先熏，后温洗。每次20～30分钟，每日1～2次。④砭镰法：多用于下肢复发性丹毒，亦可用于丹毒急性发作早期。采用局部浅刺放血以泻热毒的外治法。先在红斑处常规消毒，取三棱针或七星针叩刺患部皮肤，手法宜轻，叩刺宜浅，见血即可，每日1次，或隔日1次。头面部及新生儿丹毒不宜使用本法。

临床上，丹毒的外治疗法多以药物治疗为主，包括膏药外敷、湿敷、熏洗等。金黄膏采用软膏型制剂，使用方便，对皮肤的渗透性较强，有利于透皮吸收。外洗中药经过浸泡、煎煮后，其有效成分溶于水中，通过温和药力的渗透作用，改善局部血液循环，有利于浸润吸收，使皮肤对外界刺激的敏感性降低，耐受性增加。

【医案】

罗某，男，58岁，退休工人，2001年5月17日初诊。

右小腿及足部红肿疼痛3天。曾自行擦药，无好转，

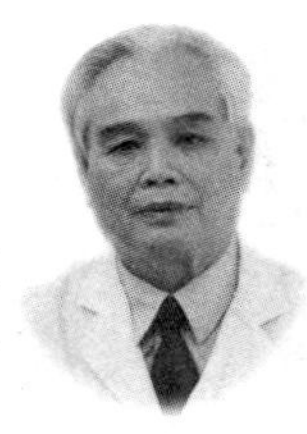

现因红肿加重而来诊。伴全身畏寒、发热，口干口苦，大便干结，小便黄赤。舌红，苔黄腻，脉数。既往有足癣病史多年，常觉双足瘙痒。检查：体温 37.9℃，右小腿前外侧及足背部皮肤色鲜红，皮温高，肿胀，压痛明显，右下肢活动尚可。足趾缝间潮湿，部分发白，足背动脉搏动正常。血常规：白细胞 9.3×10^9/L，中性粒细胞 76.9%，红细胞 5.1×10^{12}/L。

诊断：丹毒（湿热毒蕴）。

治则：清热利湿，解毒消肿。

方药：五神汤加减。

金银花 15g，车前子 10g，牛膝 10g，蒲公英 15g，茯苓 15g，薏苡仁 20g，泽泻 10g，黄柏 10g，苍术 10g，牡丹皮 10g，赤芍 10g，甘草 6g。3 剂，每日 1 剂，水煎服。

外治法：芒硝 50g，冰片 1g，混合研末，融于热水中，以纱布浸湿敷贴于患部，干后再浸敷，每天湿敷 5 个小时。

二诊：右小腿及足部红肿明显减轻，疼痛缓解，体温恢复正常。

守上方配合外敷继续治疗 7 天，左小腿及足部红肿基本消退，无疼痛，皮温正常。嘱患者继续治疗足癣，避免搔抓。

按语：本病例因足癣染毒，毒邪乘虚入侵而成丹毒。治疗时以清热利湿为主。方中金银花清热解毒、透散表邪；车前子利水，清下焦湿热；茯苓利水渗湿，健脾而不伤气；牛膝活血祛瘀、利尿通淋，又性善下行，能导热下泄、引血下行；黄柏燥湿清热，直达下焦；薏苡仁渗湿除痹，兼

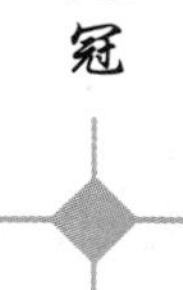

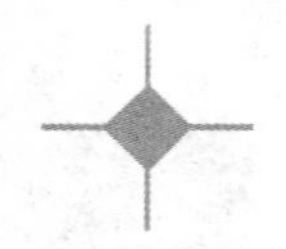

能清热；苍术燥湿健脾，能除生湿之源；另加蒲公英、泽泻、牡丹皮、赤芍以加强清热利湿、凉血解毒之功。全方能清热利湿，解毒消肿。

李廷冠教授治疗丹毒多配合外治法。芒硝加冰片研末融于热水，配成芒硝冰片溶液，免于煎煮，能清热解毒消肿，是一种方法简便、效果显著的疗法。临床上内治与外治相结合运用，两者相辅形成，能显著提高疗效。

为使病情尽快痊愈，减轻痛苦，防止复发，丹毒患者的预防和调护非常重要。患者需注意以下几点：抬高患肢，注意休息，避免过度劳累；加强皮肤护理，注意保持皮肤的清洁完好无损，局部瘙痒时，应避免抓破，以防造成再次感染；饮食宜清淡，忌食辛辣、荤腥、油腻之品，多喝水，多吃蔬菜、水果；有足癣者，治愈足癣可减少复发。

颈部淋巴结结核

颈部淋巴结结核是由于结核杆菌侵入颈部淋巴结而引起的慢性特异性感染性疾病，通常在人体抵抗力低下时发病。临床表现为颈的一侧或两侧出现一个或多个大小不等的肿大淋巴结，活动、无疼痛，之后结节增大，多个淋巴结互相粘连融合成团块状，并与皮肤和周围组织粘连。随着病情的发展，肿块中心变软、液化而成寒性脓肿，继之破溃，流出混有豆渣样的稀薄脓液。疮口呈潜行性空腔，周围皮肤紫暗，形成不易愈合的窦道或溃疡。早期多无明显的全身症状，后期可出现潮热、盗汗、食欲减退、全身乏力等症状。因其结核累累，如串珠之状，中医学中称之为“瘰疬”。

颈部淋巴结结核的发生，与外邪侵袭、忧思郁怒、素体虚弱有密切关系。外受四时不正之邪气，与痰气相搏，循少阳经上升，互结于颈项，结块作肿；或忧思郁怒，肝气郁结，气郁伤脾，脾失健运，痰湿内生，痰火上升，循经上注于颈项；或素体肺肾阴亏，以致阴虚火旺，灼津为痰，痰火凝结而发病。《疮疡经验全书》曰：“初起生于耳及项间，并颐颌下，至缺盆，在锁子骨陷中，隐隐皮肤之内，初生如豆，渐长如李核之状，或一粒或三五粒，按之则动而微痛，不发热，唯午后微热，或夜口干，饮食少思，四肢倦怠，则坚而不溃，溃而不合。”

【论治经验】

李廷冠教授认为，对颈部淋巴结结核患者的辨证，首先要注意抓住主症：颈项部结块，单发或多发，质地中等，推之活动，无压痛。病情进一步发展，粘连成团，形成寒性脓肿，溃后成窦道，经久难愈。经穿刺、活检或抗结核治疗可做出诊断。其次注意发病原因：本病患者可有肺结核病史或与肺结核患者接触史，常因体质虚弱、过食辛辣、忧思郁怒、房劳过度而发病或加重病情。最后确定病性：颈部淋巴结结核为本虚标实之病。初期以标实为主，因肝郁痰凝结于颈项而发病；后期为虚多实少，可见气血不足、阴虚内热等虚证。小儿多因先天不足，元气损伤，肺气虚损，肾失滋养而呈现肺肾阴虚；又因长期得不到纠正，使

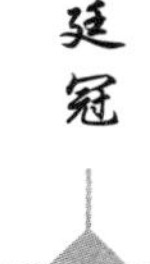

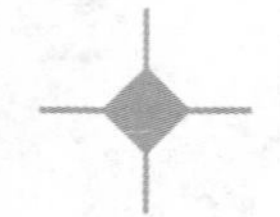

肺失宣降及脾不运化，致脾肾两虚，水湿聚于颈部而发病。

颈部淋巴结结核初期结块多发于颈两侧，单发或累累如串珠状，肿块坚实、光滑活动，无压痛，可伴胸胁胀满不适，口苦，纳食不香，舌苔薄白，脉弦滑。此为肝郁痰凝所致，治宜疏肝解郁，化痰散结。常用消核散加减，药用：柴胡15g，海藻12g，昆布12g，当归10g，白芍12g，白术15g，茯苓15g，夏枯草12g，玄参15g，丹参15g，生牡蛎30g，浙贝母15g。

若病情发展到中期，可见肿块逐渐增大，皮色转红，或相互融合成团，推之不动，中心变软，伴午后潮热，夜间盗汗，心烦喜呕，胃纳不佳，舌质红，苔黄或无苔，脉弦数。此为痰毒凝结化热，治宜滋阴泻火，消肿散结。常用六味地黄丸合托里消毒散加减，药用：熟地黄15g，山茱萸10g，山药15g，牡丹皮12g，茯苓15g，泽泻10g，黄芪20g，皂角刺10g，桔梗10g，夏枯草15g，蒲公英15g，栀子10g，当归10g，赤芍10g，浙贝母15g。

病情进一步发展，结块经久不消，或溃烂后久不愈合，脓水清稀，夹有败絮状物，伴形体消瘦，精神倦怠，面色无华，头晕眼花，舌淡苔白，脉沉细无力。此为气血两虚，治宜益气养血，托里散结。常用香贝养荣汤加减，药用：香附12g，浙贝母15g，党参15g，白术15g，茯苓15g，白芍10g，当归10g，甘草10g，黄芪20g，夏枯草15g。

治疗颈部淋巴结结核，以化痰活血、养阴益气为主，可随症加减用药。肿块较硬者，加三棱、莪术；肝郁化火，肿块疼痛，皮红者，加黄芩、蒲公英、栀子；阴虚内热者，

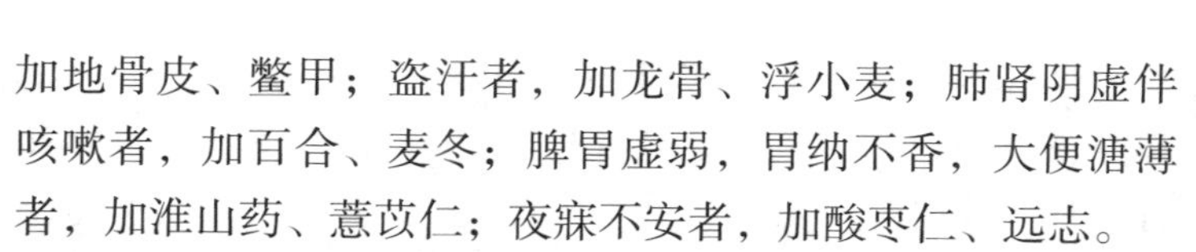

加地骨皮、鳖甲；盗汗者，加龙骨、浮小麦；肺肾阴虚伴咳嗽者，加百合、麦冬；脾胃虚弱，胃纳不香，大便溏薄者，加淮山药、薏苡仁；夜寐不安者，加酸枣仁、远志。

外治疗法是治疗颈部淋巴结结核的一种重要方法。早期用消核膏、阳和解凝膏外敷以活血化瘀，软坚散结；皮肤发红，兼有热象者，可外敷金黄膏清热消肿；肿块溃破后，用五五丹、八二丹等祛腐药，用药捻插入，以祛腐生肌。

【医案】

韦某，女，29岁，1984年7月11日初诊。

右颈部曾有结块4枚，经用异烟肼、链霉素等治疗，结块缩小而停药。近1个多月来，右侧颈部原患结块增大，局部酸痛，头晕乏力，心情烦急，要求中医药治疗。检查：右侧颈部有结块4枚，上部1枚大小为2cm×2cm，中部2枚大小均为1.5cm×1.5cm，下部1枚大小为1cm×1cm。所有结块边界清楚，质硬，推之能动，轻度压痛，局部皮色不变。舌质红，苔薄黄，脉细数。

西医诊断：颈部淋巴结结核。

中医诊断：瘰疬（肝郁痰凝）。

治则：疏肝解郁，化痰散结。

方药：消核散加减。

生牡蛎20g，玄参15g，海藻12g，昆布12g，夏枯草12g，蒲公英12g，白芍12g，柴胡10g，白芥子10g，甘草5g。3剂，每日1剂，水煎服。

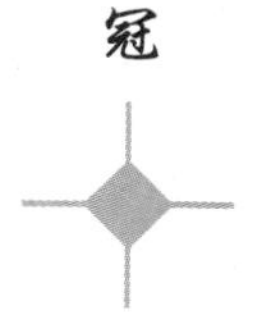

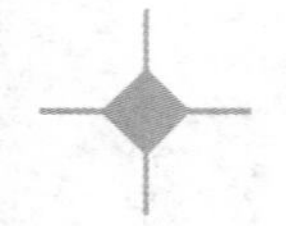

二诊：药后颈部结块略小，仍感头晕乏力，心情烦急。守原方加黄芪15g，党参、当归各10g，川芎6g。7剂，每日1剂，水煎分2次服。

三诊：诉服后诸症减轻，守上方继服12剂。

四诊：除右颈上部仍有0.5cm×0.5cm的结块外，其余结块消散。继续守方8剂，并嘱患者注意生活调理，以巩固疗效。随访半年，未见反复。

按语:《外科大成》曰:“瘰疬，结核发于颈前项侧之间。”本病例因肝气郁结，久而化火，炼液为痰，痰火上升，结于颈部而成，故以疏肝解郁、化痰散结为法，用消核散加减治之。方中柴胡、白芍疏肝平肝；玄参、牡蛎养阴清热，化痰软坚；海藻、昆布化痰散结；蒲公英、夏枯草清热疏肝；白芥子去皮里膜外及经隧之痰；甘草增强海藻化痰散结之力。全方共奏疏肝化痰之力。患者病情较长，虽有肝郁痰凝的标证，但其发病的本源是内在脏腑功能失调，有气血两虚的表现。因此要从整体进行调治，故二诊加入党参、黄芪、当归、川芎补益气血，服之则肝气条达，肝火得平，脾得健运，气血复常，痰湿消散。

在整个治疗过程中，标本虚实一定要分清。西医学认为，颈部淋巴结结核因结核杆菌感染所致。因此，治疗过程中要注意中西医结合，既要用中医辨证论治方法进行扶正祛邪的辨证治疗，又要合理选用抗结核药物如异烟肼、利福平等。平时生活中要注意作息规律，劳逸结合，加强营养。

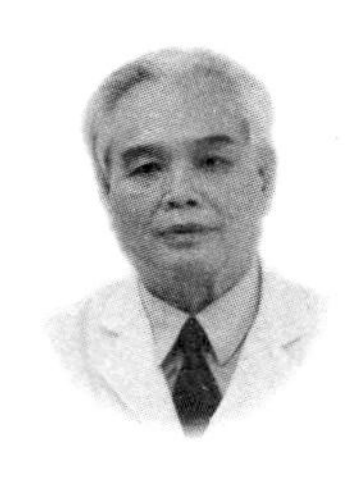

乳房疾病

急性乳腺炎

急性乳腺炎是发生于乳房部的急性化脓性感染疾病，多见于哺乳期妇女，初产妇尤为多见，常发生于产后 3 ～ 4 周，妊娠期、非妊娠期亦可发生。临床以乳房局部结块红、肿、热、痛，伴发热、头痛等全身症状为特征，有发病急、传变快、易化脓等特点。其病因病理比较清楚，诊断比较容易，若治疗及时得当，可迅速痊愈；若失治误治，易致化脓，甚或形成传囊或乳漏或慢性迁延性乳腺炎，既影响产妇康复，又有碍母乳喂养。本病属于中医学“乳痈”范畴。李廷冠教授主张根据乳痈发病过程中不同时期、不同阶段的病机变化特点进行辨证，分期论治，他将乳痈分为初期（郁滞期）、成脓期、溃后期、僵块期 4 期。

【论治经验】

乳痈初起，首先采用热敷推拿排乳法，然后配合药物内服、外敷疏通乳络；乳痈成脓期的主要治疗措施是及时排脓，药线引流，配合瓜蒌牛蒡汤、透脓散合方加减内服以清热解毒、托里透脓，辅以西药抗生素治疗；乳痈溃后期，内服益气和营托毒的中药，创面外用垫棉法加压；乳

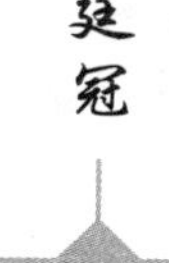

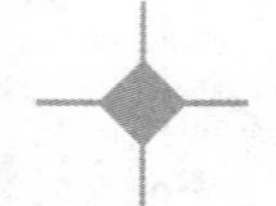

痈僵块期的治疗以温阳和营、化痰软坚、疏通乳络为主，配合外搽乳康擦剂（本院制剂，李廷冠教授经验方，由山慈菇、三七、延胡索等加乙醇炮制而成）或外敷散核膏（李廷冠教授经验方，用生半夏、生南星、山慈菇、三七、香油等按传统方法制成硬膏）。

（一）初期（郁滞期）

乳痈初期发病在三五日之内，症见患乳乳汁排出不畅，乳房肿胀疼痛，乳房肿块皮色不红或微红，皮肤不热或微热，全身症状不明显，或伴有发热恶寒，头痛酸楚，胸闷不适，心烦易怒，纳差，大便干结，小便黄，舌质红，苔薄黄，脉弦。辅助检查：血常规检查白细胞总数及中性粒细胞数可增高；B 超检查示炎症区乳腺组织增厚，内部回声较正常低，分布欠均匀。李廷冠教授非常重视本期的诊断和治疗，强调本期的治疗以消为主，以通为法，内外合治，尤重外治。

1. *内治法*　治则为疏肝清胃，通乳散结，常用瓜蒌牛蒡汤加减，药用：全瓜蒌 18g，柴胡 9g，牛蒡子 12g，蒲公英 30g，赤芍 12g，炮山甲 12g（先煎），青皮 10g，茯苓 10g，当归 9g，漏芦 12g，王不留行 15g，路路通 15g，甘草 6g。加减：肝郁甚者，加郁金、川楝子、枳壳、香附、合欢皮；恶露未尽者，加当归尾、益母草、川芎，去当归；伴恶寒发热者，加紫苏梗、荆芥、金银花、连翘、防风；产后不哺乳或断乳后乳汁壅胀者，加生山楂 30 ～ 60g，生麦芽 60 ～ 100g，以消滞回乳。

2. 外治法　李廷冠教授尤其重视采用外治法治疗本期，主张乳痈初起，首先采用热敷推拿排乳法排出宿乳，然后配合药物内服、外敷疏通乳络。

（1）热敷推拿排乳法：患者取坐位或卧位，首先用湿热毛巾外敷患侧乳房，然后在患乳部涂搽少许润滑剂，如乳汁或凡士林、花生油等，以防推拿按摩时擦伤皮肤。热敷后先轻柔往外提拉乳头及乳晕部，以扩张输乳管，然后术者一手托起乳房，另一手五指顺着乳络方向，采用推、拿、揉、按、挤的手法，从乳房周围向乳晕部沿放射状推拿按摩患乳肿块，至乳晕区，拇指与食指夹持患侧乳晕部，不断有规律地轻挤揪提，宿乳即呈喷射状排出，直至肿块消失，乳房松软，宿乳排尽。

（2）药物外治：局部肿块明显者，可用金黄膏外敷，每日 1 换，或将仙人掌去皮、刺，捣烂外敷，干燥即换。

（二）成脓期

乳痈成脓期多因乳痈初期失治或治疗不当发展而成，是脓肿形成阶段，症见乳房红肿热痛 5 ～ 7 天以上，患乳肿块不消或逐渐增大，皮肤红肿焮热，局部疼痛明显加重，如鸡啄样或搏动性疼痛，患处拒按，伴高热不退，头痛骨楚，口苦咽干，恶心，纳呆，大便秘结，小便短赤，同侧腋窝淋巴结肿大压痛，舌红或红绛，苔黄或腻，脉弦滑数。此时肿块中央渐软，按之有波动应指感。辅助检查：血常规白细胞计数明显增高，可在 15×10^9/L 左右，中性粒细胞常达 85% 以上；B 超检查有液性暗区；或穿刺抽出脓液，

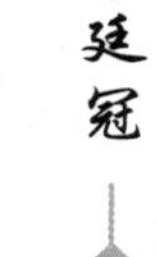

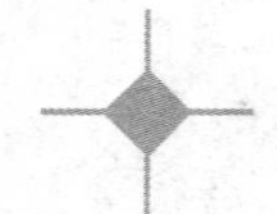

脓液细菌培养可找到致病菌。此期病情较重，治疗不当可并发传囊乳痈，甚或走黄、内陷等。主要治疗措施是及时排脓，药线引流，配合瓜蒌牛蒡汤、透脓散合方加减内服以清热解毒、托里透脓，辅以西药抗生素治疗。

1. 内治法　治则为清热解毒，托里透脓，常用瓜蒌牛蒡汤合透脓散加减，药用：炮山甲12g（先煎）、皂角刺15g，柴胡9g，蒲公英30g，赤芍12g，金银花15g，连翘10g，全瓜蒌15g，牛蒡子12g，王不留行15g，生甘草6g，川芎10g，白芷10g，黄芪15g。加减：高热、心烦、苔黄、脉洪者，加生石膏、知母、牡丹皮、栀子；发热恶寒者，加荆芥、防风；疼痛甚者，加延胡索、制乳香、没药；乳汁不通者，加漏芦、路路通、丝瓜络；胃纳不振者，加太子参、白术、陈皮、砂仁、神曲、鸡内金；恶露未净者，加益母草、桃仁；便秘者，加大黄、芒硝、枳实；烦躁、神志恍惚者，加服安宫牛黄丸或紫雪丹。西医治疗时，若临床症状明显，病情重，根据细菌培养及药敏结果配合选用有效抗生素。在细菌培养及药敏结果未出前，可选择青霉素、头孢类、大环内酯类抗生素。

2. 外治法　乳痈成脓期的主要治疗措施是及时排脓，其治疗方法包括脓肿穿刺或脓肿切开，脓腔冲洗或脓腔放置药线引流等。

（1）脓肿穿刺法：若脓肿为单个，部位较浅，可在波动最明显部位或在B超定位后行穿刺，抽尽脓液，接着用双黄连注射液冲洗脓腔，如此反复向脓腔内注入及抽吸，使脓液及坏死组织被冲洗抽出，促进脓腔内肉芽生长，减

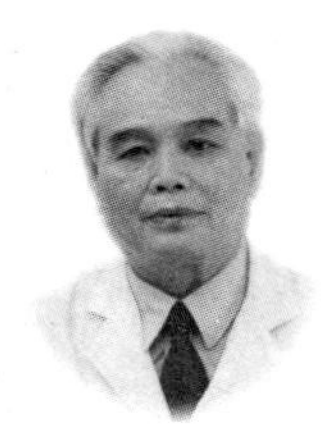

少毒素吸收，使脓腔早日愈合。

（2）对不适合采用穿刺抽脓治疗和抽脓治疗无效者，可行三棱针烙口引流，脓腔放置提脓祛腐药捻或药线引流，直至腐去新生。

（3）切开排脓引流术：乳房深部脓肿且脓腔较大，乳房后间隙脓肿或多房性脓肿，可用此法。乳房深部脓肿，在波动最明显处或在B超引导下，以乳头为中心做放射状切口，由乳头向外切开，但不超过乳晕，以防止损伤输乳管。乳房后间隙脓肿，可沿乳房下皱褶处做弧形切口。多房性脓肿，切开后以手指伸入脓腔，钝性分离间隔，将坏死组织清除，必要时行对口引流，以利引流通畅。脓腔均放置提脓祛腐药线引流。

（三）溃后期

乳痈脓肿成熟时，可自行破溃出脓，或手术切开排脓。溃破出脓后，一般寒热渐退，肿消痛减，逐渐痊愈。若溃后脓出不畅，肿热不减，疼痛不减，身热不退，可能出现袋脓现象或脓液波及其他乳囊形成传囊乳痈。此期临床表现为乳汁从疮口溢出或脓水清稀，收口缓慢，可伴乏力，面色少华，或低热不退，纳呆，舌淡，苔薄，脉弱无力。

1. 内治法　治则为益气和营托毒，常用托里消毒散加减，药用：生黄芪30g，皂角刺15g，夏枯草15g，党参15g，白术10g，茯苓15g，当归9g，川芎9g，白芷10g，桔梗10g，生甘草6g。加减：脓腐难尽、脓水稀薄者，加怀山药18g，炒扁豆12g，天花粉20g，赤芍15g；毒邪盛

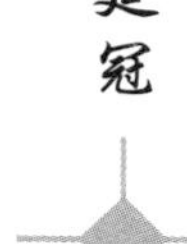

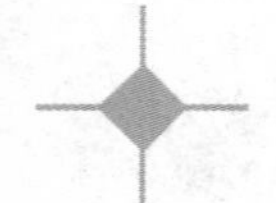

者，加连翘10g，蒲公英15g；腰膝疲软者，加川牛膝15g，菟丝子12g，桑寄生15g；脘闷食少者，加陈皮6g，砂仁6g，神曲15g，山楂15g；咽干口燥者，加沙参12g，麦冬12g，枸杞子12g。

2. 外治法　当脓液排出不畅时，在传囊乳痈部位按之应指处或在B超引导下，另做切口或烙口，用八二丹或九一丹药线引流以提脓拔毒。脓尽后改用生肌散收口，如有袋脓现象，可在脓腔下方用垫棉法加压包扎，以防脓液潴留。

（四）僵块期

乳腺炎僵块，又称慢性纤维性乳腺炎，是指急性乳腺炎经过治疗后局部热痛、全身症状消失，但局部遗留肿块，长期不能消散的一种病证。当患者抵抗力降低时，原病灶可再次急性发作，导致酿脓，使病情缠绵，经久不愈，给患者精神和肉体造成很大痛苦，更给治疗带来难度。此期症见患侧乳房局部肿块皮色不变，坚硬不消，边界不清，不热不痛或微痛，无进行性肿大，欲透不透，欲消不消。肿块偶有胀大疼痛，但稍加治疗，则恢复原样。辅助检查：血常规检查正常；B超检查可见肿块边界不清，内部回声增粗增强，光点不均。排除乳腺癌、乳腺导管扩张症、乳房结核等。

1. 内治法　治则为温阳和营，化痰软坚，疏通乳络，常用阳和汤加减，药用：熟地黄15g，白芥子10g，麻黄10g，鹿角霜15g（先煎），炮姜炭5g，肉桂5g（后下），炮

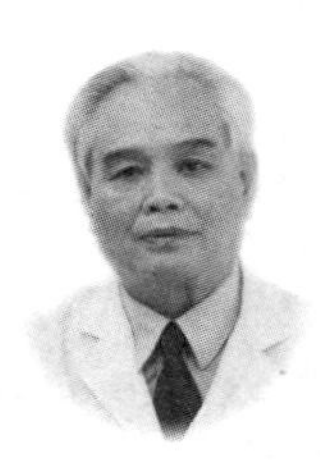

山甲 10g（先煎），丹参 15g，王不留行 15g，生甘草 5g。加减：气虚者，加黄芪、党参；血虚者，加当归、白芍、鸡血藤；肿块坚硬者，加三棱、莪术；乳汁不畅者，加路路通、丝瓜络、漏芦、通草。

2. 外治法　乳康擦剂湿敷患处，加以微波或脉冲局部治疗，每日 1 次，每次 30 分钟。

【医案】

医案 1：陈某，女，24 岁，个体户，初产妇，2005 年 3 月 22 日初诊。

产后 1 个月，左乳房疼痛，乳汁不通，伴发热、头痛 2 天。检查：体温 38.3℃，双侧乳房胀满，左乳外上象限可扪及一个大小约 8cm×6cm 的结块，质韧，皮肤微热，不红，压痛明显，未扪及波动感，乳头无异常。舌质红，苔薄黄，脉弦。血常规检查：白细胞 12×10^9/L，中性粒细胞 80%。

西医诊断：急性乳腺炎。

中医诊断：乳痈（郁滞期，肝郁胃热，乳汁郁积）。

治则：疏肝清胃，通乳散结。

首先予热敷推拿排乳法疏通乳络，后局部外敷金黄膏。

方药：瓜蒌牛蒡汤加减。

全瓜蒌 18g，柴胡 9g，牛蒡子 12g，蒲公英 30g，赤芍 12g，炮山甲 12g（先煎），青皮 10g，茯苓 10g，漏芦 12g，王不留行 15g，路路通 15g，金银花 15g，连翘 10g，甘草 6g。3 剂，每日 1 剂，水煎分 2 次服。

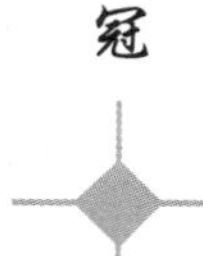

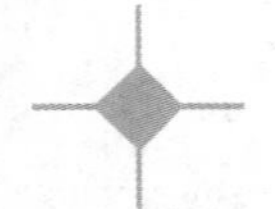

二诊：诸症消失，泌乳通畅。

医案2：韦某，女，25岁，2004年8月15日初诊。

产后2月余，右乳房红肿热痛7天，伴高热，口干苦，不思饮食，小便赤，大便干。曾用抗生素治疗，右乳肿痛不减，近日局部呈持续性跳痛。检查：体温38.9℃，右乳明显肿胀，外上象限可扪及肿块，大小约5cm×4cm，肤温高，皮色红，压痛剧烈，中央质软，按之有波动感，右侧腋窝扪及肿大压痛的淋巴结。舌红，苔黄腻，脉数。血常规检查：白细胞20.1×10^9/L，中性粒细胞90%。

西医诊断：急性化脓性乳腺炎。

中医诊断：乳痈（成脓期，热毒壅盛，腐肉成脓）。

治则：清热解毒，托里排脓。

方药：瓜蒌牛蒡汤合透脓散加减。

黄芪15g，炮山甲12g（先煎），皂角刺15g，柴胡9g，蒲公英30g，赤芍12g，金银花15g，连翘10g，全瓜蒌15g，牛蒡子12g，王不留行15g，川芎10g，白芷10g，生甘草6g。5剂，每日1剂，水煎分2次服。

配合西药头孢拉定胶囊，口服，每次0.5g，每日3次。

外治法：局部消毒后，用一次性20mL注射器于肿块中央穿刺，抽出12mL黄白色脓液。用双黄连注射液冲洗脓腔。如此反复向脓腔内注入及抽吸，使脓液及坏死组织被冲洗抽出。

二诊：局部肿痛明显减轻，体温恢复正常，乳汁渐通。上方去金银花、连翘，加夏枯草15g，当归9g。10天后病愈。

医案3：刘某，女，28岁，2003年7月12日初诊。

左乳乳痈切开排脓后创口不愈，时流乳汁约1月余。患者剖腹产后3个月余，1个月前因左乳急性化脓性乳腺炎曾在外院行切开排脓及静脉输注头孢拉定注射液，术后左乳肿痛减轻，身热消退，但创口不愈，时有乳汁流出，时伴头晕、神疲、纳差等症状，无恶寒发热。舌淡红，苔白，脉细。检查：左乳外下象限可见一创面，大小约2cm×0.5cm，肉芽淡白，挤压左乳见乳汁从创面流出。血常规检查：血红蛋白100g/L，余正常。

西医诊断：急性乳腺炎。

中医诊断：乳痈（溃后期，正虚余毒未尽）。

治则：益气和营托毒。

方药：托里消毒散加减。

生黄芪30g，皂角刺15g，夏枯草15g，党参20g，白术10g，茯苓15g，当归9g，川芎9g，神曲15g，生山楂15g，桔梗10g，生甘草6g。7剂，每日1剂，水煎分2次服。

外治法：生肌散局部外敷，2天1换。

二诊：患者头晕、乏力减轻，纳食正常，创面肉芽红活，仍有少量乳汁流出。原方去皂角刺、神曲，加赤芍12g，大枣15g，鸡血藤15g；外敷生肌散，同时创面外予棉垫加压包扎。治疗3周后，症状消失，创面愈合。

医案4：刘某，女，26岁，2005年8月17日初诊。

右乳患急性乳腺炎后出现肿块1月余。患者顺产后6月余，1个多月前右乳患急性乳腺炎，在外院门诊输注青霉

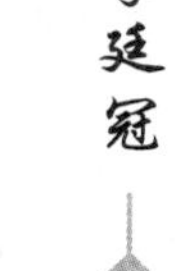

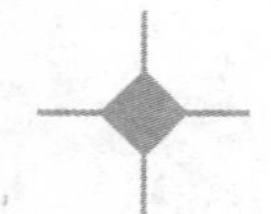

素5天后，右乳红肿热痛消失，但遗留一硬块不消，伴压痛，无恶寒发热。查体：右乳外上象限可扪及一肿块，大小约4cm×3cm，质韧硬，压痛，边界不甚清楚，尚活动，未扪及波动感，皮肤不红，皮温不高，无橘皮样改变，腋窝淋巴结未扪及肿大。舌质淡红，苔白，脉弦缓。

西医诊断：急性乳腺炎。

中医诊断：乳痈（僵块期，阳虚痰瘀结聚于乳络）。

治则：温阳和营，化痰软坚，疏通乳络，内外合治。

方药：阳和汤加减。

熟地黄15g，白芥子10g，麻黄10g，鹿角霜15g（先煎），炮姜炭5g，肉桂5g（后下），炮山甲10g（先煎），丹参15g，王不留行15g，生甘草5g。7剂，每日1剂，水煎分2次服。

外治法：乳康擦剂湿敷患处，加以微波局部治疗，每日1次，每次30分钟。

二诊：肿块缩小至3cm×2cm，原方去炮姜炭，加三棱、莪术以增强活血化瘀散结之功。继续治疗2周，肿块全部消失而愈。

按语：急性乳腺炎属中医学“乳痈”的范畴，《诸病源候论》有曰：“热结于乳，故令乳肿。其结肿不散，则成痈。”亦曰：“亦有因乳汁蓄结，与血相搏，蕴积生热，结聚而成乳痈。”《外科大成》曰：“生于乳房，红肿热痛者为痈……由肝气郁结，胃热壅滞而成也。”本病发病急，传变快，若不及时治疗，极易成脓破溃，损伤乳络，影响泌乳及哺乳。

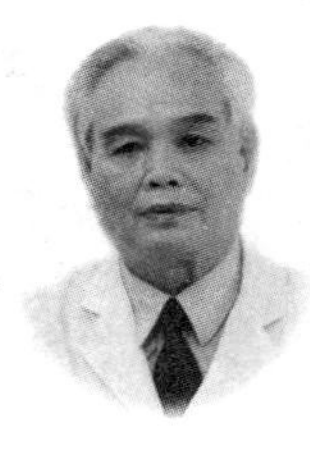

乳痈初起虽有炎症表现，但并非就是细菌感染所引起的炎症，而是由于多量的乳汁排出不畅，积在乳腺导管内引起导管及其周围组织的炎症反应，临床出现充血、水肿、疼痛、发热等表现。审其病因，究其机理，其主要矛盾是乳汁淤积，故乳汁排出通畅与否是治疗是否成功的关键，如《丹溪心法》所说：“于初起时，便需忍痛，揉令稍软，允令汁透，自可消散。失此不治，必成痈疽。”因此，对于本病的治疗，李廷冠教授主张乳痈初起首先采用热敷推拿排乳法，此法直接作用于患处，畅通乳络，散郁闭之气，达到理气散结消肿、宣通乳络、调和气血、泻热消炎的目的，然后配合药物内服、外敷疏通乳络；但不主张过早应用寒凉之剂及抗生素，抗生素性属寒，而寒凉之品收引冰遏，必致气血凝滞，肿块坚硬难消，即使应用，也要用轻清的金银花、连翘，或用有凉血活血之效的蒲公英。

医案1首先予热敷排乳法，而后局部外敷，以疏通乳络。内服方中柴胡、青皮、瓜蒌、赤芍疏肝理气、通乳和营；金银花、蒲公英、连翘、牛蒡子清阳明经热，可避免阳明气血壅滞、化腐成脓之弊；王不留行、漏芦、炮山甲、路路通通乳消肿散结。

乳痈成脓期的病因病机是外由产后哺乳，乳头破损，风毒之邪入络，内由厥阴之气不行，阳明经热熏蒸，肝郁与胃热相互影响，引起乳汁郁积，乳络闭塞，气血瘀滞，久则化热酿毒，进而肉腐成脓。隋代巢元方《诸病源候论》曰：“乳汁蓄结，与血相搏，蕴积生热，结聚而成乳痈。”治疗上，李廷冠教授主张中西医结合，内外合治。他认为，

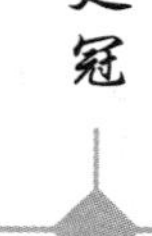

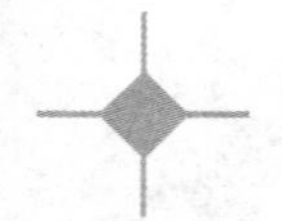

乳痈脓肿既成，应尽早排脓，使邪毒得以随脓外泄，以防传囊之变、热毒内陷。

医案2内服方中的瓜蒌牛蒡汤清肝经邪热，透脓散托毒溃脓。黄芪内补气、外益卫，托毒排脓为君药；赤芍、川芎合用，以养血和营，鼓舞营卫外发；穿山甲、皂角刺透托之力峻猛，可直达病所，溃坚破结，通经透脓；柴胡疏肝解郁为引药；全瓜蒌、王不留行通乳消肿；金银花、蒲公英、连翘、白芷既加强清热解毒、托毒消肿的作用，又使邪毒及时随脓而泄。两方合用，共奏清热解毒、托里透脓之功。同时配合外治，穿刺排脓，内外合治，相得益彰，故用之有效。

治疗过程中一般不主张断奶。乳汁有炎性细胞或脓液者可暂停哺乳，用手法按摩排乳或用吸奶器吸出。婴儿10个月以上，脓肿较大，全身症状重者；或传囊乳痈，患者体虚，可考虑断奶。

乳痈后期，脓液外出未尽，毒邪外泄未清，正气随脓毒外泄，正气已虚。李廷冠教授认为，乳痈属阳热实证，溃后虽见虚象，但仍以余毒未尽为主，故治宜益气和营、清热托毒、扶正祛邪，助长新肉，促使疮口早日愈合。

医案3内服方中生黄芪、党参、白术、茯苓补气健脾，托毒生肌；当归、川芎、赤芍、鸡血藤养血活血，调和营血；夏枯草清热解毒，散结；皂角刺、桔梗合用，以破结消肿透脓；神曲、生山楂健脾消滞开胃；甘草调和诸药。同时配合创面外敷生肌散、棉垫加压包扎等外治疗法，促进伤口愈合，防止袋脓。乳痈溃后期正气亏虚，热邪渐平，治当益气和营、扶正，以促使疮口早日愈合，但此时余火未净，只能清补，不宜大补，大补则易使余毒重炽，死灰复燃。

乳腺炎僵块多因急性乳腺炎早期大量应用抗生素或过用寒凉中药，以致气血凝滞、乳络不通、痰瘀结聚而成。《外科冯氏锦书秘录精义》云：“乳性本清冷，勿用寒凉药。”急性乳腺炎早期虽有炎症表现，但并非真正炎症，治疗时不应被两个火的“炎”字所框住而不分病的初末一贯到底地用抗生素或过用寒凉中药，抗生素属寒凉之品，寒性收引冰遏，必致气血凝滞，肿块坚硬难消。僵块期的治疗以温阳和营、化痰软坚、疏通乳络为法，内外合治，以取良效。

医案 4 内服方以阳和汤为主，其具有温通和阳的作用，主治一切阴疽。麻黄辛温，以开腠理；熟地黄得麻黄则补而不腻，麻黄配熟地黄则通络而不发表；白芥子去皮里膜外之痰；鹿角霜、炮姜炭、肉桂温阳补虚；炮山甲、丹参软坚散结；王不留行疏通乳络。西医学认为，本方可以加速乳腺组织局部的血流量，改善局部迁延性炎症引起的淋巴回流障碍，疏通乳腺导管，使僵块逐渐吸收消散。配合乳康擦剂湿敷患处，加以微波局部治疗，以温经通络，消瘀散结，使药物有效成分直达病所，增加局部组织的新陈代谢，促进炎症吸收。

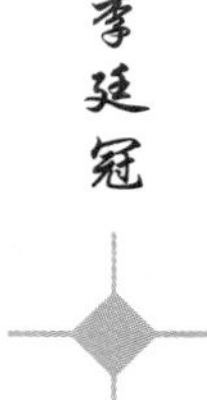

乳腺增生

乳腺增生是妇科常见病、多发病，其发病率在10%～55%之间，其连续、渐进的演变过程可导致乳腺癌（2%～3%）。乳腺增生是西医学的病名，是指以乳腺小叶和乳腺导管结缔组织增生，以及导管扩张或形成囊肿为主要病理改变，以乳腺疼痛及乳腺肿块为主要临床特征的非炎症、非肿瘤性的一种慢性乳腺疾病，属中医学“乳癖”“乳核”的范畴。乳癖之名最早见于华佗《中藏经》，有关乳癖的具体证候、病因病机等在明、清外科专著中均有详尽的记载和阐发。《疡科心得集》中说：“有乳中结核，形如丸卵，不疼痛，不发寒热，皮色不变，其核随喜怒而消长，此名乳癖。”清楚地描述了本病肿块的临床特点，其可随情志变化而变化，这些临床特征和乳腺增生的体征颇为一致。《外科真诠》云：“乳癖……年少气盛，患一二载者……可消散。若年老气衰，患经数载者不治，宜节饮食，息恼怒，庶免乳岩之变。”阐明了乳癖存在癌变的可能性。乳腺增生患者存在着发生乳癌的危险性，其乳癌发生率要高出正常妇女2倍以上，严重影响妇女的身心健康。李廷冠教授非常重视乳腺增生的防治，并有独特的见解和治疗经验。

【论治经验】

中医学认为，乳房虽然位于胸前体表，属局部器官，

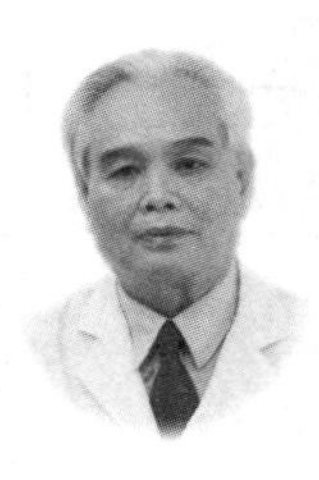

但通过与十二经脉及奇经八脉之间的纵横联系，乳房和机体内在的脏腑形成了一个有机整体，从而得以秉承先天之精气、受五脏六腑十二经气血津液之濡养，并通过精、气、血、津液的作用来完成其功能活动。乳房的生长、发育和分泌功能与脏腑、经络、气血的生理功能是密切相关的，同时又与经、带、胎、产之间相互联系。脏腑、经络、气血功能失调时，必然会影响到乳房而产生疾病。因此，乳腺增生虽然是局部病变，但其发生根源多为全身脏腑功能失调。

李廷冠教授主张要从整体与局部关系出发去认识病情，从脏腑辨证角度去分析病理变化，他认为，在本病发生发展过程中，主要与肝、脾、肾三脏功能失调有关，其中与肝、肾二脏关系最为密切。肝经上膈、布胸肋、绕乳头而行，如《丹溪心法》谓："乳房阳明所经，乳头厥阴所属。"说明足厥阴肝经与乳房密切相连。女子以血为用，以血为本，其经、孕、产、乳的生理功能均需血的供养，血的贮藏运行及调节取决于肝，叶天士《临证指南医案》曰："女子以肝为先天。"说明肝与女子的生理、病理息息相关。刘河间有云："妇人童幼天癸未行之间，皆属少阴；天癸既行，皆属厥阴论之；天癸既竭，乃属于太阴经也。"也说明生育年龄阶段的诸多疾病与肝密切相关。《疡科心得集》云："乳癖由肝气不舒郁结而成。"说明乳癖的发生由肝气郁结所致。肝郁可犯脾，脾土运化失职则水湿不化，日久聚湿生痰，气滞、血瘀、痰凝互结于乳络则成乳癖，如《外科证治全书》所云："多由忧郁患难惊恐，日久积累，肝气横逆，

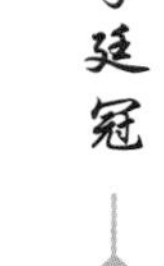

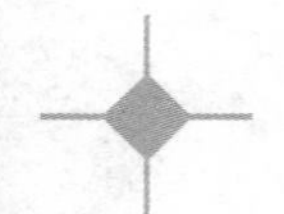

脾气消阻而然。”

中医学认为，乳头属肝，乳房属肾。肝主疏泄，调畅气机，若郁怒伤肝，肝气郁滞，肝旺侮土，可导致气滞、血瘀、痰凝结聚于乳房。肾藏精，内寓元阴元阳，为先天之本，肾中精气的盛衰决定着乳房的生长、发育及乳汁分泌。若肾阳（气）不足，推动无力，则肝失疏泄，脾失健运，致使气滞、血瘀、痰凝结聚于乳房而发病；若肾阴不足，肝失所养，致使气血失和，痰凝血瘀，乳络不通而发病。肾藏精，为人体之先天，肝藏血，为女子之先天，精血同源，肝肾同源。二者在生理上相互联系，肝之疏泄及藏血功能有赖于肾气温煦资助，肾中精气充盛有赖于血液滋养填充；在病理上相互影响，肝郁化火可下劫肾阴，肾气不充则肝失所养、疏泄失职。

从经络关系去分析，乳癖的发生与冲任二脉最为密切。冲任二脉为奇经，冲脉为血之海，任脉主一身之阴，冲任二脉皆起于胞宫，任脉循腹里，上关元，至胸中，冲脉挟脐上行，至胸中而散。冲任与肾相并而行，得肾滋养，冲任之气血上行为乳、下行为月水。女子经事由冲任所主，乳房与胞宫通过冲任之脉的维系而上下连通。因此，一旦冲任失调，肝郁气滞，血瘀、痰凝结聚于乳房，就可导致乳癖，如《圣济总录》所云：“妇人以冲任为本，若失于将理，冲任不和，或风邪所客，则邪壅不散，结聚乳间，或硬或肿，疼痛有核。”

李廷冠教授认为，本病的病因病机是肝气郁结、痰凝血瘀、冲任失调，病位在肝、脾、肾，病性是本虚标实。

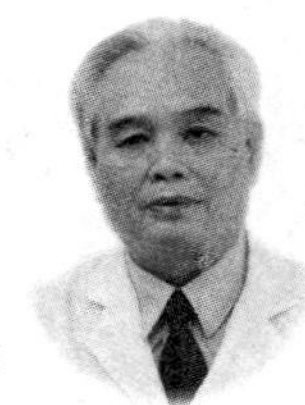

冲任失调为病之本，气滞、血瘀、痰凝为病之标。

西医学认为，乳腺增生的发生主要是由于卵巢功能失调、内分泌功能紊乱或乳腺组织对内分泌激素的敏感性增高，致使雌激素对乳腺组织产生不良刺激，从而引起乳腺增生。李廷冠教授非常重视运用中医学基础理论结合现代科学技术和西医学研究的新成果来指导临床。他认为，中医药治疗乳腺增生的优势在于整体调节内分泌功能紊乱，改善机体的调节机制，通过机体内在功能的恢复起到积极的治疗作用。

根据患者的病史、临床症状、查体所见以及必要的辅助检查（如高频超声波检查、钼靶X线检查、活组织病理检查等）所得资料进行综合分析，确认患者所患是否为乳腺增生。本病是一种慢性病，根据其病理改变、发展阶段及其主要临床表现可分为3个类型。

1. 单纯性乳腺上皮增生症（乳痛症） 属乳腺增生的早期阶段，常见于青年女性，尤以未婚或已婚未生育，或已生育但未授乳者为多见。病程较短，乳房疼痛为其主要特点。疼痛与月经周期及情志变化有关，疼痛可在局部或呈弥漫性，有时可放射至腋窝、颈、肩及背部，多为胀痛、刺痛。查体在疼痛部位可触及片块状或结节性厚片状肿物，质韧，有压痛感。

2. 乳腺腺病（腺型小叶增生症） 属乳腺增生的中期阶段，多见于青中年女性，病程较长。患者常因一侧或双侧乳腺肿块伴疼痛而就诊。乳腺疼痛与月经周期关系不大，多为不定时隐痛。查体可触及乳腺肿块，肿块形态可为片

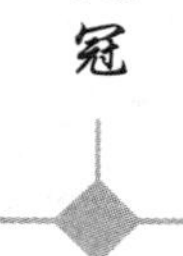

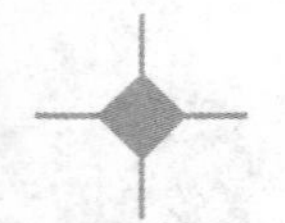

块状、结节状或条索状，边界不太清楚，活动度尚好，质韧，有触痛，偶有乳头溢液，量少，多呈浆液性溢液。

3. 囊肿性乳腺上皮增生病（乳腺囊性增生症） 属乳腺增生的后期阶段，多见于中年女性，病程长，乳腺肿块为其主要症状。患者多因无意中发现乳腺内单个或多个肿块而就诊。乳腺疼痛与月经周期关系不大，也可见乳头溢液。查体时可触及乳腺内肿块，呈单个或多个结节，或呈边界不清的肿块，肿块质韧，无压痛或微压痛。

以上3个类型可以选用乳腺B超、钼靶X线检查等辅助检查以协助诊断。李廷冠教授认为，乳腺增生3个类型的病理改变、临床表现、治疗方法、疗效及预后都有所差异，故在诊断时不应只满足于乳腺增生，还应分清类型。

李廷冠教授根据本病的病因病机及临床表现将本病分为肝郁痰凝型、冲任失调型、肝肾阴虚型3个证型。

1. 肝郁痰凝型　多见于青年女性，病程较短，乳腺疼痛的轻重及乳腺肿块大小的变化与月经周期及情绪变化有关。月经来潮或情绪不良时，乳腺发生疼痛或疼痛加重，乳腺肿块增大，有压痛，月经来潮后或情绪舒畅时，乳腺疼痛减轻或消失，常伴有胸胁胀痛、心烦易怒、失眠多梦等。舌质红或淡红，舌苔薄白或薄黄，脉弦或弦细。单纯性乳腺上皮增生症（乳痛症）多属于此型。

2. 冲任失调型　多见于青中年女性，病程较长，乳腺肿块常胀痛或隐痛，疼痛的轻重及肿块大小的变化与月经周期有关。月经来潮前乳腺疼痛加重，肿块增大，月经来潮后疼痛减轻或消失，肿块缩小，伴有月经不调，量少色

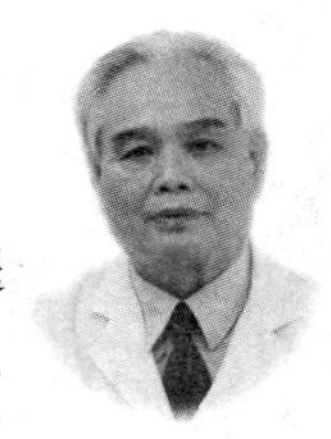

淡，或闭经、痛经、不育，面色少华，心烦失眠，腰酸腿软，神疲倦怠等。舌质淡红，舌苔薄白，脉濡细或沉细。乳腺腺病（腺型小叶增生症）多属于此型。

3. 肝肾阴虚型　多见于中年女性及围绝经期妇女，病程较长，症见乳腺疼痛及肿块，多为隐痛或刺痛，疼痛的轻重及肿块大小的变化常与劳累有关，兼见形体消瘦、头晕耳鸣、午后潮热、虚烦不眠、腰腿酸软，月经周期紊乱、经量少。舌质红，少苔，脉细数或弦数。囊肿性乳腺上皮增生病（乳腺囊性增生症）多属于此型。

对乳腺增生的诊治，李廷冠教授认为，冲任失调为发病之本，肝郁气滞、痰凝血瘀为发病之标，故温肾助阳、调摄冲任以治本，疏肝理气、活血化瘀、化痰软坚、散结止痛以治标，依据辨证分型不同而各有偏重。在内服方的基础上，配合局部乳康擦剂离子导入法或散核膏贴敷，充分体现了整体与局部相结合、内外并举、标本兼顾的治疗原则。

1. 内治法　辨证施治，标本兼顾。《医宗必读》曰："病不辨则无以治，治不辨则无以痊。"《医学传心录》曰："夫百病之生也，各有其因，因有所感，则显其症。症者病之标，因者病之本。"乳腺增生属中医学"乳癖""乳核"的范畴，七情内伤，肝气郁结，或劳累过度，肝肾虚损，冲任失调，或劳伤过度，肝肾阴虚，为其主要病因，为病之本；而由之引起的气滞、痰凝、血瘀为病之标。《医宗说约》云："百病必先治其本，后治其标……缓则治其本，急则治其标。"乳腺增生是一种慢性病，李廷冠教授认为，治

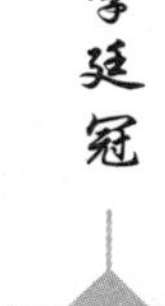

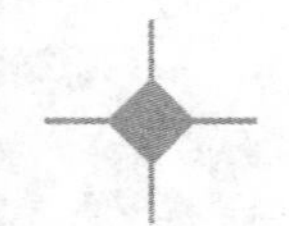

疗本病宜辨证施治，标本兼顾。

（1）辨证施治：李廷冠教授治疗乳腺增生按标本兼顾的原则，临证时根据具体情况，或治本为主，兼顾其标，或治标为主，兼顾其本。他将乳腺增生分为肝郁痰凝型、冲任失调型、肝肾阴虚型3个证型，分别应用乳癖Ⅰ号方、乳癖Ⅱ号方、乳癖Ⅲ号方治疗。

肝郁痰凝型由肝失疏泄，脾失健运，痰气结聚于乳络所致。治以疏肝解郁、化痰散结为法，方用自拟乳癖Ⅰ号方，药用：当归10g，白芍15g，赤芍15g，青皮10g，陈皮10g，香附10g，法半夏10g，茯苓15g，丝瓜络15g，柴胡10g，海藻30g，昆布15g，甘草5g。

加减：疼痛甚者，选加郁金、延胡索、川楝子、乳香、没药；心烦难眠者，去法半夏，选加合欢皮、酸枣仁、远志、首乌藤；肝郁化火，口苦咽干、心烦易怒者，去法半夏、香附，选加牡丹皮、栀子、夏枯草、川楝子；月经不调者，选加益母草、红花。

冲任失调型由冲任失调，气血流通不畅，凝滞于乳中所致。治以补益肝肾、调理冲任、化痰散结为法，方用自拟乳癖Ⅱ号方，药用：鹿角霜15g，淫羊藿15g，巴戟天15g，菟丝子15g，当归12g，白芍15g，熟地黄15g，川芎10g，丹参15g，王不留行15g，海藻30g，昆布15g。

加减：乳腺肿块坚硬者，选加生牡蛎、三棱、莪术；痛经、月经有瘀块者，选加丹参、红花、益母草、赤芍；乳头溢液者，加白花蛇舌草、墨旱莲、牡丹皮；失眠多梦者，加酸枣仁、首乌藤；胃纳欠佳者，加神曲、麦芽等。

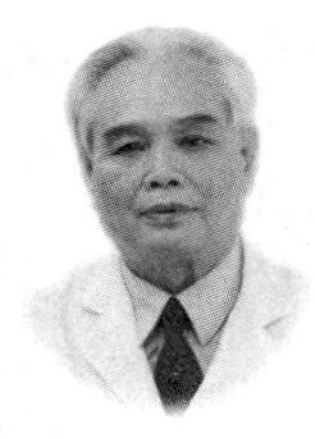

肝肾阴虚型由肝肾阴虚，功能失调，又可损及脾胃功能而为病。所谓“肝虚血燥，肾虚精怯，血脉不得上行，痰瘀凝滞”之意也。治以滋补肝肾、理气化痰、软坚散结为法，方用自拟乳癖Ⅲ号方，药用：当归10g，生地黄20g，枸杞子10g，川楝子10g，玄参15g，白芍15g，墨旱莲15g，女贞子15g，丝瓜络15g，海藻15g，昆布15g，甘草5g。

加减：乳腺肿块明显者，选加生牡蛎、丹参；失眠盗汗者，加浮小麦、生牡蛎、首乌藤；乳房肿块呈囊性者，加瓜蒌、白芥子等；胃纳呆滞者，加鸡内金、山楂、麦芽。

服法：每日1剂，水复煎分2次服，20天为1个疗程（月经干净后开始服药，行经期停药）。

（2）中成药的应用：患者因工作繁忙，或出差在外不能顾及煎药内服时，可选用中成药，如乳腺康胶囊（本院制剂，李廷冠教授经验方，内含柴胡、当归、白芍、香附、淫羊藿等，乳腺增生各证型均适用），口服，每次4粒，每日3次；乳腺疼痛剧烈者，可加用血府逐瘀口服液，口服，每次1支，每日3次；乳腺肿块明显者，可加用小金丸，口服，每次1.2g，每日2次。20天为1个疗程（月经干净后开始服药，行经期停药）。

2. 内外合治 《医学源流论》曰：“外科之法，最重外治。”《外科理例》曰：“然外科必本于内，知乎内，以求乎外，其如视诸掌乎。”又曰：“有诸中，然后形诸外，治外遗内，所谓不揣其本而齐其末。”所谓内治与外治相结合，是指在中药内治的同时，根据乳腺疼痛、乳腺肿块等具体情

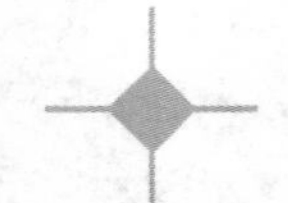

况，配合采用不同的外治方法。例如，单纯性乳腺上皮增生症，乳腺疼痛剧烈者，给予乳康擦剂外搽，或用此擦剂浸湿纱布湿敷患处，用微波照射，每日1次，每次20分钟，10次为1个疗程；中药离子导入法局部治疗有温经通络、祛瘀散结之功，并通过热效应直接感应于患部，促进吸收，促使疼痛消失；乳腺腺病、囊性乳腺增生症，乳腺肿块坚硬者，予散核膏贴敷患处，3天1换，促进肿块消散；囊性肿块大者，采用肿块穿刺抽液加压固定法治疗，促进囊壁粘连闭合痊愈；乳腺肿块明显，或疑为恶变可能者，宜行乳腺肿块切除或乳腺区段性切除，并送病理检查。

3. 从心论治　心理因素与疾病有着十分密切的关系。首先，心理因素是一种重要的发病因素，不仅在心因性疾病中是主要的，而且在器质性疾病中有时也可成为重要的诱发因素；其次，在患病的过程中，患者产生的各种心理反应也会对疾病的预后产生重要的影响。李廷冠教授强调治病必治“心”，从心论治，一方面是辨证论治，一方面是从心理论治，同时提出医生治病不可重犯“七情致病”。

心经起于心中，至血脉，藏神。神是人体生命活动的总称，有广义、狭义之分。广义之神是整个人体生命活动的外在表现，如《素问·移精变气论》所说：“得神者昌，失神者亡。”察神是中医判断正气盛衰、疾病轻重及预后的重要手段。狭义的神是指心所主的神志，即人的精神思维活动，如《灵枢·邪客》说：“心者，五脏六腑之大主也，精神之所舍也……心伤则神去，神去则死矣。”心为五脏六腑之大主，不仅主宰人的精神活动，而且对人体的物质能

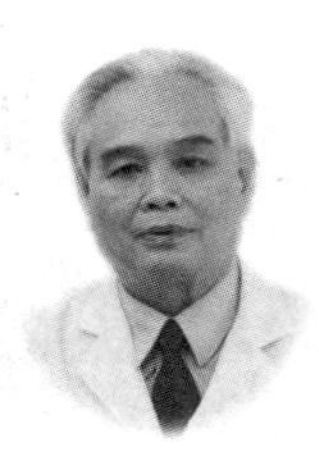

量代谢活动以及抵御疾病的能力均有主导作用。现代生理学认为，人的精神思维活动是大脑对客观外界事物的反映。中医脏象学理论则认为，思维活动与五脏有关，主要是属于心的生理功能。

心主血脉，血液的运行依赖于心气的推动，心气不足，乳房供血不利；心主神明，乳房作为泌乳及动情器官，受到心神的主宰。《素问 · 灵兰秘典论》云："心者，君主之官也，神明出焉。"神乃人的精神意识和思维活动，中医归属心所主，而西医学研究证明，大脑皮层对外界的反映通过大脑皮层 – 下丘脑 – 垂体 – 性腺轴而影响性激素靶器官的功能活动。《灵枢 · 口问》曰："故悲哀愁忧则心动，心动则五脏六腑皆摇。"

乳房疾病与肝脏关系最为密切，肝藏血，主疏泄，肝经绕乳头，其病因病机都与肝经、肝气关系密切。心主血，心血足，血脉充盈，肝有所藏，才能维持正常的脏腑功能；心血不足，则肝血亦常因之而虚。心主神志、肝主疏泄都与精神情志活动有关。因而，在某些精神因素所致的病变中，心肝二脏常相互影响，在心肝二脏的血虚、阴虚病变中，心烦失眠与急躁易怒等精神病状常同时并见。

对于乳病产生的原因，中医更重视七情所伤。《外科正宗》指出："又忧郁伤肝，思虑伤脾，积想在心，所愿不得志者，致经络痞涩，聚结成核。"现代乳腺病流行病学调查发现，乳腺病患者城市多于农村，文化层次高的多于文化层次低的，这与他们的生活环境、工作压力、精神压力的差异有很直接的关系。在乳腺病的一系列临床表现中，肝

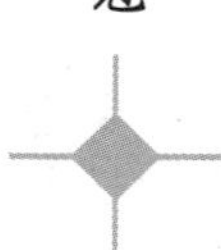

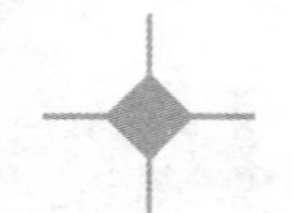

郁伤心、伤脾的症状较多见。乳腺增生是妇女常见病、多发病。由于现代女性生活节奏、工作环境的变化，精神压力明显增加，这点也是本病发病率升高的原因之一。反过来，由于乳腺增生是一种慢性良性疾病，临床上可反复，尤其是疼痛和肿块，使得患者又有了新的忧思，担心恶变，思想顾虑重，影响正常的生活和工作。精神紧张、郁闷、恐惧、焦虑等不良的心理因素是乳房疾病发病的重要原因之一，也是影响预后的重要因素。治乳病要治心，李廷冠教授认为可以从两个方面理解：一是按中医脏腑经络辨证治心，疏肝解郁，养心安神；二是结合西医学的理论，治乳与心理疗法相结合。中医很早就以七情学说为核心形成了中医心理学辨证体系，在治疗方面，《素问·宝命全形论》有曰："一曰治神，二曰知养身，三曰知毒药为真，四曰制砭石小大，五曰知腑脏血气之诊。"阐明了医生治病要以治神为先。在"生物－医学模式"转换为"生物－心理－社会模式"的今天，治心与心理疗法有许多相同之处，通过治神以影响和控制人的身心是中医治病的一大特点。

李廷冠教授认为，人体自身有一个调控系统，具有自我调整、控制、修复、防御的能力，而这些功能的发挥，必须以心境泰然、神志安定、充满乐观和信心为前提，否则反致病情加速恶化，如《素问·痹论》曰："静则神藏，躁则消亡。"李廷冠教授在诊治过程中，除药物治疗外，尤重视对患者进行心理治疗：①倾听与理解：耐心听取患者的诉说，使之郁闷焦虑感得以宣泄，让患者感到医生的理解与同情。②解释与指导：对患者讲清病情，指出疾病的症结与趋向，消除顾虑，帮助患者移情，积极配合治疗。③鼓励与信心：根据用药经验及病情发展的可能性，讲清通过系统治疗能使病情减轻或治愈，使患者树立战胜疾病的信心。

【医案】

医案1：梁某，女，35岁，2003年10月21日初诊。

两侧乳房疼痛伴心烦郁怒反复3年余，发现左侧乳房内肿块3个月。检查：左乳房内下象限有一个大小2.5cm×2cm的肿块，质地韧，表面光滑，边缘清楚，与周围组织无粘连，推之可移，皮色不变，轻度压痛。腋下淋巴结未扪及肿大。舌质红，苔薄黄，脉弦。彩超检查示乳腺增生。

西医诊断：乳腺增生。

中医诊断：乳癖（肝郁痰凝）。

治则：疏肝解郁，化痰散结。

方药：自拟乳癖Ⅰ号方加减。

当归10g，白芍12g，柴胡6g，郁金10g，青皮10g，香附10g，海藻12g，昆布12g，丹参12g，赤芍12g，夏枯草12g，丝瓜络12g，甘草5g。3剂，每日1剂，水煎分2次服。

二诊：诉疼痛明显减轻，但肿块仍在，原方去香附、青皮，加山慈菇10g。

连续服药18剂，并给予乳康擦剂浸湿纱布湿敷患处，用微波照射，每日1次，每次20分钟，10次为1个疗程。

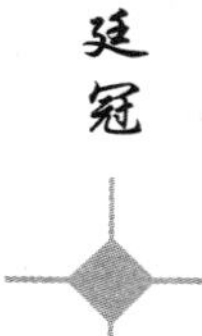

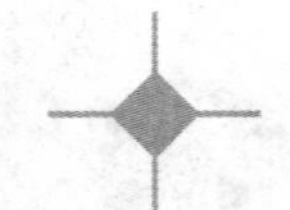

最后肿块消散，乳房疼痛消失。

医案2：陈某，女，49岁，2003年8月11日初诊。

两侧乳房有肿块，乳房胀痛反复5年。月经前后不定，经量较少而有瘀块。每次经前肿块增大，乳房胀痛增加，经后肿块缩小，疼痛减轻。1987年曾取左乳肿块做病理检查，病检示（左）乳腺小叶增生症。检查：左右乳房的外上象限各可扪及一结节片块状肿块，大小约4cm×3cm，质韧，轻度压痛，活动可，局部皮色、皮温正常。两腋下未扪及肿大淋巴结。舌质淡红，苔薄白，脉缓略弱。

西医诊断：乳腺增生。

中医诊断：乳癖（冲任失调）。

治则：补益肝肾，调理冲任，化痰散结。

方药：自拟乳癖Ⅱ号方加减。

淫羊藿15g，巴戟天15g，菟丝子15g，鹿角霜15g，熟地黄15g，当归12g，白芍15g，川芎10g，丹参15g，王不留行15g，海藻30g，昆布15g，郁金10g。12剂，每日1剂，水复煎分2次服。

外治法：予散核膏贴敷患处，3天1换。

二诊：月经准期而行，经前乳房已不痛，经后肿块较前软小。予乳腺康胶囊内服20天以巩固疗效。随诊半年，未见复发。

医案3：苏某，女，34岁，2004年5月21日初诊。

右侧乳房肿块，两侧乳房反复疼痛1年余。患者素体阴虚，经期多推后，经量较少。伴腰酸，耳鸣，口干咽干，胃纳少。检查：形体较瘦，右侧乳房外上象限可触及3个

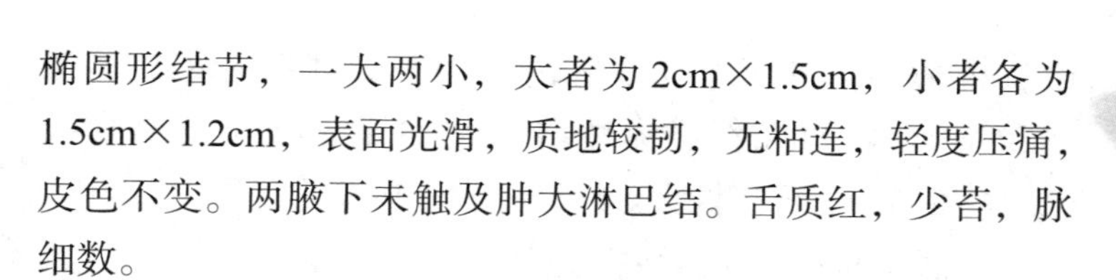

椭圆形结节，一大两小，大者为2cm×1.5cm，小者各为1.5cm×1.2cm，表面光滑，质地较韧，无粘连，轻度压痛，皮色不变。两腋下未触及肿大淋巴结。舌质红，少苔，脉细数。

西医诊断：乳腺增生。

中医诊断：乳癖（肝肾阴虚）。

治则：滋补肝肾，活络散结。

方药：自拟乳癖Ⅲ号方加减。

生地黄20g，枸杞子10g，玄参15g，当归10g，白芍15g，川楝子10g，女贞子15g，墨旱莲15g，海藻15g，昆布15g，丝瓜络15g，鹿角霜15g，郁金10g，甘草5g。7剂，每日1剂，水复煎分2次服。

外治：予散核膏贴敷患处，3天1换。

二诊：乳痛逐渐减轻，肿块变软变小。继续连服20剂，乳房疼痛消失，肿块基本消退。

医案4：刘某，女，45岁，干部，2004年5月29日初诊。

双侧乳房胀痛反复发作3年，发现左侧乳房肿块隐痛1个月，伴有体倦乏力，腰酸腿软，夜寐不佳。月经周期尚正常，经量稀少，末次月经2004年5月20日。孕3流2产1，产后哺乳10个月。无乳癌家族史。检查：双侧乳腺组织钝厚，有散在性小结节和索条状肿物，质韧，压痛轻。左侧乳房外上象限触及结节性厚片块型肿块，大小约4cm×3cm，质韧硬，边界清楚，活动尚可，轻度压痛，皮肤无改变，乳头无溢液。腋下未触及肿大淋巴结。舌质淡

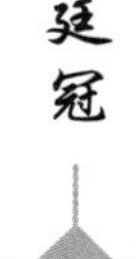

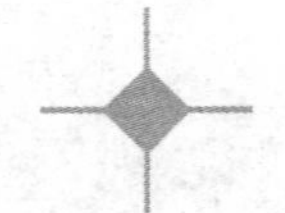

红，苔薄白，脉沉细。双乳高频钼靶X线摄片检查：双乳腺混合型Ⅳb（纤维囊性增生）；左乳外上方囊肿形成（3cm×2.7cm）可能性大。

西医诊断：乳腺囊性增生病。

中医诊断：乳癖（冲任失调）。

治则：补益肝肾，调理冲任，化痰散结。

方药：自拟乳癖Ⅱ号方加减。

淫羊藿15g，仙茅12g，鹿角霜15g，黄柏10g，知母12g，浙贝母10g，海藻15g，昆布15g，茯苓15g，陈皮10g，益母草15g，当归10g。7剂，每日1剂，水煎分2次服。

外治法：配合囊肿穿刺抽液加压固定治疗。予囊肿穿刺抽液检查，抽出浊黄色液体3.5mL，送细胞学检查未发现癌细胞。

二诊：肿块明显缩小。继服上方2周。

三诊：肿块消失。再予乳腺康胶囊，口服，1次4粒，每日3次；小金丸，口服，1次1.2g，每日2次，连服20天以巩固疗效，治疗期间配合心理治疗。随访6个月，囊肿未见复发，乳房无疼痛。

按语：西医学认为，乳腺增生的发生主要是由于卵巢功能失调，内分泌功能紊乱或乳腺组织对内分泌激素的敏感性增高所致。乳腺增生属中医学“乳癖”“乳核”的范畴，七情内伤，肝气郁结，或劳累过度，肝肾虚损，冲任失调，或劳伤过度，肝肾阴虚，为其主要病因，为病之本；而由之引起的气滞、痰凝、血瘀结聚于乳络为病之标。乳

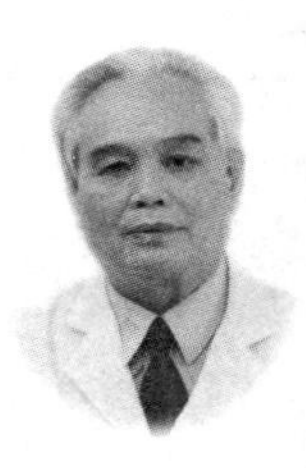

腺增生是一种慢性病，李廷冠教授认为，治疗此病宜标本兼顾，故温肾助阳、调摄冲任以治本，疏肝理气、活血化瘀、化痰软坚、散结止痛以治标，依据辨证分型不同而各有偏重。医案1为肝郁痰凝证，治以疏肝解郁，化痰散结，方用自拟乳癖Ⅰ号方加减；医案2为冲任失调证，治以补益肝肾，调理冲任，化痰散结，方用自拟乳癖Ⅱ号方加减；医案3为肝肾阴虚证，治以滋补肝肾，活络散结，方用自拟乳癖Ⅲ号方加减；医案4为乳腺增生伴囊肿形成，中药内服配合囊肿穿刺抽液加压固定治疗。温肾助阳、调摄冲任常用鹿角霜、仙茅、淫羊藿、巴戟天、肉苁蓉、菟丝子、墨旱莲、女贞子等。实验证实，此类药具有类似激素样作用或雄性激素样作用，能增强下丘脑–垂体–肾上腺皮质功能，使血浆雌二醇明显增高及雌激素受体含量增加，接近正常水平；能增强下丘脑–垂体–卵巢促黄体功能，补充黄体酮的不足；还能明显提高动物下丘脑多巴胺含量，从而抑制泌乳素的分泌。另外，此类药物可直接作用于下丘脑–垂体–靶腺（肾上腺、甲状腺、性腺）轴各个环节，通过对神经内分泌免疫网络进行整体的综合调节，使靶腺功能明显恢复，对乳腺增生有直接防治作用。疏肝理气常用柴胡、郁金、枳壳、香附、瓜蒌、青皮、陈皮、橘叶、延胡索、川楝子等，活血化瘀常用当归、赤芍、川芎、桃仁、红花、丹参、益母草、三棱、莪术、乳香、没药等。疏肝理气、活血化瘀药可改善全身和乳房局部的血液循环，促进雌激素在肝脏的灭活，改善局部的充血水肿状况，并可抑制组织内单胺氧化酶活力，抑制胶原纤维合成，从而

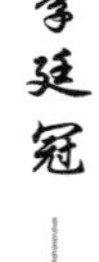

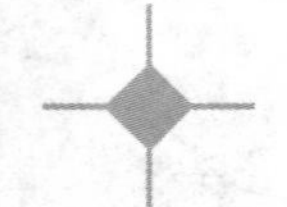

促使乳腺内肿块及纤维吸收，终止或逆转本病的病理变化。化痰软坚常用陈皮、法半夏、茯苓、僵蚕、白芥子、夏枯草、浙贝母、海藻、昆布、牡蛎等。化痰软坚药如海藻、昆布等内含丰富的碘，有助于刺激垂体促黄体生成素的分泌，改善黄体功能，调节机体内分泌功能，并可促使病态组织的崩溃和溶解，加速肿块的消散。

乳腺增生部分病例有恶变的可能，且早期乳腺癌也不易与乳腺增生相鉴别，故李廷冠教授认为，对于30岁以上且肿块质地较硬的患者，必须积极治疗，定期复查（包括必要的病理检查），以便最大限度地治愈乳癖，防止或减少癌变的发生，或早期发现乳腺癌。对于围绝经期患者，经辨证治疗3个月左右无效时，应行病理检查，并考虑西医手术治疗。

乳房单纯囊肿

乳房单纯囊肿是乳房常见疾病之一，其在病理上表现为囊肿壁内衬一层扁平上皮细胞而无明显增生，此种囊肿是乳腺分泌物潴留于导管组织而产生的。本病的诊断依据：①中年妇女以往无乳房肿块，最近短时间内出现肿块者。②乳房单发或多发性肿块，呈圆形或椭圆形，表面光滑，边界清楚，活动度好，质地中等或有囊状感，无压痛或轻度压痛。③彩色超声检查显示圆形或椭圆形无回声区，边界清楚，有包膜回声，两侧边缘处可见侧壁声影或乳房肿块穿刺抽吸试验抽出浆液性、水样或淡黄色液体，细胞学检查未发现癌细胞。④彩色超声检查、乳腺钼靶 X 线摄片检查、穿刺组织细胞学检查等排除乳腺癌、乳腺纤维腺瘤、乳房脂肪瘤、乳腺结核病等。

【论治经验】

由于囊肿生长较快，有的尚有乳房胀痛，大的囊肿往往被患者自己发现，疑为癌肿而造成恐惧心理，影响工作和生活。因此，早期诊断与治疗很有必要，李廷冠教授采用囊肿穿刺抽液配合内服自拟的仙鹿消肿汤治疗本病，内外合治，疗效满意。

（一）内治法

治则：补益肝肾，调理冲任，理气活血，化痰散结。

方药：仙鹿消肿汤加减。

仙茅 10g，淫羊藿 12g，鹿角霜 30g，牡蛎 30g（先煎），浙贝母 10g，黄柏 10g，知母 12g，柴胡 10g，白芍 15g，当归 12g，丹参 15g，海藻 20g。

加减：肝气郁结明显者，去黄柏、知母，加郁金 12g，香附 10g，青皮 10g，川楝子 10g，以理气止痛；痰湿重者，去黄柏、知母，加陈皮 9g，半夏 10g，茯苓 15g，白芥子 10g，山慈菇 12g，以健脾化痰软坚；月经不调者，去黄柏、知母，加肉苁蓉 10g，女贞子 12g，墨旱莲 12g，益母草 15g，以补肾调冲。

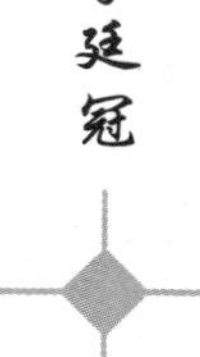

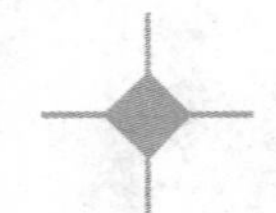

（二）外治法

囊肿穿刺抽液配合垫棉法加压固定包扎。

囊肿穿刺抽液法：囊肿小或位置较深者，可在超声波引导下穿刺。局部用复合碘皮肤消毒液消毒，左手食指、中指固定囊肿，右手持带 8 ～ 10 号针头的一次性 10mL 或 20mL 注射器，垂直进针，有突破感表示针已进入囊肿，行负压抽吸，抽净囊液，在负压状态下出针，针孔用消毒棉签压迫 2 分钟。囊肿较大者，配合局部用垫棉法加压包扎，促使囊腔闭合。抽出液常规进行细胞学检查。

【医案】

医案 1：韦某，女，43 岁，职员，2003 年 5 月 10 日初诊。

发现左乳房肿块伴压痛 3 天。以往无类似病史。近来心烦难寐，胃纳不佳，已婚已育，月经正常。舌质淡红，苔薄黄，脉沉细。检查：左乳外上象限可触及一大小约 1.8cm×1.8cm 的圆形肿物，边界清楚，表面光滑，活动度好，质中，轻度压痛，局部肤色、肤温正常，乳头无溢液，腋下淋巴结无肿大。彩超检查显示圆形无回声区，边界清楚，有包膜回声，两侧边缘处可见侧壁声影。

西医诊断：左乳房单纯囊肿。

中医诊断：乳癖（冲任失调）。

首先外治予囊肿穿刺抽液术，抽出 2mL 淡黄色液，抽出液常规进行细胞学检查，未找到癌细胞。再配合中药内服。

治则：温肾调冲，理气活血，化痰散结。

方药：仙鹿消肿汤加减。

淫羊藿 12g，鹿角霜 30g，牡蛎 30g（先煎），浙贝母 10g，黄柏 10g，知母 12g，柴胡 10g，白芍 15g，当归 12g，丹参 15g，海藻 18g，首乌藤 15g。3 剂，每日 1 剂，水复煎分 2 次服。

二诊：肿块消失，压痛消失。再予原方 6 剂继服以巩固疗效。

随访 3 个月，未见复发。

医案 2：李某，女，34 岁，教师，2004 年 8 月 2 日初诊。

两侧乳房胀痛，并触及肿块 15 天，伴腰部酸痛，心烦，纳差。已婚已育，近 3 个月月经前后不定。舌质淡红，苔薄黄，脉细。检查：左乳外上象限及右乳外上象限分别触及一大小约 4cm×4cm 及 3cm×3cm 的肿块，边界尚清楚，表面光滑，活动尚好，有囊状感，无明显压痛，局部肤色、肤温正常，乳头无溢液，腋下淋巴结不大。彩超检查显示双乳外上象限各有一圆形或椭圆形无回声区，边界清楚，有包膜回声，两侧边缘处可见侧壁声影。

西医诊断：双乳房单纯囊肿。

中医诊断：乳癖（冲任失调）。

首先外治予囊肿穿刺抽液术，抽出淡灰黄色液（左乳约 8mL，右乳约 6mL），配合局部用垫棉法加压包扎，促使囊腔闭合。抽出液常规进行细胞学检查，未找到癌细胞。再配合中药内服。

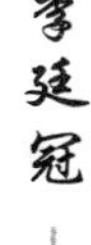

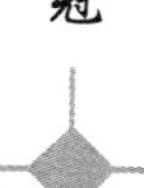

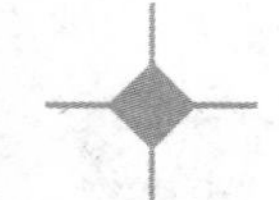

治则：温肾调冲，理气活血，化痰散结。

方药：仙鹿消肿汤加减。

淫羊藿 12g，仙茅 10g，鹿角霜 30g，牡蛎 30g（先煎），浙贝母 10g，柴胡 10g，白芍 15g，当归 12g，丹参 15g，海藻 18g，半夏 10g，鸡内金 10g，茯苓 15g。3 剂，每日 1 剂，水复煎分 2 次服。

二诊：两侧肿块明显缩小，乳房胀痛减轻。按原方继服 2 周，肿块完全消散，自觉症状消失而告愈。停药观察 3 个月，未见复发。

按语：乳房单纯囊肿属中医学“乳癖”“乳中结核”的范畴，究其病因病机主要是肝肾不足，冲任失调，以致气滞血瘀，痰湿凝聚于乳络而成。李廷冠教授治疗本病以温肾调冲、理气活血、化痰散结为法，方用仙鹿消肿汤加减。方中淫羊藿、仙茅、鹿角霜温补肾阳，黄柏、知母滋阴清热，柴胡、白芍疏肝理气，当归、丹参养血活血，浙贝母、牡蛎、海藻化痰软坚散结。全方共奏补益肝肾、调理冲任、理气活血、化痰散结之功。内服本方的同时，配合外治予囊肿穿刺抽液术，医案 1 因囊肿较小只行囊肿穿刺抽液，医案 2 因囊肿较大，行囊肿穿刺抽液后予局部棉垫加压包扎治疗，促使囊腔闭合。本治疗起到了局部与整体、内治与外治相结合的作用，收效明显。

乳房单纯囊肿主要是因周期性的激素分泌失调和（或）乳腺组织对激素的敏感性增高所致，术后易复发。因此，如无明确的手术指征，不主张贸然施行手术。注意单纯囊肿亦有一定的恶变率，若经系统治疗效果不显，应考虑恶

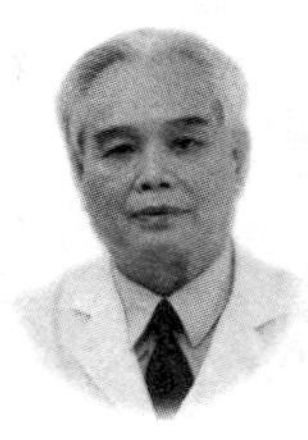

变的可能，必要时应行活体组织病理检查，甚至手术治疗。手术方式可采用乳腺肿物切除术或乳腺区段切除术。

乳腺导管扩张症

乳腺导管扩张症，又称浆细胞性乳腺炎、粉刺性乳腺炎、化学性乳腺炎、乳腺导管瘘等，临床比较少见，其发病率占良性乳房疾病的 4% ～ 6%。发病大多在非哺乳期或非妊娠期，发病年龄多在 30 ～ 40 岁，或发生于围绝经期的妇女，大多数伴有先天性乳头凹陷。临床以乳晕下或乳晕附近肿块，乳头凹陷或乳头溢液，乳晕旁脓肿或乳腺瘘管形成，病情易反复，经久难愈为特点。由于本病是慢性病理过程，在其基础上可继发感染，临床表现复杂而多样化，容易发生误诊、误治。C.D.Haagensen 认为，本病一切病变的基础是乳腺导管扩张，故称之为“乳腺导管扩张症”，浆细胞性乳腺炎是目前临床上比较通用的病名。本病的诊断标准：①中青年或围绝经期的妇女，曾有授乳困难，乳头凹陷或乳头溢液，或有非周期性乳房疼痛者。②患者一侧或双侧乳晕部或乳晕附近忽然肿起，疼痛，肿块初起皮肤无红肿热痛，严重者可形成脓肿，切开后不易愈合，少数患者患侧腋窝淋巴肿大、疼痛，可伴有或不伴有全身感染中毒症状。③应用彩色超声检查、乳腺导管造影、钼靶 X 线摄片、细胞学检查及活体组织病理检查等现代检测方法检查，排除乳腺癌、急性化脓性乳腺炎、乳管内乳头状瘤、乳房结核等其他乳房疾病者。

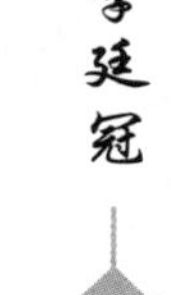

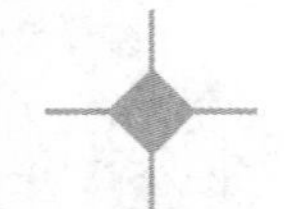

本病发展缓慢，病程可长达数月甚至数年，根据临床表现的不同，李廷冠教授认为，本病的临床分型大致可分为4型：①乳头溢液型（又名隐匿型）：乳头溢液是本病的一种早期表现，患者有自主性或被动性乳头溢液，溢液多呈水样、浆液性、乳汁样或棕色液，或为浓稠样分泌物，偶有血性溢液。②肿块型：乳晕部或乳晕附近发生肿块，疼痛，压痛。肿块形状不规则，质地硬韧，表面可呈结节样，边界欠清，常与皮肤粘连，但无胸壁固定。挤压肿块有时乳头见溢液。肿块持续时间较长，但始终无明显的红肿表现。③脓肿型：乳房肿块继发感染时，局部红肿灼热，疼痛明显，范围扩大，乳房肿块软化，可形成脓肿。同侧腋窝淋巴结肿大、压痛。乳房疼痛及全身反应均较急性化脓性乳腺炎轻。脓肿可以是一个或数个，乳晕下多见，深者可波及乳房后间隙，先后化脓溃破。切开或破溃后流出的脓液中常夹杂粉刺样或脂质样物质。可暂时愈合，常反复发作。④瘘管型：切开或破溃后创口久不收敛，常形成通向输乳孔的瘘管，溃口数目一个或数个不等，位于乳晕旁或乳房部。溃口周围皮肤颜色暗红，或呈湿疹样改变。如反复溃破后逐渐形成瘢痕，局部组织坚硬不平，则乳头更显凹陷。反复红肿溃破者，常形成复杂性瘘管。

李廷冠教授参照吕新生《甲状腺・乳腺外科》中乳腺导管扩张症及左文述《现代乳腺肿瘤学》中浆细胞性乳腺炎的临床分期，根据病程及病理改变将本病的临床分期分为3期：①急性期：乳房局部或弥漫性红肿热痛，肿块边界不清，有明显压痛，部分患者可伴有乳头浆液性、乳汁样、棕色或血性溢液，或为浓稠样分泌物。同侧腋窝淋巴结肿大、压痛，可伴发热等全身症状。②亚急性期：乳房肿块较局限，伴有或不伴疼痛，压痛，一般不伴有乳房皮肤颜色的改变，或可伴有乳头溢液，少数患者伴有腋下淋巴结肿大。③慢性期：乳房肿块边界较清楚，多无压痛，可与皮肤粘连，少数患者可出现乳头回缩，肿大的淋巴结缩小，已形成乳瘘者经久不愈。

【论治经验】

西医治疗本病采用手术治疗，但如果予单纯肿块切除或乳腺区段切除，则有复发之虑；若予皮下腺体切除则创伤较大，患者不易接受。李廷冠教授在分期辨证论治的同时，注意内治与外治相结合，未溃者偏重内治，已溃者偏重外治，采用中西医结合方法诊治本病。

（一）内治法（全身疗法）

1. 中医辨证治疗　根据临床表现，李廷冠教授将本病分为肝郁痰凝型、肝胃郁热型、痰瘀互结型 3 型。

（1）肝郁痰凝型：乳晕部或乳晕附近突然出现肿块，疼痛，压痛，肿块稍凸起于皮面，表面无红热或微红热，可伴有胸胁胀闷，心烦易怒，失眠多梦。舌红，苔白，脉弦。亚急性期多属此型。

治则：疏肝解郁，化痰散结。

方药：逍遥蒌贝散加减。

柴胡 10g，茯苓 15g，白芍 15g，当归 10g，白术 10g，

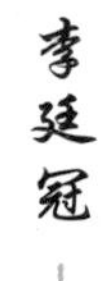

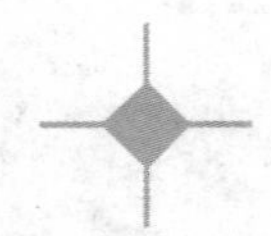

浙贝母10g，全瓜蒌12g，生牡蛎30g（先煎），山慈菇15g，海藻15g，昆布12g。

（2）肝胃郁热型：乳房肿块边界不清，红肿热痛，压痛明显，可伴有全身发热，头痛不适，便结，尿黄。舌红，苔黄腻，脉滑数或弦数。急性期多属此型。

治则：疏肝解郁，清热消肿。

方药：柴胡疏肝散加减。

柴胡10g，赤芍15g，当归10g，黄芩10g，栀子10g，连翘10g，天花粉15g，蒲公英30g，全瓜蒌12g，丹参15g，郁金10g，甘草5g。

（3）痰瘀互结型：治疗后乳房肿块缩小，或脓肿切开排脓后局部残留肿块，微痛，有或无压痛。舌质暗红，苔薄白或薄黄，脉弦或弦滑。慢性期多属此型。

治则：理气化痰，活血消肿。

方药：逍遥蒌贝散合活血散瘀汤加减。

柴胡10g，当归10g，茯苓15g，浙贝母10g，全瓜蒌12g，山慈菇15g，丹参15g，川芎10g，赤芍15g，桃仁10g，蒲公英15g，枳壳10g。

2. 西医治疗

（1）抗生素的应用：急性期由于合并细菌感染，故以中药加抗生素治疗，可选青霉素类、头孢菌素类抗生素及有抗厌氧菌作用的甲硝唑口服或静脉滴注。

（2）对症治疗：局部疼痛明显，伴有全身发热、头痛者，选用布洛芬、非普拉宗等解热镇痛剂内服。

（二）外治法（局部疗法）

1. 乳头溢液型　乳头有粉刺样分泌物的溢出是造成继发感染的重要因素之一，故保持乳头清洁，清除乳头部粉刺样物的堆聚是本病的重要预防措施之一。有乳头内陷、溢液者，平时用 75% 酒精或 3% 过氧化氢清洗乳头。另外，患者多伴有先天性乳头凹陷内缩，纠正乳头畸形也可以预防继发感染。

2. 肿块型　肿块红肿热痛者，用金黄膏外敷，隔日或每日换药 1 次。肿块红肿不明显者，用阳和解凝膏或冲和膏外敷，隔日换药 1 次。

3. 脓肿型　宜切开排脓，九一丹药线引流以提脓祛腐、拔毒生肌。待脓水已尽、腐肉已脱时，用生肌散外敷以生肌收口，可用棉垫加压包扎以促进腔壁粘连，直到创口愈合。

4. 瘘管型

（1）切开法：适用于单纯性、复杂性瘘管，必要时配合挂线法或拖线法。术后换药必须使创面新鲜肉芽组织从基底部长起。待腐脱新生时，改用生肌散外敷，酌情加用垫棉法。

（2）切除法：乳瘘经久不愈者，根据病情及患者的意愿，选用乳腺肿块切除、乳腺区段切除或单纯乳腺切除术。

【医案】

医案 1：谢某，女，38 岁，教师，1998 年 4 月 9 日入院，

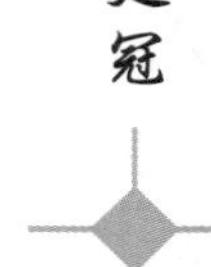

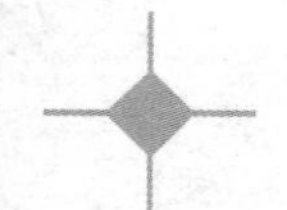

住院号：121231。

双乳乳腺增生多年，左乳出现肿块，伴疼痛5天。因肿块增大，疼痛加重，腋下疼痛，周身不适而来诊，拟诊为左乳腺导管炎，收入院。查体：体温、脉搏、呼吸、血压正常。乳头凹陷，无溢液，左乳外侧肿胀，乳晕3点位外缘有一大小约3cm×3cm的肿块，其外上方又有一大小约3.5cm×3.5cm的肿块，所有肿块质韧硬，界限欠清，压痛明显，肿块表面微红、微热。左腋下淋巴结肿大，约1.5cm×1.5cm，质中，压痛。舌红，苔黄，脉弦。实验室检查：白细胞计数及分类正常。乳腺B超检查示双侧乳腺组织增生，左乳低回声占位。

西医诊断：左乳腺导管扩张症（肿块型，急性期）。

中医诊断：粉刺性乳痈（肝胃郁热）。

治则：疏肝解郁，清热消肿。

方药：柴胡疏肝散加减。

柴胡10g，赤芍15g，当归10g，黄芩10g，栀子10g，连翘10g，天花粉15g，蒲公英30g，全瓜蒌12g，丹参15g，郁金10g，甘草5g。每日1剂，水煎分2次服。

配合静脉滴注头孢唑林钠及甲硝唑，局部外敷金黄膏。2周后病情好转，乳房肿块缩小、无红热而出院。

出院后在门诊按痰瘀互结型论治，治以理气化痰、活血消肿为法，方用逍遥蒌贝散合活血散瘀汤加减，药用：柴胡10g，当归10g，茯苓15g，浙贝母10g，全瓜蒌12g，山慈菇15g，丹参15g，川芎10g，赤芍15g，桃仁10g，蒲公英15g，枳壳10g。每日1剂，水煎分2次服。

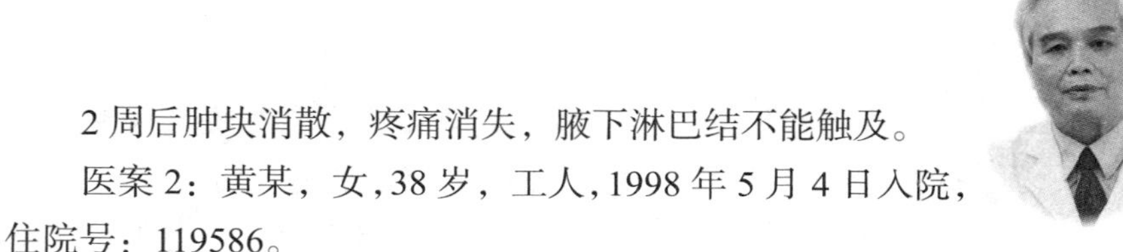

2周后肿块消散，疼痛消失，腋下淋巴结不能触及。

医案2：黄某，女，38岁，工人，1998年5月4日入院，住院号：119586。

右乳肿痛，逐渐加重1个月。1998年3月28日到南宁市某医院就诊，拟诊为乳腺癌，收入院。住院后切除肿块做病理检查，报告显示为浆细胞性乳腺炎，4月20日切口愈合出院。4月28日，原切口处红肿溃脓，5月4日来门诊就诊，拟诊为乳腺导管扩张症，收入院。查体：右乳外侧有一长约5cm的手术疤痕，其下端有一大小约1.5cm×1.5cm的瘘口，流淡黄脓液，局部红肿热痛，皮下能触及一大小约5cm×4cm的肿块，与皮肤粘连，边界欠清，质硬，轻度压痛，乳头凹陷，无溢液。腋下淋巴结未能触及。舌红，苔黄，脉细弦。

西医诊断：右乳腺导管扩张症（脓肿型，急性期）。

中医诊断：粉刺性乳痈（肝胃郁热）。

治则：疏肝清热，透脓托毒。

方药：柴胡疏肝散合透脓散加减。

柴胡10g，赤芍15g，炮山甲12g（先煎），皂角刺12g，栀子10g，天花粉15g，蒲公英30g，全瓜蒌12g，丹参15g，郁金10g，甘草5g。每日1剂，水煎分2次服。

配合静脉滴注头孢唑林钠及甲硝唑；局部切开排脓，九一丹药线引流，每日1换，以提脓祛腐、拔毒生肌。病情好转，于1998年5月23日出院。

出院后继续门诊治疗，因肿块未能完全消散，创口仍未愈合，要求手术治疗，于6月16日再次入院。6月19日

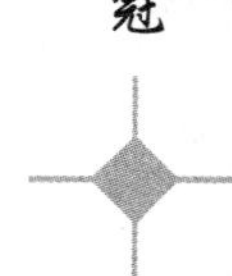

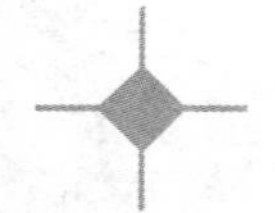

行左乳腺单纯切除术。术后病理报告示乳腺慢性肉芽肿性炎，有结核样结节形成，出现多核巨细胞，局部有小脓肿，广泛淋巴细胞、浆细胞浸润，纤维组织增生，但未见干酪样坏死，诊断为乳腺导管扩张症，经抗菌消炎、换药治疗，7月4日痊愈出院。

按语：西医对本病的病因与发病机制尚不完全清楚，一般认为与导管排泄障碍、异常激素刺激导管上皮分泌增加及厌氧菌感染有关。乳头先天性畸形、炎症、外伤、异物阻塞等可导致分泌物积聚，导管扩张而引起本病。在历代中医文献中，至今未查阅到与本病相类似病证的记载。顾伯华、陆德铭等将本病命名为“粉刺性乳痈”。中医学认为，本病患者素有乳头凹陷畸形，复因情志抑郁不畅，肝气郁滞，营血不从，气滞血瘀，凝聚成块，郁久化热，热盛肉腐为脓肿，溃后成瘘。李廷冠教授将本病分为乳头溢液型、肿块型、脓肿型、瘘管型4型及急性期、亚急性期、慢性期3期。他认为，疮疡的治疗以消为要，乳腺导管扩张症急性期的有效治疗非常重要，应内外治疗相结合，中药西药兼用，以使炎症尽快消退，肿块消散，疼痛消除，避免发展为亚急性期及慢性期。

医案1患者左乳乳晕旁有肿块，红肿热痛，为肝胃郁热所致，故以疏肝解郁、清热消肿为法，予柴胡疏肝散加减内服，金黄膏外敷。同时配合静脉滴注头孢唑林钠及甲硝唑，加速炎症消退。2周后病情好转，乳房肿块缩小，无红热，然后按痰瘀互结型论治，治予理气化痰、活血消肿，方用逍遥蒌贝散合活血散瘀汤加减，终收良效。医案2脓

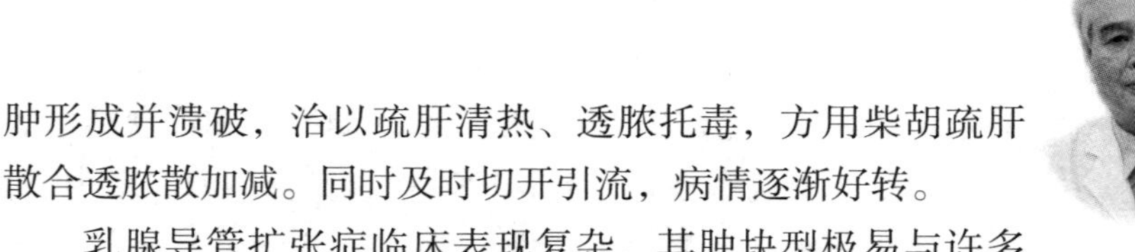

肿形成并溃破，治以疏肝清热、透脓托毒，方用柴胡疏肝散合透脓散加减。同时及时切开引流，病情逐渐好转。

乳腺导管扩张症临床表现复杂，其肿块型极易与许多乳腺疾病如急性化脓性乳腺炎、乳腺结核、乳腺囊性增生症、乳腺积乳囊肿尤其是乳腺癌相混淆，为避免误诊，临床上应仔细询问病史，认真查体，应用超声、钼靶 X 线、细胞学检查及活体组织病理检查等现代检测方法做出正确诊断。病理检查是本病确诊及与其他乳腺疾病相鉴别的最可靠的方法。乳腺导管扩张症的亚急性期及慢性期经中西医结合非手术治疗，若肿块不消散或乳瘘经久不愈，可根据病情及患者的意愿采取手术治疗如医案 2。

男性乳房发育症

男性乳房发育症，又称乳房异常发育症、男性乳房肥大症，是男性乳腺增生而引起的乳房良性增大，可见于各年龄层，但多见于青春期及老年人。本病的诊断标准：男性患者乳房肿块，扁平状，常位于乳晕下，质韧，多伴有结节感，多为一侧，也有双侧，肿块多数无痛，部分患者可有压痛，活动良好，肿块小者直径 1 ～ 2cm，大者近乎成年妇女乳房，边界清楚，与乳晕或乳头有粘连，但与胸大肌无粘连，可伴有乳房胀痛，极少数有乳头溢液。利用乳腺钼靶 X 线、彩色 B 超、细胞学检查等辅助检查可帮助诊断。

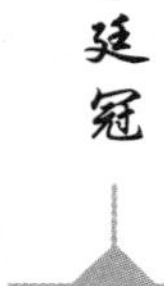

本病在临床上较少见，据国外报道，其发病率为

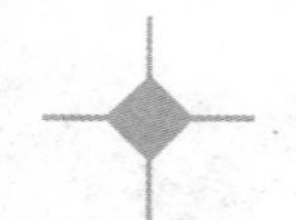

8 ～ 16/10 万。近年来，随着生活水平的提高和饮食结构的变化，本病发病率逐渐升高，尤以青春发育期的患者为多，一般认为本病多为良性，但目前也有一些学者认为其属于癌前病变，故男性乳房发育症应引起足够的重视。

本病属中医学“乳疬”的范畴，中医学认为，男子乳头属肝，乳房属肾。《外证医案汇编》曰：“男子之乳房属肾，何也？男以气为主，女以血为先，足少阴肾之脉经膀胱，其直者从肾上贯肝膈，入肺中，水中一点真阳，直透三阴之上。水不涵木，木气不舒，真阳不能上达。乳中结核，气郁……虽云肝病，其本在肾。”李廷冠教授认为，乳疬发病当首责肝肾不足。肝肾乙癸同源，精血互化，为母子之脏。若先天禀赋不足，肾气不充；或年老体弱，肾虚精怯；或久病及肾，肾失濡养；或长期服用伐正伤肝之品等，可使肾之阴阳失调，肾气不足，冲任失调，不能涵养肝木，肝失所养，以致疏泄失职，肝气郁结，气滞血瘀，进而郁久化火，炼液成痰，或横逆脾土，脾失健运，聚湿成痰，乃至气滞、痰凝、血瘀结于乳络，乳络不通而发为本病。因此，肝肾不足为发病之本，气滞、血瘀、痰凝为发病之标。

西医学对本病的发生机制不是很清楚，有研究认为全身因素可能与雌激素绝对或相对升高、雄激素 / 雌激素比值下降及相关激素如孕酮、泌乳素有关；局部因素与乳腺组织内的芳香化酶水平及激素受体状态有关。当乳腺上皮组织受到过多的雌激素强而持久的刺激，同时雄激素的影响下降，可以导致男性乳房发育症。另外，雄激素受体的缺陷或局部乳腺组织中雌激素受体含量增高，也可能在本病的形成中起重要作用。

导致上述内分泌激素紊乱的病因一般可分为原发性和继发性两大类。原发性者以青春期男孩和老年男性多见，大多病因不十分明确；而继发性的男性乳房发育症，除较常见的继发于肝脏疾病之外，其他如睾丸疾病、肾上腺疾病、下丘脑－垂体疾病、甲状腺病、某些特殊类型肿瘤等也可继发本病。另外，长期服用一些药物也可出现男性乳房发育症，如治疗前列腺增生的药物，部分镇静安眠药、胃药、利尿药、雌激素等。

【论治经验】

李廷冠教授在临床上按中医辨证分型将本病分为肝郁气滞型、脾肾虚弱型、肝肾阴虚型3型。

1. 肝郁气滞型　乳房增大，乳晕中央有扁圆形肿块，皮色不变，有压痛及胀痛感，常两侧先后发病，常伴有精神郁闷或性情急躁、胸胁胀闷、不思饮食、夜寐不宁等。舌质红，苔薄白，脉细或细弦。

治则：疏肝理气，化痰散结。

方药：逍遥散、二陈汤、消瘰丸合方加减。

柴胡9g，当归9g，白术10g，半夏10g，浙贝母15g，陈皮9g，白芍12g，海藻12g，昆布12g，茯苓15g，甘草6g。

加减：乳房胀痛或胁痛明显者，加郁金、香附、延胡索；夜寐不宁者，加远志、酸枣仁、合欢皮、首乌藤。

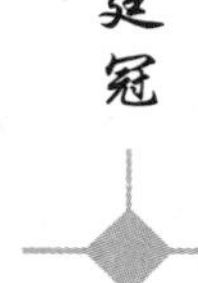

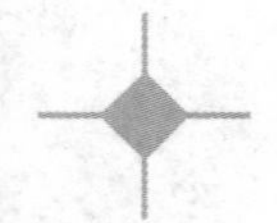

2. 脾肾虚弱型　一侧或双侧乳房增大，乳晕中央有扁圆形肿块，有压痛及胀痛感，病情发展较慢，常伴有倦怠乏力、食欲不振、大便不实、小便清长等。舌质淡红，边有齿印，苔薄白，脉沉弱。本型多见于儿童及青年男性。

治则：益肾健脾，化痰散结。

方药：菟丝子丸合六君子汤加减。

菟丝子 12g，淫羊藿 15g，党参 15g，枸杞子 10g，白术 10g，半夏 10g，陈皮 9g，茯苓 15g，山药 18g，丹参 12g，海藻 12g，昆布 12g，甘草 6g。

加减：血虚者，加当归、鸡血藤、制首乌；肝郁者，加制香附、柴胡、郁金、延胡索、预知子等。

3. 肝肾阴虚型　一侧或双侧乳房增大，乳晕中央有扁圆形肿块，有压痛及胀痛感，病情发展较慢，常伴心烦多梦、口苦咽干、腰膝酸软、耳鸣等。舌质红，少苔，脉细数或弦数。本型常见于中老年男性。

治则：滋补肝肾，化痰散结。

方药：自拟乳疬Ⅲ号方。

生地黄 15g，当归 10g，沙参 12g，麦冬 12g，枸杞子 12g，川楝子 10g，生牡蛎 30g（先煎），浙贝母 10g，玄参 15g，海藻 12g，昆布 12g，甘草 6g。

加减：血虚者，加当归、鸡血藤、制首乌；肝郁者，加制香附、柴胡、郁金、延胡索、预知子等；失眠多梦者，加酸枣仁、远志；胃纳不佳者，加鸡内金、麦芽；肿块坚硬者，加三棱、莪术等。

【医案】

医案1：何某，男，34岁，2006年4月21日初诊。

左乳肿痛1月余，右乳肿痛3天，伴胸闷，易怒，夜寐不宁，不思饮食，大便干结，小便黄，无发热恶寒。曾在当地医院就诊，服用头孢拉定胶囊后肿痛不减。患者平素性情浮躁，好发脾气，生活无规律，嗜烟酒，无肝炎病史，无乳腺癌家族史。查体：双侧乳房稍增大，皮色不变，乳头无溢液。左右两侧乳晕皮下分别触及3cm×3cm及2.5cm×2.5cm的扁平状肿块，质地韧硬，边界清楚，与皮肤、肌肉无粘连，压痛明显。舌质红，苔薄白，脉细。

西医诊断：男性乳房发育症。

中医诊断：乳疬（肝郁气滞）。

治则：疏肝理气，化痰散结。

方药：逍遥散合消疬丸加减。

柴胡9g，当归9g，白术10g，半夏10g，浙贝母15g，陈皮9g，白芍12g，海藻12g，昆布12g，茯苓15g，甘草6g，郁金12g，玄参12g，夏枯草15g。6剂，每日1剂，水煎分2次服。

二诊：双乳疼痛消失，肿块缩小。继续服药1个月，肿块完全消失，乳房外观如常而告愈。随访半年，未见复发。

医案2：邓某，男，49岁，2005年10月15日初诊。

右侧乳房肿块伴触痛半年，伴倦怠乏力、食欲不振、大便不实、小便清长等。无肝炎、甲状腺疾病、前列腺疾

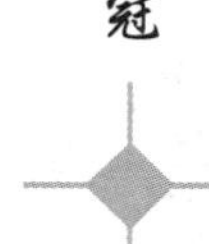

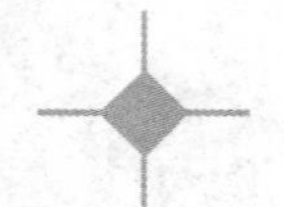

病等病史。查体：右侧乳房增大，皮肤不红不热，乳头内侧乳晕及乳房皮下触及3cm×2.5cm的扁平状肿块，质地韧硬，边界清楚，与皮肤、肌肉无粘连，轻压痛。舌质淡红，苔薄白，脉沉弱。

西医诊断：男性乳房发育症。

中医诊断：乳疬（脾肾虚弱）。

治则：益肾健脾，化痰散结。

方药：菟丝子丸合六君子汤加减。

菟丝子12g，淫羊藿15g，党参15g，枸杞子10g，白术10g，半夏10g，陈皮9g，茯苓15g，山药18g，丹参12g，海藻12g，昆布12g，甘草6g。7剂，每日1剂，水煎分2次服。

二诊：乳痛减轻，肿块缩小，胃纳增加，二便正常。按原方又服1个月，乳痛消失，肿块消散，乳房外形如常而告愈。随访半年，未见复发。

医案3：杨某，男，76岁，2006年2月24日初诊。

右侧乳房增大，乳晕部有肿块，并有隐痛感和压痛10月余。常伴心烦多梦、口苦咽干、耳鸣、腰膝酸软等。无肝炎病史，有前列腺增生。因畏惧手术治疗而要求中医治疗。查体：形体消瘦，右侧乳房增大，乳晕皮肤呈暗褐色，乳晕皮下触及3cm×3cm的扁圆形肿块，质地韧硬，边界清楚，与皮肤、肌肉无粘连，压痛。舌质红，少苔，脉细数。

西医诊断：男性乳房发育症。

中医诊断：乳疬（肝肾阴虚）。

治则：滋补肝肾，化痰散结。

方药：一贯煎合消疬丸加减。

生地黄15g，当归10g，菟丝子12g，麦冬12g，枸杞子12g，牡丹皮10g，川楝子10g，生牡蛎30g（先煎），浙贝母10g，玄参15g，海藻12g，昆布12g，甘草6g。12剂，每日1剂，水煎分2次服。

二诊：乳痛消失，夜寐改善，肿块缩小。继服原方1个半月，乳痛消失，乳房外形如常而告愈。随访半年，未见复发。

按语：男性乳房发育症形成原因复杂，临证时要注意详细询问病史，进行全面的体格检查，必要时进行相关的辅助检查，以避免出现漏诊、误诊。询问病史时要注意询问乳晕下肿块的生长速度以及伴随症状，仔细询问是否有慢性肝肾疾病（包括肝炎接触史）、甲状腺疾病、糖尿病等内分泌病病史，服药史（包括性激素类药物接触史），家族史，有无其他系统的特异性损伤（如睾丸损伤），是否有腮腺炎、睾丸炎、皮肤病等病史。注意体重的改变与食欲情况，注意呼吸道症状及中枢神经系统症状，性欲及生育情况的询问对本病的诊断也有提示作用。男性乳房发育的检查，要仔细扪诊乳房，要注意检查男性外生殖器。

本病分原发性与继发性两大类，应仔细寻找病因，排除各种继发性因素，在诊断明确、病因清楚的基础上，针对不同病因，采用不同治疗措施。青春期的原发性乳房发育患者，多有自愈倾向，一般在6个月内恢复正常，而成年及老年原发性患者不易自愈，应积极治疗。继发性男性

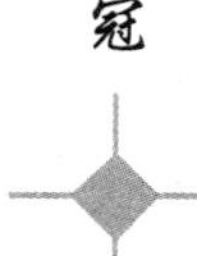

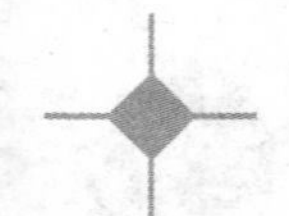

乳房发育，因其常为其他疾病的伴发症，故针对病因治疗是一项重要措施。肿瘤引起者，应手术切除；药物引起者，应停服有关药物；肝脏疾病引起者，应行保肝治疗；因内分泌疾病引起者，应治疗内分泌疾病。同时进行中医辨证论治。

男性乳房发育症是临床常见的男性乳房病，为内分泌失调病证，属于中医学“乳疬”范畴。“乳疬”之名源于《疮疡经验全书》，亦有称之为“乳节”者。陈实功《外科正宗》中探讨了本病的病因病机，认为“男子乳节与妇女微异，女损肝胃，男损肝肾，盖怒火房欲过度，以此肝虚血燥，肾虚精怯，血脉不得上行，肝经无以荣养，遂结肿痛。”男性乳房发育症以肝肾不足为发病之本，气滞、血瘀、痰凝为发病之标。各种因素导致经络失养，气血不畅，血瘀痰凝，阻滞经脉而成。治疗上，李廷冠教授主张以滋补肝肾、调理冲任、理气化痰、软坚散结为主要治则。医案1患者平素性情浮躁，好发脾气，以致肝疏泄失职，肝气郁结，气滞血瘀，肝木横逆脾土，脾失健运，聚湿成痰，乃至气滞、痰凝、血瘀结于乳络，乳络不通而发为肝郁气滞型乳疬，治以疏肝理气，化痰散结，方以逍遥散合消疬丸加减。医案2患者脾肾虚弱，脾虚运化失常，肾气不足，不能涵养肝木，肝失所养，以致疏泄失职，气滞、血瘀、痰凝结于乳络而发为脾肾虚弱型乳疬，治以益肾健脾，化痰散结，方以菟丝子丸合六君子汤加减。医案3患者年老体弱，肾虚精怯，肝肾不足，冲任失调，不能涵养肝木，肝失所养，以致疏泄失职，气滞、痰凝、血瘀结于乳络，乳络不通而发为肝肾阴虚型乳疬，治以滋补肝肾，化痰散结，方以一贯煎合消疬丸加减。标本兼治，疗效颇佳。

男性乳房发育症以肝肾不足为发病之本，治病求本是中医的根本，故滋补肝肾、调理冲任为治本病之本。现代研究表明，原发性男性乳房发育症是由内分泌失调所致，继发性男性乳房发育症多由生殖腺、肾上腺、垂体前叶的内分泌失调所致。现代研究表明，补肾方药能调节下丘脑－垂体－睾丸轴之间的功能。淫羊藿、菟丝子等温补肾阳，现代研究证实，此类药物有类似内分泌激素的作用，能改善内源激素的分泌水平，调整内分泌功能。

男性乳房发育症以气滞、血瘀、痰凝为发病之标，故以理气化痰、软坚散结治其标。常用理气活血药有柴胡、香附、川楝子、青皮、郁金、陈皮、当归、丹参等。现代研究证实，活血药物能促进血液循环，减轻病理产物潴留沉积，抑制组织增生。常用软坚药有夏枯草、生牡蛎、海藻、昆布等，海藻、昆布咸寒化痰，软坚散结，为含碘药物，有助于刺激黄体生成素的分泌，改善黄体功能，从而调整雌激素和黄体酮的比值，并能促进病理产物和炎症性渗出物的吸收。茯苓、白术、半夏、浙贝母健脾化痰；甘草调和诸药，并增强海藻化痰散结之力。

李廷冠教授认为，本病一般不必手术，大多数患者可在 2 年内消退。但下列患者可以手术：可疑恶性变者，药物治疗无效者，影响美观或恐癌者，坚持要求手术者。

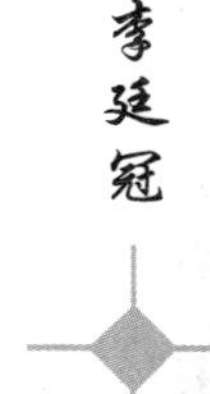

乳腺癌根治术后并发症

乳腺癌是严重危害女性身心健康的主要恶性肿瘤之一，其发病率在女性恶性肿瘤中占第2位，而且近年来发病率逐渐上升。目前乳腺癌的治疗以手术切除为主，辅以化疗、放疗、内分泌治疗、生物靶向治疗、中医药治疗等综合治疗。所谓乳腺癌根治术后并发症，是指乳腺癌根治术后进行或未进行化疗、放疗等所发生的并发症，如乳腺癌根治术后患侧上肢水肿，根治术后放化疗而发生的胃肠道反应、白细胞减少等。

一、乳腺癌根治术后患侧上肢水肿

上肢水肿是乳腺癌行各式根治术后的特有并发症，常在术后或放疗后1～2个月或数月后发生，有的半年或1年后渐缓解，也有的越来越严重，甚者上肢功能严重受限或完全丧失功能。

【论治经验】

李廷冠教授在临床上将乳腺癌根治术后患侧上肢水肿分为湿热互结型、气血两虚型进行治疗。

1. 湿热互结型　乳腺癌根治术后，或根治术后放疗、化疗期间，患侧上肢水肿，胀痛，皮色紫红，皮温升高。舌质红，苔黄，脉数。

治则：活血通络，清热利湿。

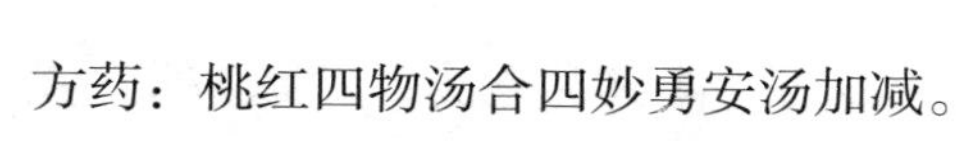

方药：桃红四物汤合四妙勇安汤加减。

当归15g，赤芍15g，玄参15g，丹参15g，桃仁10g，红花6g，防己12g，白花蛇舌草20g，半枝莲20g，金银花20g，黄芪20g，甘草10g。

外洗方药：自拟三黄木藤汤。

姜黄50g，生大黄50g，十大功劳50g，苏木50g，宽筋藤50g。

2. 气血两虚型　乳腺癌根治术后，或根治术后放疗、化疗期间，患侧上肢肿胀，皮色不红，皮温不高，面色苍白，倦怠乏力。舌质淡红，苔白，脉虚弱。

治则：益气活血，通络利湿。

方药：活血散瘀汤加减。

当归15g，赤芍15g，丹参15g，茯苓15g，猪苓15g，黄芪15g，桂枝10g，淫羊藿10g，白花蛇舌草20g，半枝莲20g，车前子15g，炙甘草6g。

加减：气阴两虚者，加北沙参15g，麦冬12g，生地黄15g；纳差者，加山楂10g，麦芽10g，神曲10g；睡眠欠佳者，加酸枣仁12g，合欢皮15g，首乌藤15g。

外洗方药：自拟温经活络汤。

姜黄50g，苏木50g，桂枝50g，艾叶50g，宽筋藤50g。

【医案】

粟某，女，50岁，1997年5月20日初诊。

自诉因乳腺癌于1997年1月10日在某医院行右乳腺癌改良根治术，切口愈合良好，术后进行放疗、化疗，5月

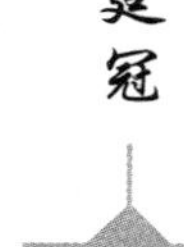

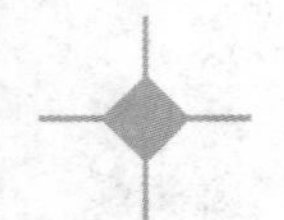

上旬起右上肢肿胀不适，伴倦怠乏力，食欲减退。查体：右乳缺如，右前胸手术切口愈合良好，未发现新的肿块，右上肢肿胀，按之轻度凹陷，内侧明显，皮色不红，皮温不高。右上臂周径比左上臂周径大2.5cm，右前臂周径比左前臂周径大2cm。舌质淡红，苔薄白，脉细弱。

西医诊断：右乳腺癌根治术后并发上肢水肿。

中医诊断：脉痹（气血两虚）。

治则：益气活血，通络利湿。

方药：活血散瘀汤加减。

当归15g，赤芍15g，丹参15g，茯苓15g，车前子15g，猪苓15g，黄芪15g，桂枝10g，淫羊藿10g，白花蛇舌草20g，半枝莲20g。7剂，每日1剂，水煎分2次服。

外治：自拟温经活络汤。姜黄50g，苏木50g，桂枝50g，艾叶50g，宽筋藤50g。7剂，每日1剂，将药物加水3000mL，煎水去渣，先熏后洗患肢，每日1～2次，每次15～20分钟。

嘱咐患者注意抬高患肢，进行按摩，方法是自远侧向近侧用一定压力推移，每次推压15分钟。平时注意预防外伤和感染。

二诊：患者右上肢肿胀明显减轻，仍乏力，纳呆。内服方去白花蛇舌草、半枝莲，黄芪加至25g，加白术10g，麦芽15g，鸡内金10g。外洗方不变。治疗1周后，右上肢肿胀消退，症状消失而告愈。

按语：乳腺癌各式根治术不仅切除患侧乳房，有时还要切除部分与上肢活动有关的胸大肌、胸小肌及相关的神

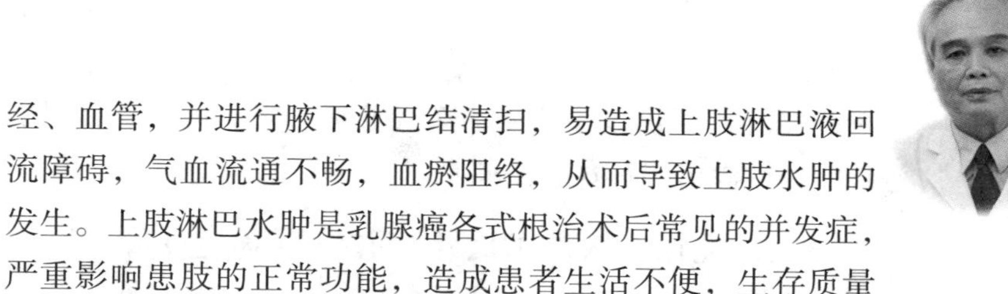

经、血管，并进行腋下淋巴结清扫，易造成上肢淋巴液回流障碍，气血流通不畅，血瘀阻络，从而导致上肢水肿的发生。上肢淋巴水肿是乳腺癌各式根治术后常见的并发症，严重影响患肢的正常功能，造成患者生活不便，生存质量下降。轻者随着侧支循环的建立而缓解，严重者可致上肢活动受限，临床处理较为棘手，属中医学“脉痹”范畴。

乳腺癌属中医学“乳岩”范畴，其外由六淫内侵，内因禀赋不足，后天失养，肝气郁滞，冲任失调，脏腑虚弱，以致气滞、血瘀、痰凝、邪毒结于乳络而成。李廷冠教授认为其病因的作用时间较长，“久病入络”“久病必瘀”，故乳腺癌患者存在不同程度的血瘀证，加上术中损伤血脉，致使气血运行不畅，水走皮下，瘀血内停。医案中患者正气不足，加之术后放化疗使元气更伤，无力推动血行，造成瘀血、痰湿停滞而致肢体水肿。气虚为本，血瘀水阻为标。治以益气活血，通络利湿。方中黄芪、茯苓益气健脾，使气旺以促血行，同时祛瘀利水而不伤正；丹参、当归、赤芍活血化瘀；猪苓、车前子利水消肿；桂枝、淫羊藿温阳化气行水；白花蛇舌草、半枝莲清热解毒以清余毒。配合温经活络汤外洗，内外合用使气旺血行湿化，肿胀自消。

西医学研究证实，乳腺癌术后处在血液高凝状态下，不仅纤维蛋白原大量增加，变形能力减弱，而且微循环阻力增大，血液流速过慢，甚至部分处于停滞状态。现代实验证实，活血化瘀利水的中药复方能够改善全血黏度和血浆黏度，提高红细胞变形能力，降低红细胞聚集指数，抑制血小板聚集率，这些作用都有助于降低血液黏稠度，改

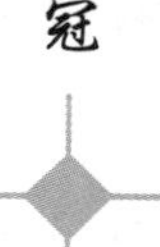

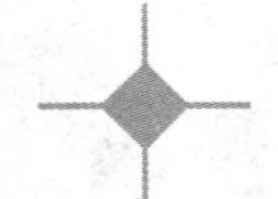

善微循环，加快血流速度，降低毛细血管通透性，有利于控制炎性渗出，有效减轻水肿。

二、乳腺癌根治术后化疗并发胃肠道反应

化疗是乳腺癌综合治疗的重要治疗方法之一，目前临床使用的化疗药主要还是属于细胞毒性的抗癌药物，多数抗癌药都可引起不同程度的胃肠道反应如恶心呕吐、食欲不振、便秘、腹泻等，严重者可导致电解质紊乱，加重营养不良及恶病质。

【论治经验】

李廷冠教授在临床上将乳腺癌根治术后化疗并发胃肠道反应分为胃阴虚损型、脾胃虚弱型进行治疗。

1. 胃阴虚损型　乳腺癌化疗期间，患者口干口苦，胃中热痛，恶心呕吐，食欲不振，便秘，尿赤。舌质红，少苔，脉细数。

治则：益胃生津，养阴清热。

方药：益胃汤合一贯煎加减。

太子参 20g，沙参 10g，麦冬 10g，玉竹 10g，石斛 10g，天花粉 15g，白花蛇舌草 15g，半枝莲 15g，玄参 15g，陈皮 10g，紫苏梗 10g，法半夏 10g，甘草 6g。

2. 脾胃虚弱型　乳腺癌根治术后化疗期间，患者恶心呕吐，腹痛腹泻，食欲不振，体倦乏力。舌质淡红，苔薄白，脉沉弱。

治则：温中健脾，和胃降逆。

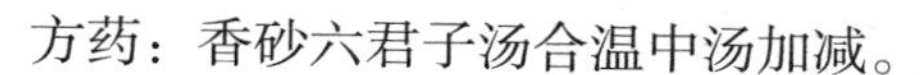

方药：香砂六君子汤合温中汤加减。

党参15g，黄芪20g，茯苓15g，桂枝10g，白术10g，陈皮10g，半夏10g，神曲10g，砂仁9g，甘草6g。

加减：呕吐严重者，加竹茹10g，赭石10g；心烦失眠者，加百合15g，首乌藤15g，酸枣仁10g。

【医案】

陈某，女，43岁，1995年10月15日初诊。

自诉因左乳乳腺癌于1995年9月16日在某医院行左乳乳腺癌改良根治术，术后切口愈合良好。10月上旬行放疗、化疗，治疗后口干口苦，胃中灼热，恶心呕吐，食欲不振，便秘，尿赤，不能坚持治疗而来诊。检查：患者消瘦，慢性病容。舌质红，无苔，脉细数。

西医诊断：左乳乳腺癌根治术后放疗、化疗并发胃肠道反应。

中医诊断：呕吐（胃阴虚损）。

治则：益胃生津，养阴清热。

方药：益胃汤合一贯煎加减。

太子参20g，沙参10g，麦冬10g，玉竹10g，石斛10g，竹茹10g，陈皮10g，紫苏梗10g，法半夏10g，玄参15g，白花蛇舌草15g，半枝莲15g，甘草6g。9剂，每日1剂，水煎分次少量频服。

连服9剂，诸症消失而告愈。

按语：乳腺癌一经确诊，手术和术后的放化疗就是必不可少的治疗手段。乳腺癌患者因正虚而引邪致病，手术

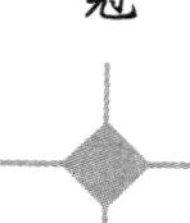

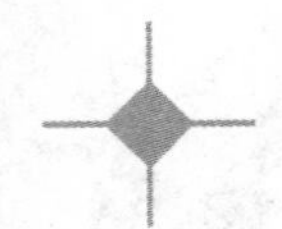

后气血受损，正气更是受挫，再加化疗、放疗，更伤气阴，胃阴受损，脾胃运化功能失常，清阳不升，浊阴不降，胃气上逆，导致恶心呕吐、食欲下降等消化道不良反应，这些症状属于中医学“呕吐”的范畴。方中太子参、沙参、麦冬、玉竹、石斛、玄参益气养阴生津，竹茹、陈皮、紫苏梗、法半夏和胃降逆止呕，白花蛇舌草、半枝莲清热解毒以肃清余毒，甘草调和诸药。全方共奏益胃生津、养阴清热之功。

三、乳腺癌根治术后化疗并发白细胞减少症

化疗是乳腺癌重要的全身治疗手段之一，目前临床使用的化疗药主要还是属于细胞毒性的抗癌药物，细胞周期非特异性药物如烷化剂、铂类等常引起不同程度的骨髓抑制，表现为各种血细胞数的减少。

【论治经验】

李廷冠教授在临床上将乳腺癌根治术后化疗并发白细胞减少症分为气血两虚型、气阴两虚型、脾肾两虚型进行治疗。

1. 气血两虚型　乳腺癌根治术后化疗期间，患者面色苍白，头晕乏力，食欲不振，少气懒言。舌淡，苔白，脉细弱。血常规检查：白细胞总数持续低于 4×10^9/L。

治则：益气养血。

方药：八珍汤加减。

党参 15g，茯苓 10g，白术 10g，当归 10g，川芎 10g，

黄芪 20g，黄精 20g，鸡血藤 15g，白芍 15g，甘草 6g。

2. 气阴两虚型　乳腺癌根治术后化疗期间，患者精神萎靡，低热，心中烦热，手足心热。舌红少苔，脉细数。血常规检查：白细胞总数持续低于 4×10^9/L。

治则：益气养阴。

方药：生脉散加味。

党参 15g，当归 15g，麦冬 10g，五味子 10g，生地黄 20g，墨旱莲 20g，鸡血藤 20g，黄芪 20g，女贞子 12g。

3. 脾肾两虚型　乳腺癌根治术后化疗期间，患者面色苍白，体倦乏力，食欲不振，形寒肢冷，手足欠温，大便溏烂，小便清长。舌淡，苔白，边有齿印，脉沉弱。血常规检查：白细胞总数持续低于 4×10^9/L。

治则：健脾补肾。

方药：右归丸（汤）加减。

熟地黄 20g，淮山药 20g，黄芪 20g，党参 15g，当归 15g，茯苓 15g，鸡血藤 15g，淫羊藿 10g，仙茅 10g，菟丝子 10g，白术 10g，山茱萸 10g。

【医案】

何某，女，43 岁，2006 年 9 月 21 日初诊。

自诉因右乳乳腺癌于 2006 年 7 月 25 日在我院行右乳乳腺癌根治术，术后切口愈合良好。8 月份开始予 TAC 方案化疗。化疗后自觉体倦乏力，头晕眼花，食欲不振，恶心呕吐，形寒肢冷，大便溏烂，小便清长。血常规检查示白细胞减少而暂缓化疗，要求中药治疗而会诊。检查：患

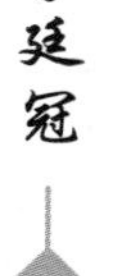

者面色苍白，手足欠温，舌淡苔白，边有齿印，脉沉弱。血常规检查：白细胞 3×10^9/L。

诊断：右乳乳腺癌根治术后化疗并发白细胞减少症（脾肾两虚）。

治则：健脾补肾。

方药：右归丸（汤）加减。

熟地黄 20g，淮山药 20g，黄芪 20g，党参 15g，当归 15g，茯苓 15g，鸡血藤 15g，淫羊藿 10g，仙茅 10g，菟丝子 10g，白术 10g，山茱萸 10g，甘草 6g。14 剂，每日 1 剂，水煎分 2 次服。

连服 14 剂，诸症明显好转，复查血常规示白细胞 4×10^9/L。继守原方，6 剂水煎服，以巩固疗效。

按语：乳腺癌是实体瘤中应用化疗最有效的肿瘤之一，但严重的化疗反应常使患者难以耐受，被迫延长化疗时间甚至中止化疗，使化疗无法按计划进行，影响治疗效果，缩短生存期。李廷冠教授认为，乳腺癌手术后，肿瘤已缓解或遗留少许残余部分，此时机体处于邪去正衰阶段。化疗、放疗在杀灭癌细胞的同时也可耗气伤阴，损伤气血，尤其是损伤脾胃、肝肾功能。脾胃为后天之本，气血生化之源，气机升降之枢纽，运化水谷，化生精微，调和五脏，洒陈于六腑；肾为先天之本，元气之根，主骨生髓；肝为将军之官，主藏血。脾胃、肝肾功能受损，则先天、后天之源枯竭，导致白细胞减少、血小板减少、血红蛋白减少等骨髓抑制现象。因此，在乳腺癌术后的各个治疗阶段均应顾护脾胃及肝肾功能。方中黄芪、党参、当归、茯苓、白术健脾益气，使有形之血化生无形之气，脾胃健运则水谷精微不断化生，阴阳气血逐渐恢复；熟地黄、淮山药、淫羊藿、仙茅、菟丝子、山茱萸补肾填精，肾为生血之本，精髓乃生化之源，精充则血旺；鸡血藤增强养血补血之功；甘草调和诸药。全方脾肾共补，扶正固本，使气血充足，有助于减轻化疗不良反应。西医学研究表明，扶正中药可增强机体免疫功能。党参、黄芪、鸡血藤、淫羊藿等补益中药能不同程度地防止白细胞的减少；党参、黄芪、山茱萸、淫羊藿等药对乳腺癌化疗后患者的卵巢功能和激素水平具有明显的调节作用，在一定程度上与化疗具有协同作用。临床显示，由于患者体质及病因病机的差异，乳腺癌术后并发症的临床表现有所不同，按照中医辨证论治的方法进行辨证分型治疗，有助于提高治疗效果。

甲状腺疾病

甲状腺腺瘤

甲状腺腺瘤是颈部最常见的良性肿瘤，常为单发，呈圆形或椭圆形，质地软或韧，表面光滑，无压痛，可随吞咽上下移动，生长缓慢，缠绵难消，始终不溃破，大部分患者无不适症状，多见于女性，中医称之为“肉瘿”。因情志抑郁，肝郁犯脾，脾失健运，痰湿内生，气郁痰浊随经

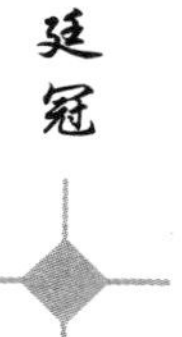

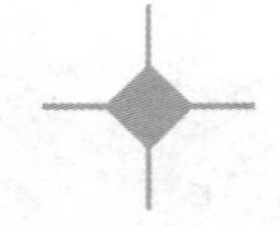

络而行，流注于任督之脉所辖之结喉部位，气血为之壅滞，气滞、痰浊、瘀血积久，聚而成形，乃成肉瘿。

【论治经验】

李廷冠教授认为，痰是一个最为重要的影响因素。外科之痰可为病因，亦可指发于皮里膜外的包块。肝脾失调，水湿内聚成痰；肝郁化火，或阴虚火旺，灼津成痰；正气不足，脏腑功能失调，气机阻滞，津液积聚成痰。痰凝结于颈咽部而形成甲状腺腺瘤，故可见到有形之肿块。

甲状腺腺瘤临床上表现为颈部有形之物，多数不伴有甲状腺功能改变，临床辨证多无全身症状可辨，就局部症状而言，当视其为有形之痰。因此，针对病机及临床特点，治疗上应以消散为目的，常用化痰法，有“坚者削之”“结者散之”“留者攻之”之意。历代文献中所记载的治疗甲状腺疾病的方药，有名的如海藻玉壶汤、四海舒郁丸等，多以化痰软坚为主。当然，化痰法用于治疗甲状腺腺瘤必须根据病情辨证，并不是单独使用即可奏效，要与其他治法结合，相互作用。

李廷冠教授常用的治法有理气化痰、活血化痰、化痰软坚。

若发病与精神因素有关，症状随情志波动而变化，甲状腺肿物质地柔软，无压痛，伴心情烦闷，胸胁胀痛，善太息，舌苔薄白，脉弦滑。此属气滞痰凝，当疏肝理气，化痰散结。常用药有柴胡、香附、青皮、陈皮、郁金、延胡索、海藻、昆布、法半夏、枳壳等。

若甲状腺肿块质偏硬，或肿块表面有结节感，妇女可伴痛经，经色暗红有血块，舌质紫暗，或有瘀点瘀斑。此属血瘀痰凝，当活血祛瘀，化痰散结。常用药有桃仁、红花、赤芍、川芎、丹参、三棱、莪术、乳香、没药等。

若甲状腺肿块质地坚实，或有囊性感，不红不热，无明显自觉症状，舌苔薄腻，脉滑。此属痰凝成核，当化痰软坚。常用药有海藻、昆布、生牡蛎、浙贝母、法半夏、陈皮、青皮、山慈菇等。

李廷冠教授在临床治疗中多以自拟散瘿汤为主方，进行辨证加减。散瘿汤药物组成：柴胡10g，白芍15g，苍术10g，香附10g，丹参15g，海藻15g，茯苓15g，浙贝母10g，生牡蛎30g（先煎）。月经不调者，加淫羊藿15g，鹿角霜10g，以调摄冲任；胸闷憋气者，加郁金15g，枳壳10g，以行气解郁；心悸失眠者，加煅龙骨15g，远志10g，以安神定志；甲状腺肿大明显者，加白芥子10g，瓦楞子10g，以加强软坚散结之功；面色无华，身倦乏力者，加党参10g，当归10g，熟地黄15g，以健脾养血。

甲状腺腺瘤为气滞痰瘀凝结而成，胶着难去，病史一般较长。因此，必须坚持较长时间的治疗，不能操之过急，否则难以观察到效果，正如《医宗金鉴·外科心法要诀》所说："瘿瘤诸证，用药缓缓消磨，自然缩小。"又因病程缠绵，气滞、痰凝、血瘀日久必伤正致虚，而正虚又可致气滞、痰凝、血瘀，从而形成恶性循环。因此，若久用攻伐之品，要注意兼用扶正之法，以免攻伐太过。对于服药3个月肿块无明显缩小者；或不能及不愿意坚持服药者；或

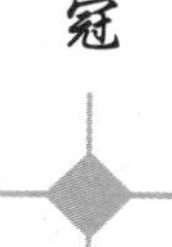

肿块近期明显增大，排除囊内出血者；或肿块坚硬如石者，应当建议手术治疗。在接受中药治疗期间，要定期进行B超等检查，对预测疗效和防止癌变极为重要。

甲状腺腺瘤女性发病多于男性，与女性多忧思郁怒有关。因此，平素应注意保持心情舒畅愉快，以预防该病的发生；治疗期间应舒畅情志，以助疾病恢复。

【医案】

方某，女，25岁，2004年5月12日初诊。

发现左颈前部肿物半个月，伴有局部坠胀不适。无疼痛，无畏寒发热、心悸胸闷、多食易饥、大汗消瘦等全身症状，发病后睡眠欠佳，大小便正常。既往无类似病史。近半年来因工作压力大，精神不畅。现因惧怕手术，要求中药治疗。检查：甲状腺左叶处有一圆形肿块，大小约2cm×2cm，边界清楚，表面光滑，质地中等，无压痛，可随吞咽上下移动。双手无震颤，无突眼征。舌质红，苔薄黄，脉细弦。B超提示左叶甲状腺腺瘤。血清学检查示T_3、T_4、FT_3、FT_4、TSH均正常。

西医诊断：左侧甲状腺腺瘤。

中医诊断：肉瘿（气滞痰凝）。

治则：疏肝解郁，化痰散结。

方药：自拟散瘿汤加减。

柴胡10g，白芍12g，丹参15g，川芎10g，陈皮10g，茯苓15g，法半夏10g，浙贝母10g，生牡蛎30g（先煎），玄参15g，海藻30g，甘草6g。7剂，每日1剂，水煎分2

次服。

二诊：服药后无不良反应，颈部肿块有所缩小，颈部坠胀消失，药已见效。继续按上方连服20剂，肿块消散，诸症皆除，B超复查显示已无结节。随访1年，未见复发。

按语：方中浙贝母清热化痰散结；玄参养阴清热散结；生牡蛎平肝潜阳，软坚散结。三药配伍，加上海藻化痰散结，作用更强。法半夏、陈皮、茯苓健脾燥湿化痰，柴胡、白芍疏肝解郁，丹参、川芎活血散结。诸药为伍，共奏疏肝解郁、化痰散结之功。全方药证相符，标本兼顾，终获良效。对年轻、病程短的患者，老年体虚不耐或不愿手术治疗者，尤为适用。

甲状腺囊肿

甲状腺囊肿，又称甲状腺内囊肿、甲状腺腺瘤囊变，是临床常见的甲状腺疾病，其发病率占甲状腺结节的5%～20%，多数是由于甲状腺腺瘤的部分结构或结节性甲状腺肿的结节内发生退化性变所导致的。甲状腺囊肿按其所含内容物性质不同可分为胶状囊肿、浆液性囊肿、出血性囊肿、坏死性囊肿和混合性囊肿，按病变程度可分为部分囊肿（厚壁囊肿）和完全性囊肿（薄壁囊肿）。临床常见表现：①一般无自觉症状，仅少数患者觉咽部不适及颈部压迫感。多于无意中摸到、看到或他人看到，也有体检时发现甲状腺肿物。②肿块通常单发，呈圆形或椭圆形，表面光滑，边界清楚，随吞咽上下活动，质软或稍硬，一般

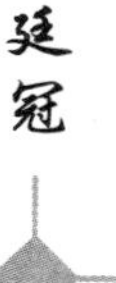

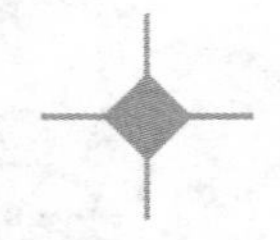

无压痛或轻压痛，局部肤色、肤温正常。③ T_3、T_4、TSH、TGA、TMA 基本正常。④ B 超检查可见甲状腺囊性变，声像图上呈边缘光滑均质性无回声区或囊实混合型结节。

【论治经验】

甲状腺囊肿属中医学“肉瘿”的范畴，此病的发生多因情志抑郁，肝失条达，气滞血瘀。肝为刚脏，性喜条达，情志抑郁时，肝失条达，遂使气滞内结，肝旺侮土，横逆犯脾，脾失运化，不能化生津液，形成湿痰内蕴。气滞、痰浊、瘀血随经络而行，结聚于结喉，气血为之壅滞，聚而成形，结为瘿瘤。《诸病源候论》曰：“瘿者，由忧恚气结所生，亦曰饮沙水，沙随气入于脉，搏颈下而成之。”《济生方》指出：“夫瘿瘤者，多由喜怒不节，忧思过度，而成斯疾焉。”朱震亨《金匮钩玄》曰：“凡人体上中下有块者，多是痰也……痰夹瘀血，遂成巢囊。”其基本病机是肝气郁滞，痰瘀凝结，而“气、痰、瘀”又是贯穿整个疾病全过程的基本病理因素。因此，理气化痰、活血散瘀、软坚散结为基本治法。

李廷冠教授以自拟散瘿汤为内服药治疗的基本方。药物组成：柴胡 10g，白芍 15g，苍术 10g，香附 10g，丹参 15g，海藻 15g，茯苓 15g，浙贝母 10g，生牡蛎 30g（先煎）。方中柴胡、香附、白芍疏肝理气解郁，柴胡为引经药，辛以散之，使肝气条达，“郁”是本病之根本，故选用疏肝理气解郁之药香附，以加强理气之功；白芍酸苦微寒，补肝体，助肝用；苍术、茯苓健脾渗湿，实土抑木，使营

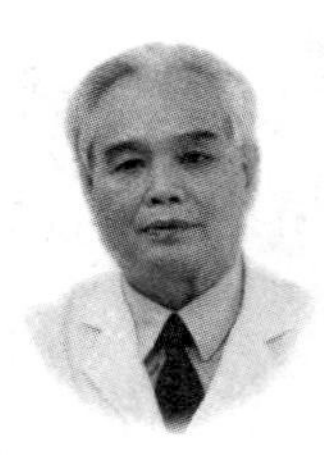

血生化有源，津液输布畅达；痰已成则要“结者散之”，故用浙贝母、海藻、生牡蛎化痰软坚散结；丹参活血散瘀；其中甘草与海藻同用，能增强海藻化痰散结消瘿之效。诸药合用，相辅相成，全方共奏疏肝解郁、化痰活血、软坚散瘿之功，以治本为主，标本兼顾，断邪气之源流，使邪无生处，故用之能获良效。

临证加减：气虚加太子参、黄芪各15g；血虚加当归、何首乌各10g；痰湿重加半夏、白芥子各10g；气郁甚加郁金、青皮各10g；病史久，肿块质硬难消，加三棱、莪术各10g，瓦楞子20g。

李廷冠教授认为，甲状腺囊肿位置一般较表浅，穿刺方便，且囊肿多为单发，故是局部穿刺治疗的最佳适应证。穿刺抽吸囊内液体后囊肿可明显缩小，再配合内服中药治疗，可消除肿块，避免复发。

穿刺方法：患者取仰卧位，肩颈部稍垫高，头后仰，面部转向健侧，穿刺部位严格进行皮肤消毒。操作者用左手食指、中指固定囊肿上下极，右手持套有8号针头的10mL注射器，在囊肿顶端垂直刺入，当有落空感时即表明已刺入囊腔，尽量抽尽囊液并进行脱落细胞学检查。穿刺部位用消毒纱布覆盖加包扎固定1天。

【医案】

罗某，女，35岁，2004年3月7日初诊。

发现颈前肿物已有1年，如拇指头大，无疼痛。曾在南宁市几家三甲医院做B超，均诊断为甲状腺腺瘤。医院

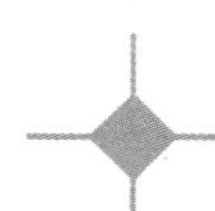

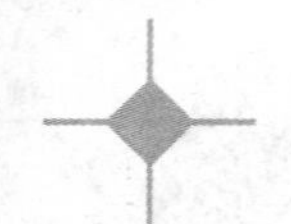

建议手术切除，因不同意手术而未进一步治疗。2天前无明显诱因发现颈前肿物增大，有胀痛感，无畏寒发热、心悸、呼吸困难、吞咽困难、多食易饥、消瘦等症状，睡眠一般，大小便正常。舌质淡红，苔薄黄，脉弦滑。检查：右侧甲状腺可扪及一大小3.5cm×3.5cm的肿物，皮色正常，表面光滑，边界清楚，质地中等，无波动感，无明显压痛，可随吞咽上下移动。B超示右侧甲状腺囊肿。血清学检查示FT_3、FT_4、TSH均正常。

西医诊断：右侧甲状腺囊肿。

中医诊断：肉瘿（气滞痰凝）。

首先行穿刺抽液。穿刺抽出3mL咖啡样液体，细胞学检查提示未见癌细胞。再配合中药内服。

治则：理气化痰，活血散瘀，软坚散结。

方药：消瘿汤加减。

柴胡10g，苍术10g，香附10g，白芍10g，浙贝母10g，山慈菇10g，丹参15g，茯苓15g，海藻15g，生牡蛎30g，夏枯草15g，甘草5g。7剂，每日1剂，水煎服。

二诊：颈前肿物缩小，大小约为1cm×1cm，无疼痛，肿物随吞咽上下移动。舌质淡红，苔薄黄，脉弦。继予理气散瘀、化痰散结法治疗。上方加三棱10g，莪术10g。7剂，每日1剂，水煎服。

三诊：颈前肿物大小约为0.8cm×0.8cm，无疼痛，无吞咽困难。继续服药15剂，复诊颈前肿物消失。随访1年，患者颈前肿物未见复发。

按语：散瘿汤是李廷冠教授治疗甲状腺囊肿的常用方，

此方对甲状腺囊肿能起到很好的治疗和预防作用。本病例为囊内血管破裂而发生囊内出血，故瘤体可在短期内迅速增大，局部出现胀痛。根据“急则治其标”的原则，通过局部穿刺抽液使肿块缩小，可迅速缓解压迫。配合散瘿汤，理气活血化痰，软坚散结，使气机调畅，痰瘀消除而结节消散。

甲状腺囊肿的西医常规治疗是采用外科手术，但手术费用较高，有一定的并发症，且复发率高。因此，许多患者恐惧手术或担心手术后疤痕形成影响美观，不愿接受手术治疗而要求中医治疗。李廷冠教授会提醒患者治疗此病应坚持服药，不可半途而废；在长期服药过程中，嘱咐患者及时复诊，定期观察。甲状腺囊肿有恶变的可能性，故李廷冠教授在穿刺抽出囊液后，会及时将囊液送细胞学检查，以排除恶变。对于肿块质硬、已坚持治疗 3 个月仍无明显效果者，或反复抽吸囊肿又很快肿起来、囊液为血性者，以及高频 B 超检查为混合性结节和囊性结节有明显乳头状凸起或沙粒样钙化者，应警惕癌变的可能，特别是近期明显增大而非囊内出血者，都应及时手术，以免延误病情。此外，保持精神舒畅非常重要，患者要避免郁怒、紧张和劳累，使气血调和，有利于恢复健康，防止病情加重。

亚急性甲状腺炎

亚急性甲状腺炎，又称病毒性甲状腺炎，简称亚甲炎。临床表现为一侧或双侧甲状腺肿大疼痛，肿块光滑，质地

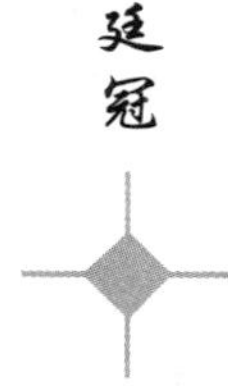

韧硬，压痛明显，可伴有发热恶寒、口干、咽痛等。西医学认为，亚急性甲状腺炎是由病毒或病毒产生变态反应所引起的甲状腺炎症，还可能与自身免疫有关。在治疗上，一般认为肾上腺皮质激素的疗效最为显著，但激素治疗时间长达 1 ～ 2 个月，否则容易复发或变为慢性，而且激素用量越大，用药时间越长，其不良反应越明显。本病属于中医学“瘿痈”的范畴，多由风温、风火客于肺胃，内有肝郁胃热，积热上壅，夹痰蕴结，以致气血凝滞，郁而化热所致。李廷冠教授认为，中药治疗病毒性感染有显著效果，他主张治疗亚急性甲状腺炎时应首选中西医结合方法，这样可避免糖皮质激素的不良反应，缩短病程。因此，在临床上，他运用中医辨证分型，不同证型采用不同的治法，给予不同的方药内服，同时局部外敷金黄膏，给予少量醋酸泼尼松片和布洛芬配合治疗。

【论治经验】

（一）中药内治

1. 风热外袭证　一侧或双侧甲状腺肿痛，肿块光滑而韧，压痛明显，伴有发热恶寒、口干、咽痛、咳嗽、便秘、尿赤等，舌红，苔薄黄而糙，脉浮数或弦。

治则：疏风清热，消肿止痛。

方药：银翘散合牛蒡解肌汤加减。

金银花 12g，连翘 10g，牛蒡子 12g，栀子 10g，石斛 12g，玄参 15g，柴胡 10g，黄芩 10g，板蓝根 20g，延胡索

10g，桔梗 10g，甘草 5g。

2. 肝胆实热证　一侧或双侧甲状腺肿大，呈结节性或弥漫性非对称性肿大，表面光滑，质地韧硬，触之痛剧，伴有咽痛、口苦、口干欲饮、心烦易怒等，舌红，苔黄，脉弦数。

治则：疏利肝胆，散结止痛。

方药：蒿芩清胆汤合龙胆泻肝汤加减。

青蒿 10g，黄芩 10g，柴胡 10g，栀子 10g，龙胆 10g，生地黄 15g，茯苓 15g，竹茹 10g，板蓝根 20g，夏枯草 12g，延胡索 10g。

3. 气滞痰热证　一侧或双侧甲状腺肿大疼痛，表面光滑，质地韧硬，压痛明显，伴发热、胸胁胀痛、痰多黏稠等，舌质红，苔黄腻，脉弦滑。

治则：清热化痰，软坚散结。

方药：清气化痰丸合四海舒郁丸加减。

陈皮 10g，茯苓 15g，半夏 10g，黄芩 10g，板蓝根 15g，杏仁 10g，瓜蒌仁 10g，胆南星 10g，海藻 20g，昆布 12g，生牡蛎 30g（先煎），浙贝母 10g。

4. 气滞血瘀证　一侧或双侧甲状腺肿大，疼痛可放射至同侧颈部、耳后，肿块韧硬，压痛明显，伴口干不渴、月经不调等，舌质暗紫，苔黄，脉细涩。

治则：行气活血，散结止痛。

方药：柴胡疏肝散合桃红四物汤加减。

柴胡 12g，陈皮 10g，香附 10g，白芍 15g，生地黄 15g，桃仁 10g，红花 6g，丹参 15g，郁金 10g，延胡索

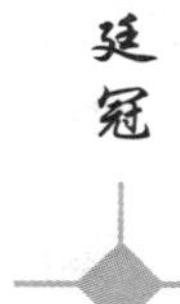

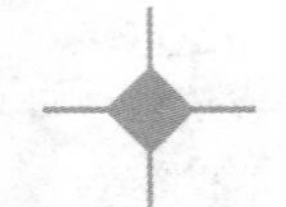

10g，夏枯草 12g，甘草 5g。

（二）中药外治

局部肿块红肿热痛者，用金黄膏外敷患处，每日 1 换。

（三）西医治疗

1. 肾上腺糖皮质激素的应用一般第 1 周内服醋酸泼尼松片 10mg，每日 3 次；第 2 周改用醋酸泼尼松片 5mg，每日 3 次；第 3 周改用醋酸泼尼松片 5mg，每日 1 次。

2. 疼痛明显者，可配合应用解热镇痛药，一般内服布洛芬片 0.2g，每日 3 次。发热消退，疼痛消失后停药。

【医案】

医案 1：黄某，女，40 岁，工人。

自诉 2 周前患感冒，头痛，咽痛，微咳，经治疗症状基本消失。3 天前发现左侧颈部肿块，有疼痛及压痛，疼痛沿颈部向枕部、耳后、头部放射，伴有口苦咽干，心烦易怒，食欲不振。舌质红，苔黄，脉弦。检查：体温 37℃，脉搏 92 次 / 分，呼吸 20 次 / 分，血压 110/70mmHg。查体：左叶甲状腺肿大，呈结节状，肿块为 2cm×2cm，皮色不红，肤温稍高，质地韧硬，压痛明显。甲状腺 B 超检查示甲状腺左叶稍增大，回声不均匀。实验室检查：血常规、T_3、T_4、TSH 正常，血沉 30mm/h。

西医诊断：亚急性甲状腺炎。

中医诊断：瘿痈（肝胆实热）。

治则：疏利肝胆，散结止痛。

方药：蒿芩清胆汤合龙胆泻肝汤加减。

青蒿10g，黄芩10g，柴胡10g，栀子10g，龙胆10g，生地黄15g，茯苓15g，竹茹10g，板蓝根20g，夏枯草12g，延胡索10g。6剂，每日1剂，水煎分2次服。

同时予醋酸泼尼松片10mg、布洛芬片0.2g，每日3次。患处外敷金黄膏，每日1换。

二诊：甲状腺肿块缩小，疼痛消失，余症减轻。继服上方6剂，改用醋酸泼尼松片5mg，每日3次，停用布洛芬。患处仍敷金黄膏，每日1换。

三诊：颈部肿块基本消失，无疼痛及压痛，余症消失，舌脉基本正常。仍予上方6剂，每日1剂，醋酸泼尼松片5mg，每日1次。

四诊：无不适，已恢复正常。停用醋酸泼尼松片，中药按上方去青蒿、黄芩、栀子，再服6剂以巩固疗效。随访1年，未见复发。

按语：患者因肝胃郁热，外感风热，热毒循经上攻所致，故有颈部疼痛、口苦咽干、心烦易怒等表现。选用青蒿、黄芩、板蓝根、夏枯草、龙胆、栀子、柴胡等能疏肝利胆，清热解毒，散结止痛。

对于亚急性甲状腺炎，李廷冠教授运用中西医结合方法进行治疗，常取得较好的效果。经临床观察，一般治疗时间为5～30天，疼痛缓解时间为1～5天，平均为3天，肿块消散时间为5～30天。

随着病毒感染率的增加，亚急性甲状腺炎的发病率有

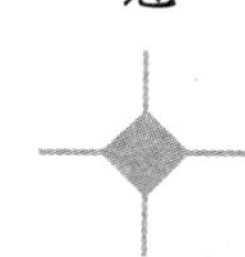

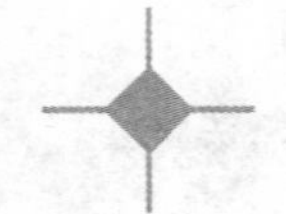

不断升高的趋势。由于亚急性甲状腺炎临床表现形式多样化，部分病例表现不典型，常造成漏诊与误诊，甚至进行不必要的手术，增加患者的痛苦，导致患者健康受累。为此，李廷冠教授根据临床经验，就门诊患者误诊的原因进行了分析，作为警示。希望能给临床医生以指导参考，提高对本病的认识。

医案 2：误诊为甲亢案。

莫某，女，23 岁，个体商人。

自诉咽部有梗塞感，颈部坠痛，伴有烦躁易怒、失眠多梦、心悸已半个月。曾在外院就诊，诊为甲亢、咽炎，用甲巯咪唑、头孢氨苄等治疗，症状无明显好转而来诊。查体：体温 37℃，脉搏 108 次 / 分，呼吸 20 次 / 分，血压 112/80mmHg。舌质红，苔薄黄，脉弦数。咽后壁潮红，散在性滤泡增生。甲状腺弥漫肿大，2 度，中等硬度，压痛明显，能随吞咽运动上下移动，未闻及血管杂音。实验室检查：血常规正常；血沉 50mm/h；T_3 1.44ng/mL，T_4 180ng/mL，FT_3 33.97pmol/L，FT_4 86.49pmol/L，TSH $<$ 0.1μIU/mL。甲状腺 B 超检查示甲状腺弥漫性肿大，血流明显增多。

西医诊断：亚急性甲状腺炎；咽炎。

中医诊断：瘿痈（肝郁胃热）。

治则：侧重于亚急性甲状腺炎的治疗，以疏肝清热、散结消瘿为治则。

方药：柴胡疏肝散加减。

柴胡 12g，白芍 15g，黄芩 10g，丹参 15g，生牡蛎 30g

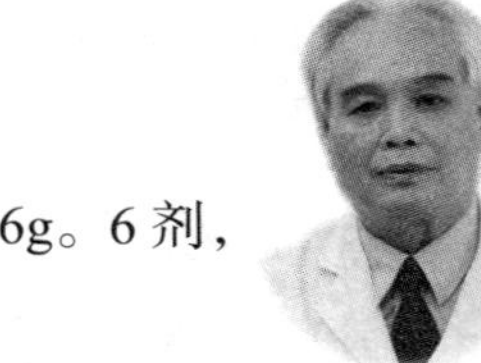

（先煎），浙贝母 10g，海藻 15g，昆布 12g，甘草 6g。6 剂，每日 1 剂，水煎分 2 次服。

并予醋酸泼尼松片 10mg，布洛芬片 0.1g，口服，每日 3 次。

二诊：咽部梗塞感、颈部坠痛、心烦易怒、失眠多梦、心悸好转，甲状腺肿块压痛减轻，舌脉如前。予上方 6 剂，每日 1 剂。醋酸泼尼松片减量为 5mg，每日 3 次。

三诊：甲状腺肿块明显缩小，无疼痛及压痛，余症继续好转，舌脉基本正常。复查血 FT_3 11.67pmol/L，FT_4 42.76pmol/L，TSH $<$ 0.1μIU/mL。仍予上方 6 剂，每日 1 剂。醋酸泼尼松片 5mg，每日 1 次。

四诊：甲状腺基本恢复正常，诸症消失。再予上方 6 剂，每日 1 剂，水煎服，以巩固疗效。随访 3 个月，未见复发。

按语：本例患者病程较短，有上呼吸道感染（咽炎）病史和微甲亢症状，甲状腺肿大，伴有疼痛和压痛。检查示血沉增快，FT_3、FT_4 增高，TSH 偏低。中药配合醋酸泼尼松片、布洛芬治疗取得满意疗效。说明后者诊断正确，而前者诊断错误。

本病例误诊的原因可能有以下几点：①重视发病与年龄的关系。认为甲亢多见于青年女性，见有甲亢的征象就下诊断。②忽略亚急性甲状腺炎早期可伴发轻度甲亢的征象。③不注意甲亢和亚急性甲状腺炎肿块的鉴别。④无充分的辅助检查资料为助诊依据。

医案 3：误诊为甲状腺癌。

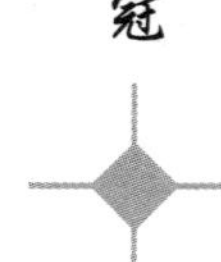

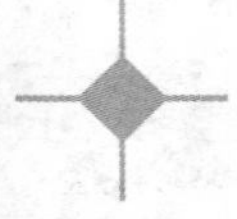

潘某，女，50岁，退休工人。

自诉左侧颈部有疼痛性肿块2个多月。曾在外院就诊，经甲状腺扫描检查印象为“冷结节”，拟诊为甲状腺癌而建议手术治疗。因害怕手术而要求中医治疗。追问病史，诉病前1周曾患感冒，经服维C银翘片等痊愈。现左侧颈部肿块微痛，食欲不振，体倦乏力，二便正常。舌质淡红，苔薄白，脉细弱。查体：体温36.8℃，脉搏83次/分，呼吸20次/分，血压102/84mmHg。左叶甲状腺肿块大小约为3cm×3cm，表面光滑，质地中等，轻度压痛，尚能随吞咽运动上下移动。颈部浅表淋巴结未见肿大。实验室检查：血常规、血沉、T_3、T_4、TSH均正常。甲状腺B超检查示甲状腺左叶稍大，回声不均匀。

西医诊断：亚急性甲状腺炎。

中医诊断：瘿痈（气虚痰凝）。

治则：补肺健脾，化痰消瘿。

方药：六君子汤合消瘰丸加减。

党参15g，茯苓15g，白术10g，半夏10g，陈皮10g，生牡蛎10g，浙贝母10g，柴胡10g，白芍15g，丹参15g，海藻15g，甘草6g。7剂，每日1剂，水煎服，分早晚服。

并予醋酸泼尼松片10mg，每日3次。

二诊：甲状腺肿块明显缩小，压痛消失。再予上方7剂，水煎服。醋酸泼尼松片减量为5mg，每日3次。

三诊：甲状腺肿块缩小，无疼痛及压痛，食欲正常，精神好转。继服上方7剂，醋酸泼尼松片5mg，每日1次。甲状腺逐渐恢复正常。

四诊：病情痊愈，再服中药6剂巩固。随访6个月，未见复发。

按语：本例患者病程不长，病前有感冒病史，治愈后发生甲状腺肿块，伴有疼痛和压痛，食欲不振，倦怠乏力。舌质淡红，苔薄白，脉细弱。治以补益、化痰消瘿之中药，并用醋酸泼尼松片治疗，获得满意疗效。说明后者诊断正确，前者诊断错误。

本病例误诊的原因可能有以下几点：①注重患者的年龄，认为老年人易发生癌症，所以见有甲状腺肿块就认为有甲状腺癌的可能。②未考虑亚急性甲状腺炎常继发于感冒之后。③过于相信甲状腺扫描报告为“冷结节”是甲状腺癌的可能。

医案4：误诊为颈部淋巴结炎。

韦某，女，38岁，工人。

自诉20多天前患感冒，头痛，咽痛，微咳，无痰。在当地医院治疗，基本治愈。1周前右颈前发现疼痛性肿块，又在当地医院就诊，诊为右颈淋巴结炎，予头孢氨苄、甲硝唑等内服，迄今已有5天，病情无明显好转而来就诊。查体：体温36.3℃，脉搏86次/分，呼吸20次/分，血压100/70mmHg。舌质红，苔黄，脉弦。右叶甲状腺肿大，肿块大小为2.5cm×2.5cm，质地中等，随吞咽运动上下移动，压痛明显，压痛沿颈部向枕部、耳后、头部放射。实验室检查：血常规正常；血沉75mm/h；TSH < 0.1μIU/mL，FT_3 13.99pmol/L，FT_4 47.91pmol/L。甲状腺B超检查示甲状腺弥漫性肿大伴右叶多发性结节，不排除亚急性甲状腺炎。

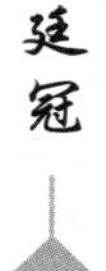

西医诊断：亚急性甲状腺炎。

中医诊断：瘿痈（肝热痰凝）。

治则：疏肝清热，化痰散结。

方药：柴胡疏肝散加减。

柴胡 12g，白芍 15g，赤芍 15g，黄芩 10g，生牡蛎 30g（先煎），浙贝母 10g，夏枯草 12g，金银花 12g，连翘 10g，海藻 15g，昆布 12g，甘草 5g。6 剂，每日 1 剂，水煎分 2 次服。

同时予醋酸泼尼松片 10mg，布洛芬片 0.1g，每日 3 次。

二诊：右侧颈部肿块缩小，大小为 1.5cm×1.5cm，轻度压痛。继服上方 7 剂，每日 1 剂，水煎服。醋酸泼尼松片减量为 5mg，每日 3 次，停用布洛芬。

三诊：颈部肿块基本消散，无疼痛及压痛，舌脉如常。复查血沉 25mm/h；TSH $<$ 0.1μIU/mL，FT_3 37pmol/L，FT_4 10.39pmol/L。予上方去金银花、连翘，7 剂，每日 1 剂，水煎服。醋酸泼尼松片 5mg，每日 1 次。

四诊：继服中药 1 周巩固疗效。随访 6 个月，未见复发。

按语：本例患者有感冒病史，甲状腺肿大，肿块有疼痛及压痛。甲状腺 B 超检查示甲状腺左叶稍大，回声不均匀。这些为亚急性甲状腺炎的临床表现，用中药、醋酸泼尼松片、布洛芬治疗取得满意效果。说明后者诊断正确，前者诊断错误。

本病例误诊的原因可能有以下几点：①因颈部淋巴结炎相当常见，可继发于上呼吸道感染，故首先考虑，亚急

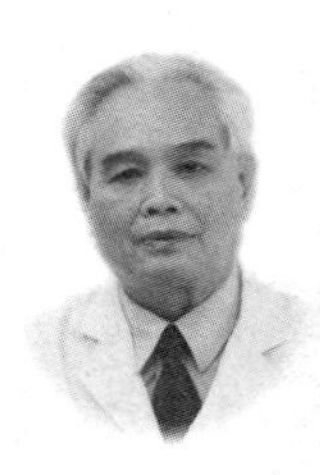

性甲状腺炎较少发生而疏忽。②未注意局部肿块的部位。颈部淋巴结炎及亚急性甲状腺炎肿块都有疼痛和压痛，但颈部淋巴结炎可发生于颈部的任何部位，而亚急性甲状腺炎仅限于甲状腺部位。如果注意临床症状鉴别，可以避免误诊。

医案5：误诊为神经性头痛。

黄某，女，38岁，干部。

自诉3周前患感冒，经治疗基本痊愈。2周前右侧头部持续性疼痛，时轻时重，伴有心烦易怒，夜难入眠，食欲不振。在当地医院就诊，诊断为神经性头痛，予药片（药名欠详）内服，病情不减而来就诊。查体：体温36.2℃，脉搏76次/分，血压112/86mmHg。舌质红，苔薄黄，脉弦。右叶甲状腺触及一大小约2cm×2cm的肿块，质地中等，能随吞咽上下移动，中度压痛，压痛沿颈部向枕部、耳后、头部放射。实验室检查：血常规正常；血沉50mm/h；FT_3 5.6pmol/L，FT_4 14.3pmol/L，TSH 0.3μIU/mL。甲状腺B超检查示甲状腺弥漫性增大，右侧叶实质性低回声区，考虑亚急性甲状腺炎声像。

西医诊断：亚急性甲状腺炎。

中医诊断：瘿痈（气滞血瘀）。

治则：疏肝理气，活血化瘀。

方药：柴胡疏肝散加减。

柴胡12g，白芍15g，黄芩10g，丹参15g，生牡蛎30g（先煎），浙贝母10g，海藻15g，昆布12g，甘草6g。6剂，每日1剂，水煎分2次服。

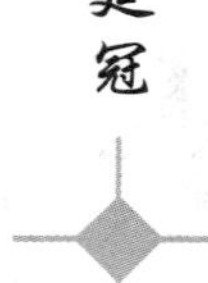

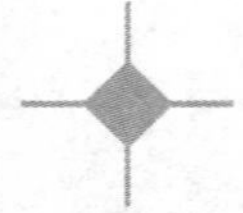

并予醋酸泼尼松片 5mg，布洛芬片 0.1g，口服，每日 3 次。

二诊：头痛症状消失，余症好转，甲状腺肿块缩小，轻度压痛。再予上方 7 剂，每日 1 剂，水煎服。醋酸泼尼松片 5mg，每日 1 次，停用布洛芬。

三诊：停用醋酸泼尼松片，中药守原方继续服 10 剂。头痛及诸症均消失。

按语：本例患者有感冒病史，右叶甲状腺肿大，肿块有疼痛及压痛，疼痛沿颈部向枕部、耳后、头部放射，伴有心烦易怒、夜难入眠等轻度甲亢症状。实验室检查血沉增快，T_3、T_4 升高，TSH 偏低。甲状腺 B 超检查提示甲状腺右叶稍增大，回声不均匀。采用疏肝理气、活血化瘀的柴胡疏肝散加减内服，并用醋酸泼尼松片、布洛芬治疗取得满意效果。说明后者诊断正确，前者诊断错误。

本病例误诊的原因可能有以下几点：①忽视病史。感冒与亚急性甲状腺炎的关系。②忽视主诉，忽略甲状腺病变的检查。③基层医院缺乏必要的辅助检查资料以助诊断。

李廷冠教授认为，典型的亚急性甲状腺炎病例，患者一般有上呼吸道感染病史，初期有轻度甲亢症状、甲状腺肿大、结节，伴有疼痛及触痛，血沉增快，T_3、T_4 升高而 TSH 降低，甲状腺显像呈放射性分布，不均匀或不显像等。因此，医生应详细询问病史，仔细查体，进行必要的辅助检查，将所得的资料进行综合分析，以避免误诊。对于临床表现不典型的病例，或因医院条件有限以致辅助检查资料不足或疑诊的病例，宜用中医辨证予中药治疗，试用醋

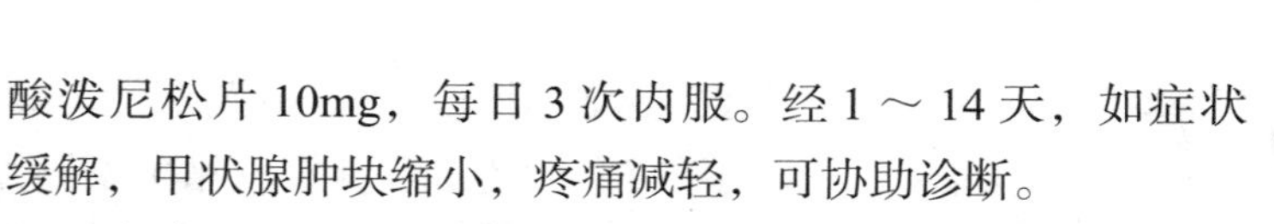

酸泼尼松片10mg，每日3次内服。经1～14天，如症状缓解，甲状腺肿块缩小，疼痛减轻，可协助诊断。

本病是一种自限性疾病，药物治疗本病可获得满意的效果，通常用中医或中西医结合非手术治疗。无手术指征，除非确诊为癌症，否则不应贸然手术治疗。

甲状腺功能减退症

甲状腺功能减退症（简称甲减），是由于甲状腺激素合成或分泌不足而引起的一种内分泌疾病。近年来发病率有增高趋势。多数因甲状腺本身的原因所致，如慢性淋巴细胞性甲状腺炎、甲亢131I治疗、甲状腺大部分或全部切除等。临床上常见症状为怕冷，手足不温，不同程度的乏力、疲倦、少气懒言、动作缓慢、食欲减退、大便稀溏、夜尿频多、面色苍白、表情淡漠、毛发脱落等，与甲亢高代谢症候群相反。可导致心脑血管、消化系统、内分泌系统等多系统、多脏器的损害，病情严重者可发生重度甲减、心肾功能不全，甚至危及生命。

【论治经验】

本病属中医学“虚劳”的范畴，多因先天禀赋不足，后天失调，体质薄弱，或久病失治、失养，或积劳内伤，形神过耗，渐至元气亏损，精血虚少，气血生化乏源，脏腑机能衰退。本病的发生主要是由于肾阳虚，命门火衰。肾阳为人身生机之源，人体脏腑、经脉、四肢百骸全赖阳

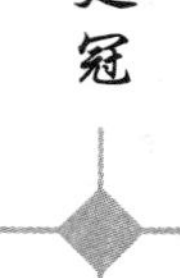

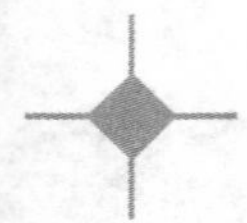

气温养，才能行功能活动。肾脏阳气亏虚，精血不化，火不生土，关门不固，下利清谷，则为五更泄泻；精关不固，不能秘藏，则遗精滑泄，夜尿频多；阳虚不能温煦，故形寒肢冷，面色㿠白，倦怠乏力，精神不振；阳虚不能蒸腾津液，气化无权，则见水肿尿少。肾阳虚，脏腑功能不足为其主要病机。

在临床上，李廷冠教授根据病机的不同，配合不同的治疗方法。

若患者食欲不振，纳呆腹胀，神疲肢软，颜面、下肢浮肿，大便溏烂，舌边有齿痕，舌苔白腻，脉濡缓，为肾虚及脾，肾不能主水，脾不能健运，导致水湿泛滥。治宜温阳健脾，化湿利水。常用党参、黄芪、白术、茯苓、大腹皮、车前子、泽泻、薏苡仁、白茅根等。

若患者除了形寒怕冷、眼面虚肿、面色萎黄等虚寒症状外，还有皮肤干燥、粗糙增厚、毛发脱落，少汗，大便秘结，舌质红，苔少，脉细，为阳损及阴，阴津不足。治宜阴中求阳，阴阳双补。常用菟丝子、肉苁蓉、黄精、枸杞子、仙茅、淫羊藿、熟地黄、何首乌、麦冬、玉竹、五味子等。

若患者除了虚寒症状外，还兼有口苦，失眠，烦躁，情绪抑郁，舌红少苔，脉弦细，为肾虚肝郁。肝郁日久可化火，此时若一味用温阳药治之，易损阴液，故在补益肾阳的同时佐以疏肝解郁。常用柴胡、白芍、茯苓、牡丹皮、栀子、玄参、黄柏、知母等。

若患者兼有甲状腺肿大，血脂升高，血液黏度增高，

为气滞、痰凝、血瘀互结颈前所致。治疗上需消补兼施，除温补肾阳、滋养肾阴外，还要健脾助运，消瘿散结。常用玄参、浙贝母、生牡蛎、白术、陈皮、半夏、山慈菇等。

【医案】

周某，女，49 岁，个体商人，2003 年 9 月 15 日初诊。

全身乏力、周身痛、腰酸胀、心悸反复 2 年余。患者在 2000 年因心悸、多食等症状在外院就诊，诊断为甲状腺功能亢进症，内服丙基硫氧嘧啶等抗甲亢药 1 个月，症状无改善。后改用 131I 治疗，服药后不久即觉乏力，周身痛，腰酸胀，头额部疼痛，心悸，双眼睑和下肢浮肿，睡眠差，纳食可，大小便正常。检查甲状腺激素水平下降。在外院诊断为甲状腺功能减退症，内服甲状腺片等药后，复查甲状腺激素恢复正常，但各种不适症状仍无改善，遂来寻求中医治疗。既往无特殊病史。查体：体温 36.2℃，精神欠佳，言语缓慢，情绪不佳，忧思抑郁，面色㿠白。甲状腺无肿大，未触及结节肿块，无压痛。心率 62 次 / 分，心律齐，各瓣膜听诊区未闻及病理性杂音。两肺呼吸音正常，未闻及干湿性啰音。腹平软，无压痛。面部及双小腿稍肿，按之轻度凹陷，四肢活动正常。舌质淡红，苔薄白，脉细。辅助检查：心电图提示窦性心律，ST–T 改变。血脂：总胆固醇 8.30mmol/L，高密度脂蛋白 1.84mmol/L，甘油三酯 2.90mmol/L，低密度脂蛋白 5.39mmol/L。甲状腺功能检查：T_3 1.1ng/mL，T_4 112ng/mL，FT_3 2.8pmol/L，FT_4 21pmol/L，TSH 2μIU/mL。

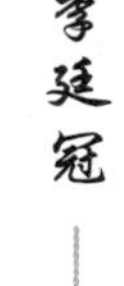

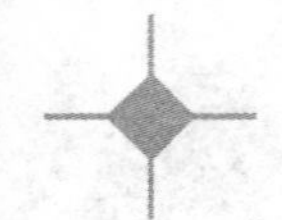

西医诊断：甲状腺功能减退症。

中医诊断：虚劳（肾虚肝郁）。

治则：滋肾调冲任，疏肝理气。

方药：二仙汤合逍遥散加减。

淫羊藿 12g，仙茅 10g，当归 10g，黄柏 6g，知母 10g，巴戟天 10g，牛膝 12g，杜仲 12g，柴胡 10g，白芍 12g，茯苓 15g，百合 20g。6 剂，每日 1 剂，水煎分 2 次服。

二诊：周身痛、心悸有所缓解，仍觉乏力、眠差。予上方去黄柏、知母，加郁金 12g，泽泻 12g。7 剂，每日 1 剂，水煎分 2 次服。

三诊：仍感全身困倦乏力，睡眠质量差。守上方加黄芪 20g。7 剂，每日 1 剂，水煎分 2 次服。

四诊：眼睑及下肢浮肿现象渐消。再用上方随症加减治疗。

服药 2 个月，各种不适症状大减，精神转佳，心情开朗。

按语：本病例患者原患甲亢，先后用抗甲亢西药、放射性碘治疗，使元气受挫，肾阳受损，情志失畅。肾为先天之本，水火之脏，内寄真阴真阳，主藏精，有滋润五脏之功能，为人身精髓之源泉。肾与膀胱相表里，肾阳虚衰，肾失摄纳之权，膀胱气化不利，致水湿泛滥，水溢肌肤，从而导致眼睑及下肢水肿；病患日久，情志不调，故夜寐不安，多思忧虑。证属肾虚肝郁，故用二仙汤、逍遥散合方加减。方中仙茅、淫羊藿滋养肾气，以助阳气；巴戟天益肾阳；黄柏、知母滋肾阴，宗《黄帝内经》“善补阳者，必于阴中求阳”及《难经》“损其肾者，益其精”之旨；杜仲、牛膝舒筋活络；柴胡、白芍疏肝理气；茯苓利水渗湿。诸药合用，补而不腻，共奏补益肾阳、调摄冲任、疏肝解郁之功，可使水肿消退，缓解各种不适症状。症状的缓解又能使患者心情转佳，有利于疾病的康复。

李廷冠教授认为，甲状腺功能减退症的诊断要配合现代的检查手段，如甲状腺功能检查、B超等。对于甲状腺激素水平低下的患者，除用中药辨证治疗外，还要配合运用甲状腺激素替代疗法，口服甲状腺片。有些患者虽然血清甲状腺激素和TSH水平恢复至正常范围，但临床甲减症状仍持续存在，或激素补充替代治疗情况不够理想。对于这些标准化甲状腺激素替代治疗没有达到健康状态，没能从根本解决痛苦的患者，运用中医药治疗可以发挥巨大的优势。中药不同于激素的替代疗法，它是通过对机体的整体调节，促进全身组织细胞代谢功能、甲状腺功能恢复而起到治疗作用。

泌尿男性疾病

泌尿系统结石

泌尿系统结石是一种常见的泌尿系统疾病，其发病率高，病因复杂，包括肾、输尿管、膀胱和尿道结石。泌尿

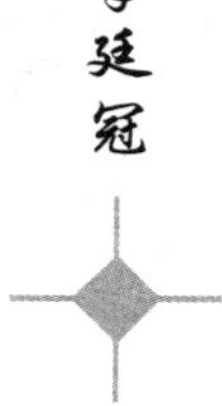

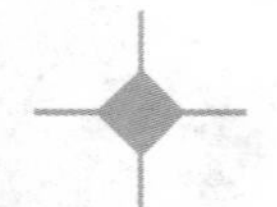

系统结石发病率为 5% ～ 15%，再发率几乎达 50%。临床特点以疼痛、血尿为主。急性疼痛为突发性单侧或双侧腰部、少腹部胀痛，甚则绞痛难忍，可向会阴部放射，伴血尿，尿频数，排尿涩痛，余沥不尽；慢性发作者仅感腰或少腹隐痛，胀闷不适。B 超和 X 线检查可帮助诊断。

本病属中医学“石淋”的范畴，多由肾虚和下焦湿热引起。《诸病源候论》云：“石淋者，淋而出石也。肾主水，水结则化为石，故肾客沙石。肾虚为热所乘，热则成淋。其病之状，小便则茎里痛，尿不能卒出，痛引少腹，膀胱里急，沙石从小便道出，甚者塞痛，令闷绝。”因肾气虚弱，肾阳受损，膀胱气化不利，导致尿液生成与排泄失常，或情志抑郁，气滞不宣，加之摄生不慎，感受湿热之邪，或饮食不节，导致湿热内生，湿热郁积，煎熬尿液，与尿中沉积物结聚而成砂石。砂石阻络，气机不畅，血行受阻，气滞血瘀，不通则痛，故有疼痛；血不循经，或热盛伤络，血溢脉外而为血尿。

【论治经验】

广西地域多湿热，是泌尿系统结石多发地区。李廷冠教授认为，泌尿系统结石多责之于肾虚、湿热、气滞、瘀阻。本病属本虚标实，本虚为肾虚，不同类型标实可有不同，或湿热蕴结，或气血瘀滞。针对其病因病机，以利湿活血、通淋排石为治疗法则，采用自拟尿路三金汤进行治疗。

尿路三金汤：金钱草 30g，海金沙 20g，鸡内金 20g，

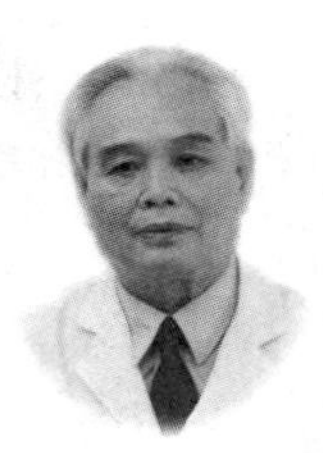

萹蓄15g，瞿麦15g，白芍15g，黄芪20g，枳壳10g，丹参10g，牛膝10g。水煎服，每日1剂。临床上根据症状、兼证的不同而灵活辨证加减。若腰腹痛较剧烈者，加延胡索10g，赤芍15g，甘草6g；肉眼可见血尿或尿常规发现红细胞者，加仙鹤草20g，蒲黄炭10g，小蓟10g；小便热痛者，加栀子10g，木通10g，白茅根10g；瘀血较重者，加红花6g，川芎10g；阴虚有热者，加黄柏12g，知母12g，生地黄15g；腰部胀痛，时发时止，遇劳加重者，加杜仲10g，枸杞子10g；失眠不寐者，加首乌藤20g，酸枣仁20g；结石固定不移者，加王不留行20g，冬葵子10g。

治疗中，清热利湿、通淋排石之品必不可少。金钱草甘、咸，微寒，归肝、胆、肾、膀胱经，清热利水，通淋排石；海金沙甘、咸，寒，归小肠、膀胱经，清热利水，通淋；鸡内金甘，平，归脾、胃、小肠、膀胱经，能健脾胃、止遗尿、化结石，如《医学衷中参西录》曰："鸡内金为鸡之脾胃，中有瓷、石、铜、铁，皆能消化，其善化有形瘀积可知。"三药配合，有溶石消坚之功。萹蓄、瞿麦清热利水，增加尿路中的水流量，增强尿液对结石的冲刷能力，尿量的增加能增强输尿管的蠕动，从而加速结石的下移和排出；白芍泄肝而安脾土，具有缓急镇痛解痉之作用；枳壳行气止痛，推动结石运行；丹参、牛膝活血通络，缓解脉络之挛急，为结石顺利排泄拓宽路径，且血行又可助利水，利尿和排石相辅相成，可改善结石部位组织的血液循环，改善结石与周围组织的粘连和水肿，也能增强输尿管的蠕动，有利于结石的排出；黄芪具有补气升阳、利水

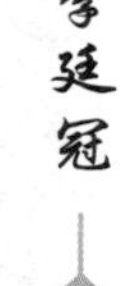

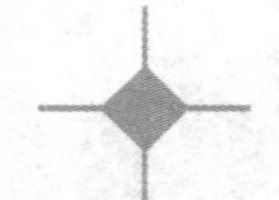

消肿之功效。

【医案】

黄某，男，38 岁，2000 年 8 月 25 日初诊。

左腰腹胀痛伴血尿 1 天。患者于 8 月 24 日晚突发左腰腹绞痛伴尿频、尿急、尿痛、血尿，在我院急诊科就诊，经西药抗炎、解痉止痛治疗后腰痛缓解。但第二天又出现左腰腹胀痛，伴肉眼血尿，胸闷欲吐，口干口苦，纳差，病后未解大便。查体：心肺无异常，腹平软，无明显压痛。左肾区叩击痛明显，右肾区无叩击痛。舌质红，苔黄腻，脉弦。辅助检查：尿常规：红细胞（+++），白细胞少许。B 超检查提示左输尿管上段结石（1.1cm×0.6cm），合并左肾积水。

西医诊断：左输尿管上段结石。

中医诊断：石淋（湿热蕴结）。

治则：清热利湿，通淋排石。

方药：自拟尿路三金汤加减。

金钱草 30g，海金沙 20g，鸡内金 20g，萹蓄 15g，瞿麦 15g，白芍 15g，黄芪 20g，枳实 10g，丹参 10g，牛膝 10g，小蓟 10g，白茅根 10g。6 剂，每日 1 剂，水煎分 2 次服。

嘱服药期间多饮水，在身体能适应的情况下，多做跳跃活动，同时禁烟酒及辛辣香燥、刺激、油腻之品。

二诊：患者已无腰腹痛，大小便正常。上方枳实改枳壳 10g，去小蓟、白茅根。6 剂，每日 1 剂，水煎分 2 次服。

三者：诉已排出结石1颗。复查B超未见结石影。

按语：本病因湿热蕴结，灼液成石，湿热与砂石互结，阻于水道，瘀结不散；且湿为阴邪，其性重着黏滞，最易阻碍气机，气滞难行，愈结愈甚，不通则痛，故出现绞痛。下焦气化失利，故小便频急。气滞则血行受阻，血不循经，或热盛伤络，血溢脉外，故见血尿。砂石为有形之物，形成之后，瘀结于内，嵌顿梗阻，气机失其通降，水道失其疏通，从而并发肾积水。尿路三金汤可清利，以使湿热之邪得泄，又可增加尿量，推动结石下移排出。

在治疗泌尿系统结石时，李廷冠教授还注意到，虽然患者多为湿热瘀滞证，但肾虚是其本，切勿一味清利，以免伤津伐液。当用通淋排石药攻伐无效时，要考虑到正气。正气不足，无力排出结石，此时越攻越虚，会造成正气大伤。尿路三金汤中加入黄芪，寓补于攻，不仅能防止攻伐伤正，还能调理扶正，有利于结石排出。

近年来，手术和体外震波碎石技术在治疗泌尿系统结石上被广泛运用，但有些患者震波碎石和手术都存在一定的困难。加之结石的成因复杂，手术和体外震波碎石后可能会有结石残留，为了最大程度地清除泌尿系统结石，减少复发率，中医药治疗是不可忽视的治疗手段。对于术后结石残留的患者，可辨证治疗。

泌尿系统结石患者还要注意调护，如多喝水，每天饮水2000～3000mL，分多次饮用；均衡饮食，忌偏食，适当进食含纤维的食物，合理进食蛋白质食物，忌食肥腻、香燥、辛辣之品。

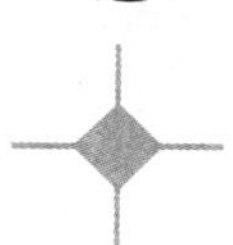

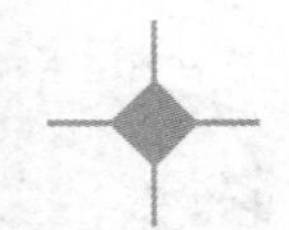

慢性前列腺炎

慢性前列腺炎是指前列腺在病原体或某些非感染因素作用下，患者出现以骨盆区域疼痛或不适、排尿异常等症状为特征的一组疾病，是中青年男性常见的一种生殖系统综合征。前列腺炎临床上有急性和慢性、有菌性和无菌性、特异性和非特异性之分，其中以慢性无菌性非特异性前列腺炎最为常见。其主要临床症状为小腹、会阴、睾丸、阴茎胀痛不适，排尿时可有尿频、尿急、尿痛、尿道灼热，有些患者在排尿终末或大便用力时尿道有白色分泌物溢出，有些伴有头晕耳鸣、失眠多梦、腰酸背痛、阳痿、遗精、早泄、不育等。直肠指诊前列腺多为正常大小，或稍大，触诊可有轻度压痛。前列腺液检查，每高倍镜视野白细胞10个以上或成堆，卵磷脂小体显著减少或消失，培养有或无细菌生长。本病的特点是病程较长，病情顽固，症状各异，反复发作，缠绵难愈。

本病属中医学“精浊”“淋证”“白浊”等范畴。《丹溪心法》云:“人之五脏六腑，俱各有精，然肾为藏精之府，而听命于心，贵乎水火升降，精气内持。若调摄失宜，思虑不节，嗜欲过度，水火不交，精元失守，由是而为赤白浊之患。”本病可因社会和环境因素影响，受到不良刺激，以致相火妄动，所愿不遂，忍精不泄，败精瘀阻精室，蕴久酿毒，阻于经络；或房室不洁，直接染毒，湿热从精道内侵，留驻下焦；或喜烟酒，嗜食辛辣、肥甘厚味，损伤

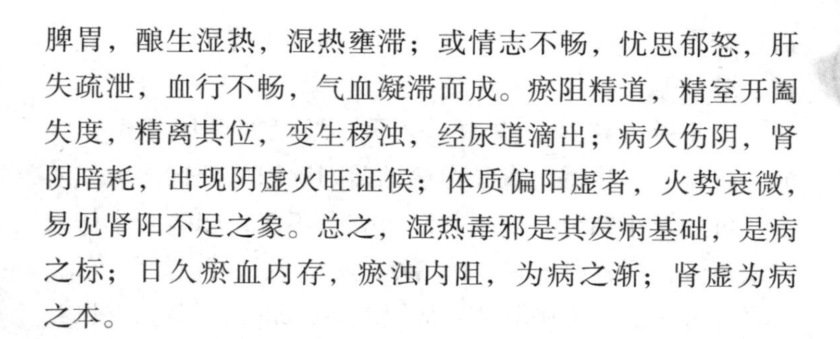

脾胃，酿生湿热，湿热壅滞；或情志不畅，忧思郁怒，肝失疏泄，血行不畅，气血凝滞而成。瘀阻精道，精室开阖失度，精离其位，变生秽浊，经尿道滴出；病久伤阴，肾阴暗耗，出现阴虚火旺证候；体质偏阳虚者，火势衰微，易见肾阳不足之象。总之，湿热毒邪是其发病基础，是病之标；日久瘀血内存，瘀浊内阻，为病之渐；肾虚为病之本。

【论治经验】

对于久治不愈的慢性前列腺炎，李廷冠教授根据治病必求其本的原则，辨明先后缓急，辨证用药。《丹溪心法》云：“浊主湿热，有痰、有虚。赤属火，白属气……赤当清心调气，白者温补下元，又须清上，使水火既济，阴阳协和，精气自固矣。”治疗时着重补肾活血，清热利湿，常用自拟前列腺汤。药物组成：丹参 15g，桃仁 10g，红花 6g，没药 10g，败酱草 15g，蒲公英 15g，王不留行 15g，炮山甲 10g，覆盆子 15g，桑螵蛸 15g。每日 1 剂，水煎分 2 次服。

临床上根据病情不同，辨证治疗。

（一）内治法

1. 湿热蕴结证　尿频、尿急、尿痛，小腹坠胀疼痛，且向腰部、下腹部放射，口渴不欲饮，或大便不畅。直肠指诊见前列腺饱满，有压痛。前列腺液检查示白细胞增多。舌质红，苔黄腻，脉弦。治宜清热利湿，通利小便。常用

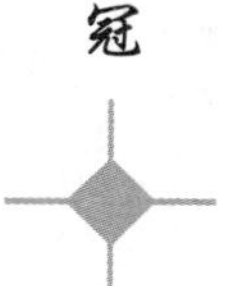

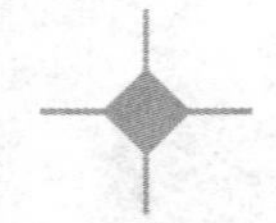

白花蛇舌草、墨旱莲、败酱草、木通、车前草、瞿麦、萹蓄、滑石等。

2. 气滞血瘀证　少腹、会阴、腰骶部坠胀不适，疼痛，有排尿不尽感。直肠指诊见前列腺腺体硬韧增大或缩小，可触及小结节。前列腺液检查量不多，卵磷脂小体减少或消失，可有白细胞。舌暗红或有瘀斑，苔白，脉沉细。治宜行气活血，化瘀散结。常用丹参、赤芍、川芎、桃仁、红花、乳香、没药、王不留行、牛膝、三棱、莪术等。

3. 肾虚证　小便频数，时发时止，遇劳加重，排尿时偶有白浊，尿道不适，经久不愈。阴虚者伴头晕耳鸣，五心烦热，失眠多梦，腰膝酸软，遗精，舌红苔少，脉细数。阳虚者伴面色㿠白，神气怯弱，畏寒肢冷，腰膝酸软，舌质淡，苔薄白，脉沉细。直肠指诊见前列腺腺体平陷缩小，前列腺液不易挤出。前列腺液检查示卵磷脂小体消失。治宜益肾固精，阴虚者滋阴，阳虚者助阳。常用覆盆子、桑螵蛸、熟地黄、茯苓、牛膝、山茱萸、黄柏、知母、女贞子、枸杞子、淫羊藿、仙茅、鹿角霜等。

4. 肝气郁结证　情志抑郁，或多烦善怒，小便不通或通而不畅，胁腹胀满，舌红，苔薄白或薄黄，脉弦。治宜疏肝解郁，通利小便。常用柴胡、川楝子、青皮、陈皮、王不留行、香附、枳壳、路路通等。

（二）外治法

辅以中药熏洗。常用药物：黄柏 30g，苍术 20g，金银花 30g，红花 30g，赤芍 15g，芒硝 30g。每日 1 剂，将药物加水3000mL，煎水去渣，先熏洗，后浸泡会阴部，每日1～2次，每次15～20分钟；亦可温水坐浴，每次20分钟，每日2次；或前列腺按摩，每5～7日1次。

【医案】

吴某，男，46岁，公务员，2003年8月2日初诊。

尿频、尿急、尿道灼热感5个月。排尿时尿道疼痛，排尿后无白浊，伴会阴部坠胀隐痛，腰酸乏力。否认既往冶游史。曾到多家医院就诊，服药、打针治疗无好转，伴心烦失眠，大便干结。发病前曾有左侧睾丸炎病史，经治疗，睾丸肿痛消失。查体：阴囊皮肤不红，左侧睾丸比右侧大，轻压痛。前列腺Ⅰ度增大，中央沟变浅，质地韧，有压痛。前列腺液检查：卵磷脂小体（+），白细胞（+）。尿常规：白细胞少许，无红细胞，尿蛋白（-）。舌质暗红，苔黄，舌边有齿印，脉弦。

西医诊断：慢性前列腺炎。

中医诊断：淋证（湿热瘀阻）。

治则：清热利湿，化瘀散结。

方药：自拟前列腺汤加减。

丹参15g，桃仁10g，红花6g，没药10g，败酱草15g，蒲公英15g，白花蛇舌草10g，黄柏10g，王不留行15g，炮山甲10g，覆盆子15g，桑螵蛸15g。7剂，每日1剂，水煎分2次服。

外治：黄柏30g，土茯苓30g，苍术20g，芒硝30g，金银花30g，夏枯草20g，红花30g，赤芍15g。每日1剂，

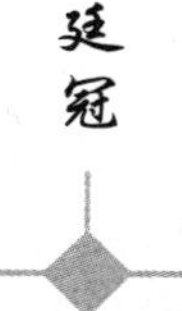

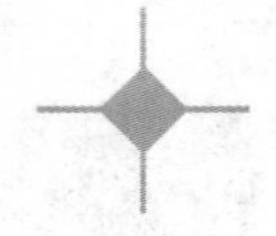

将药物加水 3000mL，煎水去渣，先熏洗，后浸泡会阴部，每日 1 ～ 2 次，每次 15 ～ 20 分钟。

二诊：尿频、尿急感减轻，大便好转，仍感尿道灼热，伴心烦失眠。上方加五味子 10g，首乌藤 30g。继服 10 剂，每日 1 剂，水煎分 2 次服。外洗方不变。

三诊：尿频、尿急明显好转，夜尿 1 ～ 2 次，尿道灼热感消失，睾丸无压痛。自觉烦躁，手足心热，失眠多梦，舌红少苔，脉细。辨为阴虚证。药用：熟地黄 15g，淮山药 15g，山茱萸 10g，麦冬 10g，茯苓 15g，泽泻 15g，黄柏 10g，知母 12g，牛膝 10g，首乌藤 30g，五味子 10g。7 剂，每日 1 剂，水煎分 2 次服。停外洗中药。

四诊：小便基本正常，自觉较舒适，心情好转。复查前列腺液正常。继服上方 7 剂巩固治疗。

按语：本病例患者原有睾丸炎病史，湿热毒邪由下窍浸淫向上留于精室，扰乱精室，精离其位而成本病。患者未能得到及时治疗，以致湿热积久成瘀，阻于精窍，故有尿频、尿急、尿道灼热感。此时的治疗要先治其标，故以清热利湿、化瘀散结为治则。方中丹参、桃仁、红花、没药活血散瘀；败酱草、蒲公英、白花蛇舌草、黄柏清热利湿；王不留行既能活血化瘀，又可利尿通淋；覆盆子、桑螵蛸补肾助阳，固精缩尿以治本。全方配伍，利湿化瘀，补肾导浊，为攻补兼施之良方。当病久后病机转化，以肾阴虚为主时，改以滋养肾阴为治则，辨证论治，不要一味攻伐，亦不可妄投大量温阳之补剂，否则易助相火内燔，更扰精室。

外用药中黄柏、土茯苓、苍术、芒硝、金银花、夏枯草清热除湿，红花、赤芍活血化瘀。药物作用于皮肤，经皮肤黏膜吸收入人体，有起效迅速、避免内服药引起的不良反应的优点，能充分发挥药物的作用。

慢性前列腺炎对部分患者的身心健康、工作、学习、生活等方面有较大的影响，有时精神上的痛苦远远超过疾病本身的痛苦，故精神治疗和药物治疗具有同样的重要性。李廷冠教授在诊治患者时都会认真询问病情，耐心倾听患者陈诉，掌握患者的忧虑和期望，消除患者的疑虑，引导患者认识疾病的性质，帮助患者改善心境，树立战胜疾病的信心，鼓励患者正确地安排工作、生活和学习，同时告知患者合理的生活方式，如忌酒，戒辛辣饮食，合理安排性生活，不要久坐，及时排尿，不要憋尿，放松身心，加强身体锻炼，劳逸结合，预防感冒等。

前列腺增生

前列腺增生是一种因前列腺增大而出现以排尿困难为主要临床特征的男性中老年常见病，其主要症状为尿频、尿急、尿线变细、排尿困难，甚至发生尿潴留，最终引起膀胱及肾脏病变，导致肾功能损害。前列腺指诊可发现前列腺增大，表面光滑，边界清楚，中等硬度，有弹性，无压痛，中央沟变浅或消失。前列腺增生属中医学“癃闭”的范畴，癃闭首见于《黄帝内经》，“膀胱不利为癃，不约为遗溺”“膀胱病小便闭”。因年老体弱，肾气虚衰，推动

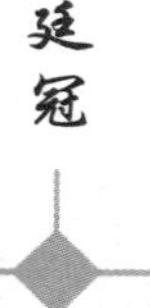

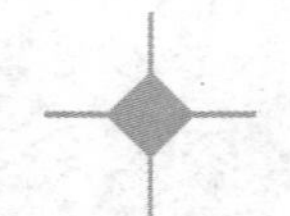

乏力，不能运化水湿，湿聚成痰，痰滞为结，凝聚下焦，阻于尿道，此为痰凝；年老体衰，元气不充，气虚推动无力，血行瘀滞，阻于下焦，膀胱气化无权而成，此为气滞血瘀；脾虚不能运化水湿，以致水湿内停，郁而化热，或饮食不节生湿热，导致湿热下注，蕴结不散，小便不利，此为湿热；手淫、房劳过度或长期忍精不射，致败精瘀滞，阻塞精道精室，此为败精瘀滞。总之，年老体衰、肾气亏虚是本病的发病基础，瘀血、痰浊、湿热、败精是基本的病理因素，劳力过度、情志刺激、外感六淫、饮食不节是常见的发病条件，在肾气虚的基础上，机体阴阳失衡，瘀精痰浊互阻，精关壅塞，日积月累，导致前列腺增生。

【论治经验】

在治疗上，李廷冠教授根据“六腑以通为用”的原则，着重于通。除了适当应用补肾法之外，李廷冠教授更重视实证的治疗，善于运用化痰散结、活血化瘀的方法，使腺体得以缩小，梗阻程度减轻。他认为，痰湿瘀阻是前列腺增生的一个重要病理因素，正如《丹溪心法》所云：“块乃有形之物，痰与食积、死血而成也。”气血痰湿等病理产物的积聚导致前列腺增大，阻塞水道，故而出现小便困难等癃闭症状。如果不消除这些病理因素，很难提高疗效。

1. 阳虚痰凝证　小便频数，夜间尤甚，排出无力，伴面色苍白，神疲气短，身体倦怠，畏寒肢冷，舌质淡，脉沉细。治宜补肾益气，化痰散结。常用鹿角胶、熟地黄、白芥子、夏枯草、海藻、黄芪、丹参等。

2. 阴虚痰凝证　小便淋沥不畅，欲小便而不出，甚至闭塞不通，腰膝酸软，伴头晕耳鸣，咽干心烦，五心烦热，舌质红，少苔，脉细数。治宜滋养肾阴，化痰散结。常用生地黄、熟地黄、山药、山茱萸、茯苓、泽泻、海藻、昆布、牡丹皮、丹参、生牡蛎等。

3. 气滞痰凝证　小便淋沥，点滴而下，或尿如细线，或点滴不通，伴胸胁胀闷，情志抑郁，急躁易怒，会阴部坠胀，舌红苔薄，脉弦。治宜疏肝理气，化痰散结。常用柴胡、香附、郁金、丹参、赤芍、牡丹皮、生牡蛎、浙贝母、玄参、夏枯草等。

4. 痰瘀互阻证　小便淋沥不畅，点滴而下或小便不通，小腹胀满隐痛，舌质紫暗，或有瘀斑，脉弦。治宜活血散瘀，化痰散结。常用桃仁、红花、三棱、莪术、丹参、赤芍、牛膝、乌药、炮山甲、海藻、昆布、白芥子、荔枝核等。

5. 湿热痰凝证　尿频尿急，点滴而下，尿道灼痛，小腹胀满，大便秘结，舌红，苔黄腻，脉数。治宜清热利湿，化痰散结。常用黄柏、苍术、知母、滑石、木通、车前子、冬葵子、小茴香、荔枝核等。

随症加减：湿热证明显者，加蒲公英、萹蓄、瞿麦、石韦；尿道痛者，加琥珀、王不留行；夜尿量多者，加桑螵蛸、龙骨；小便不通者，加通草、桔梗、乌药；气虚乏力者，加党参、黄芪。

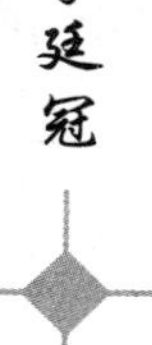

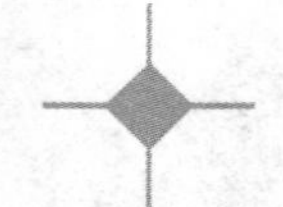

【医案】

周某，男，65岁，2003年12月4日初诊。

前列腺增生1年余，近月来排尿困难，尿频加重。曾在外院就诊，医生建议住院手术治疗，患者因惧怕手术而来诊，要求中医治疗。小便频数，夜间尤甚（5～6次），排尿踌躇，尿线变细，滴沥不尽，夜寐不宁，口干咽干，胃纳欠佳，腰酸腿软，小腹坠胀不适，大便干结。舌质红，少苔，脉弦细。肛门直肠指诊：前列腺增大，达Ⅱ度，质地较硬，中央沟变浅，表面光滑，轻度压痛。B超检查意见：前列腺增生。尿常规检查正常。

西医诊断：前列腺增生。

中医诊断：癃闭（阴虚痰凝）。

治则：滋阴清热，化痰散结。

方药：消瘰丸加味。

生牡蛎30g（先煎），玄参15g，浙贝母10g，海藻15g，昆布15g，夏枯草12g，丹参15g，桃仁10g，红花6g，牛膝12g，黄芪15g，甘草5g，酸枣仁12g，柏子仁12g。7剂，每日1剂，水煎分2次服。

二诊：诉药后症状好转。按原方继服14剂。

三诊：诉小便基本正常，夜尿1～2次。予六味地黄丸，口服，1次10粒，每日3次；小金丸，口服，1次0.6g，每日2次，巩固治疗1个月。随访半年，病情稳定。

按语：本病例因患者年老肾虚、阴液不足，遂生虚火，灼津为痰，火旺津亏，日久结聚成瘀，痰瘀血结，影响膀胱气化，阻滞水道而成，属阴虚火旺、痰瘀互结证。治以滋阴清热、活血化瘀、化痰散结为法，用消瘰丸加味内服而奏效。

消瘰丸系清代程国彭《医学心悟》中的方子，“元参（蒸）、牡蛎（煅、锉、碎）、贝母（去心，蒸），各四两，共为末，炼蜜为丸。每服三钱，开水下，日二服”。方中玄参清热解毒，滋阴降火，能散瘿瘤、瘰疬；浙贝母解郁散结，化痰凝，消瘿毒，“善于疗郁结利痰涎，兼主恶疮”；牡蛎滋阴潜阳，化痰软坚；海藻、昆布咸，寒，化痰散结；夏枯草清热散结。这些化痰药能涤痰利气，软坚散结，以治痰凝。配合丹参、桃仁、红花，活血化瘀，重在治血；黄芪为补气之主药，使气旺血畅，气旺津布，与活血药相伍，益气化瘀，与祛痰药相伍，益气消痰，使攻伐破血之药不伤正气，起到“养正邪自除”的目的；甘草调和诸药，增加海藻化痰散结之力。全方合奏滋阴降火、化痰散结之功。前列腺增生之关键在于痰浊、瘀血，故在治疗时重点采用消瘰丸清化痰浊、软坚散结，佐以行瘀利尿、引药下行而收奇效。

随着预防保健及疾病治疗水平的提高，人类的寿命不断延长，男性前列腺增生患者有可能继续增多。前列腺增生既是常见病又是难治病，西医多采取手术切除的办法，但许多患者由于年老体弱且伴有其他系统疾病，不宜行手术治疗。中医药治疗是一种有效而又安全的非手术治疗方法，既能防止疾病的发展，又能减轻患者的症状，而且不良反应少，用药方便，在保守治疗中占有一定地位。除了

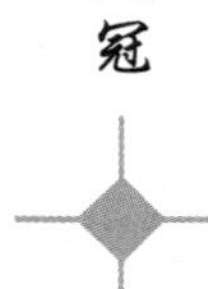

治疗外，生活中的调摄也非常重要，患者要注意劳逸结合，节制房室，预防感冒，戒烟酒，防止急性尿潴留的发生。

周围血管疾病

下肢静脉曲张

下肢静脉曲张是下肢静脉倒流性疾病，为临床上最常见的周围血管疾病。本病多发生于长时间站立工作者或体力劳动者，以下肢大隐静脉和（或）小隐静脉隆起、扩张、弯曲或蜷曲成团为主要体征，尤以立位时明显。早期很少有症状，少数患者在走路较多后发生下肢酸痛，后期可因静脉瘀血而引起静脉盘曲成团，长期可因曲张静脉瘀血而引起皮肤营养性变化，出现色素沉着、皮肤脱屑、瘙痒，破损后成经久不愈的溃疡（俗称老烂腿等），有时也继发湿疹或出血。本病属中医学“筋瘤”的范畴。

【论治经验】

下肢静脉曲张多因久站负重，劳累耗损气血，中气下陷，瘀血稽留脉络而致，治疗的基本原则是活血化瘀，舒筋通络，同时根据不同阶段具体的病理变化进行辨证论治。

（一）内治法

李廷冠教授治疗本病时注重审证求因、辨证论治，以活血化瘀、舒筋通络为治则，方用自拟活血通络汤，药用：黄芪30g，牡丹皮15g，桃仁10g，红花6g，川芎10g，当归12g，丹参30g，牛膝15g，泽兰12g，茯苓15g，薏苡仁30g，甘草5g。

加减：若血燥筋挛，症见静脉迂曲，拘挛疼痛，伴有耳鸣如蝉、眩晕、肢体麻木，舌红，苔黄，脉细，加生地黄15g，芦荟6g，白芍15g，木瓜15g；若寒湿凝滞，症见小腿静脉曲张，小腿水肿，按之凹陷，朝轻暮重，畏寒怕冷，酸胀不适，舌淡，苔白，脉沉缓，加桂枝15g，干姜10g；若湿热下注，症见小腿静脉蜷曲，红肿热痛，或兼有恶寒发热，舌红，苔黄腻，脉数，加黄柏10g，苍术12g，金银花15g，连翘15g。

（二）外治法

一般采用绑腿疗法，经常用弹力护套或绷带外扎，以增强血液循环回流，减轻症状，必要时行手术治疗。

【医案】

谢某，男，41岁，农民，1998年6月19日初诊。

双下肢静脉扩张、蜷曲成团8年，伴左下肢水肿、酸痛6个月。8年前开始出现双下肢静脉曲张，初为静脉隆起、扩张，以站立时明显，平卧后消失，无任何不适，之后逐渐出现静脉蜷曲成团。近6个月来，左下肢出现水肿，

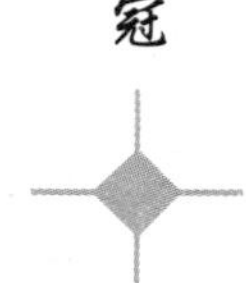

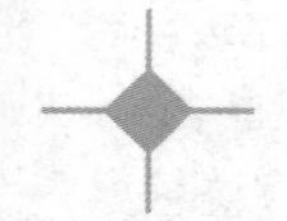

朝轻暮重，伴畏寒怕冷，酸胀不适。查体：双下肢可见迂曲扩张的浅静脉，左小腿外侧曲张静脉蜷曲成团如蚯蚓状，左小腿踝关节以下轻度肿胀，按之凹陷。舌淡，苔白，脉沉缓。

西医诊断：下肢静脉曲张。

中医诊断：筋瘤（瘀血阻络，寒湿凝滞）。

治则：化瘀通络，温寒化湿。

方药：自拟活血通络汤加减。

黄芪30g，桃仁10g，红花6g，川芎10g，当归12g，丹参30g，牛膝15g，泽兰12g，茯苓15g，薏苡仁30g，甘草5g，桂枝15g，干姜10g。每日1剂，水煎分2次服。

外治：用弹力护套外扎患肢。

内外合治15天后，左下肢水肿消失，畏寒怕冷、酸胀不适明显减轻。守上方再进15剂，诸症消失。嘱患者注意休息，行走时用弹力护套或绷带外扎，以增强血液循环回流，防止病情复发。

按语：本病多为久站负重，劳倦伤气，气滞血瘀，筋脉纵横，瘀血稽留络脉而致。病机关键为血流瘀滞，久之气虚血瘀，病位在血脉。中医的基本治则是活血化瘀，舒筋通络。本案以自拟活血通络汤为基本方，去牡丹皮，加桂枝15g，干姜10g。方中黄芪补气升阳，利水消肿，用量达30g，增加其气化作用；当归补血活血；川芎活血通经，祛瘀止痛；丹参活血祛瘀，清热除烦；泽兰活血破瘀，通经利水；牛膝破血而引药下行。诸药合用，活血祛瘀，功同桃红四物汤。茯苓健脾补中，利水渗湿；薏苡仁利水渗湿，健脾除痹；桂枝温通经脉，通阳化气；干姜温经散寒；甘草补脾益气，调和诸药。诸药为伍，共奏益气升阳、活血祛瘀、利水消肿之功。加上外治处理，改善静脉血流，内外合治，相得益彰，故获良效。

此外，本病应加强深、浅静脉的强度锻炼和保护浅静脉。凡是有原发性下肢静脉瓣膜功能不全家族史的人大都在青春期后发病，因此要在儿童和青春期适当进行体育锻炼，在增强身体素质的基础上加强静脉管壁的锻炼和浅静脉的保护。防护措施包括以下几点：①改善劳动条件，减轻劳动强度。②长期重体力劳动和站立工作的人要穿弹力袜保护浅静脉。③长期站立的工作要做工间操和多走动；或多做踝关节的伸屈运动，减轻浅静脉压力。

小腿慢性溃疡

小腿慢性溃疡是指发生于小腿下 1/3 胫骨内外侧的慢性皮肤溃疡。本病的临床特点为小腿溃疡发生前患部有长期瘀斑、粗糙表现，溃疡发生后创面凹陷，经久不能愈合，或溃疡愈合后易因损伤而复发。西医学认为，下肢深、浅静脉的结构异常及静脉压力增高是小腿皮肤营养性改变和溃疡发生的病理基础，长期深静脉瓣膜功能不全或深静脉血栓形成后遗症造成的下肢深静脉血液回流不畅是溃疡形成的主要原因，而长期站立、腹压过高和局部皮肤损伤是溃疡的诱发因素。

本病属中医学“臁疮”的范畴，在古代文献里还有

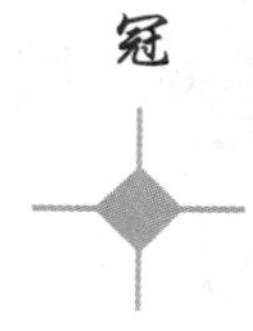

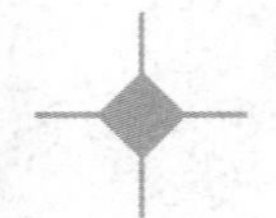

“裤口疮”“裙风”（《证治准绳》）“烂腿”（《外科证治全书》）等名，俗称“老烂脚”。本病多见于久立、久行者，常为下肢静脉曲张的后期并发症，主要发于小腿内外侧的下 1/3。本病多因久站或过度负重而致小腿筋脉横解，青筋显露，瘀停脉络，久而化热，或小腿皮肤破损染毒，湿热下注而成，疮口经久不愈。《疮疡经验全书》云：“生此疮渐然溃烂，脓水不干，盖因湿热风毒相搏而致然也。”《证治准绳》云：“此因湿热下注，瘀血凝滞于经络，以致肌肉紫黑，痒痛不时。”其病机关键为血流瘀滞，湿热盛于下，久之气虚血瘀，病位在肌肤、血脉。

【论治经验】

小腿慢性溃疡常为下肢静脉曲张的后期并发症，属本虚标实，气虚血瘀为基本病机，益气活血、消除下肢瘀血是治疗的关键，故本病治疗的基本原则为活血化瘀、舒筋通络，同时根据不同阶段具体的病理变化进行辨证论治。本病辨证重点在于分清湿、热、虚、寒。湿者下肢多肿；热者红；虚者气血亏，久病之后气血亏损，创口肉芽色白或暗红，污水臭秽不堪；寒者阳气不能外达，肢体不温，喜热怕冷。另外，疮口溃烂，肉色鲜红而痛，属热毒者易治；乌黑不痛，属肝肾亏损者难治。

（一）内治法

在治疗本病时，李廷冠教授根据治病必求其本的原则，辨明湿、热、虚、寒，进行辨证用药，以自拟愈疡汤为基本方，药用：黄芪 30g，党参 15g，升麻 10g，柴胡 10g，当归 15g，茯苓 15g，白术 12g，丹参 30g，地龙 12g，牛膝 15g，桃仁 12g，红花 10g，甘草 5g。

加减：湿热下注明显，症见小腿青筋怒张，局部发痒，红肿，疼痛，继则破溃，滋水淋漓，疮面腐暗，伴口渴，便秘，小便黄赤，苔黄腻，脉滑数。治宜益气活血，清热利湿。方用愈疡汤去白术，加黄柏 10g，苍术 12g，金银花 15g，紫花地丁 15g，车前子 12g。气虚血瘀，症见疮面苍白，肉芽色淡，周围皮色暗、皮肤板硬，肢体沉重，倦怠乏力，舌淡紫或有瘀斑，苔白，脉细涩无力。治宜益气活血，祛瘀生新。方用愈疡汤去地龙，加桔梗 10g，金银花 15g。

（二）外治法

1. *初期*　局部红肿，溃破渗液较多者，用九马青黄汤。药用：九里明 50g，马齿苋 60g，大青叶 50g，黄柏 20g。每日 1 剂，水煎 500mL，温时湿敷，每日 3 ～ 4 次。局部红肿，渗液量少者，创面外撒青黛散，外用金黄膏薄敷，每日 1 次。

2. *后期*　久不收口，皮肤乌黑，疮口凹陷，疮面腐肉不脱，时流污水者，宜用九一丹外撒疮面，凡士林纱条外盖，再盖无菌纱布包扎固定，每日换药 1 次。腐肉已脱，露新肉者，用生肌散外盖生肌玉红膏纱布，或蜂蜜纱布外敷疮面，外盖无菌纱布，每日换药 1 次。

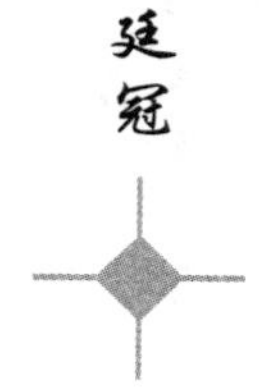

【医案】

曹某，男，52岁，1994年10月21日初诊。

右小腿下段外侧皮肤溃烂伴疼痛3个月。患者有20余年下肢静脉曲张史。3个月前右小腿下段外侧皮肤不慎被硬物刮伤伴出血，伤后曾到外院治疗，出血已止，但伤口一直未愈。查体：双下肢可见迂曲扩张的浅静脉，右小腿下段外侧可见一大小约1.5cm×2cm的溃疡，边缘不整齐，疮面苍白，肉芽色淡，周围皮色暗、皮肤板硬。足背轻度肿胀，压之有凹陷，肢体沉重，倦怠乏力。舌淡紫或有瘀斑，苔白，脉细涩无力。

西医诊断：下肢慢性溃疡。

中医诊断：臁疮（气虚血瘀）。

治则：益气活血，祛瘀生新。

方药：自拟愈疡汤加减。

黄芪30g，党参15g，白术12g，茯苓15g，当归15g，丹参30g，桃仁10g，红花6g，牛膝15g，白芷10g，桔梗10g，金银花15g，甘草5g。7剂，每日1剂，水煎服。

外治：用九一丹外撒疮面，外盖凡士林纱条，再盖无菌纱布，绷带包扎固定，每日1换。

二诊：患者病情好转，疮面干净。改以蜂蜜外涂疮面，外盖无菌纱布，每日1换。

连服上药1个月，疮面完全愈合。嘱患者避免久坐久站、负重远行，行走时穿弹力袜或绑扎弹力绷带，以防止病情复发。

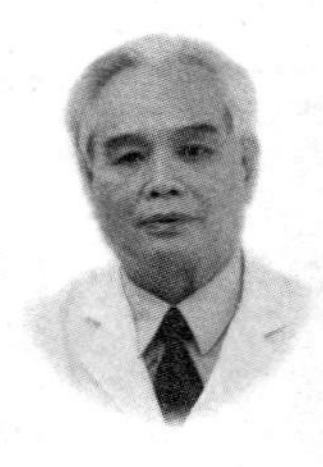

按语：小腿慢性溃疡的病机关键为气虚血瘀，筋脉瘀阻。治以益气活血、舒筋通脉为法。本案证属气虚血瘀，选用自拟愈疡汤加减治疗。方中黄芪、党参、白术、茯苓、当归、白芷、金银花、甘草，实是托里消毒散去皂角刺、白芍、川芎，具有补益气血、托里消肿之效；丹参、桃仁、红花、牛膝具有活血祛瘀之效。诸药合用，共奏益气活血、祛瘀生新之功。加以外治选用九一丹祛腐，后用蜂蜜生肌收口，内外兼治，故获捷效。

本病多为下肢静脉曲张的后期并发症，尚应针对下肢静脉曲张进行治疗，避免久站、远行。这对改善筋脉瘀血，防止溃疡的复发是很有必要的。

血栓性浅静脉炎

血栓性浅静脉炎是临床上的多发病和常见病，多见于青壮年，男女均可患病。本病的临床特点是体表静脉肿胀灼热，红硬压痛，可触及痛性硬索状物，或出现肢体肿胀增粗。西医学认为，血栓性浅静脉炎形成的原因是先有静脉损伤，后有比较广泛的血栓形成，然后再引起静脉壁及周围组织明显的炎症反应，呈现静脉损伤－血栓形成－静脉炎－静脉周围炎的发病过程。按其发病部位分为肢体血栓性浅静脉炎、胸腹壁血栓性浅静脉炎、游走性血栓性浅静脉炎。

肢体的血栓性浅静脉炎最常见的原因是医源性损伤，包括静脉内注射各种刺激性溶液和反复静脉穿刺或留置导

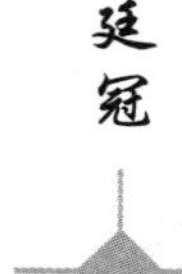

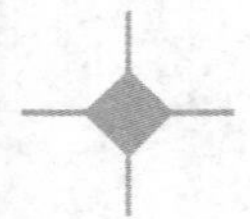

管。下肢静脉曲张时，由于静脉高压，皮肤因营养性变化而承受慢性感染，曲张静脉遭受缺氧和炎性损害，造成血栓性浅静脉炎。胸腹壁血栓性浅静脉炎常由上肢猛然用力牵拉损伤而诱发。游走性血栓性浅静脉炎病因尚不明确，长期反复发作时应考虑血栓闭塞性脉管炎和潜在性内脏癌肿的可能。

本病属于中医学“恶脉”“青蛇毒”的范畴。《肘后备急方》云：“恶脉病，身中忽有赤络脉起，如蚯蚓状。”《圣济总录》云：“治恶脉肿毒，毒气攻脉中，卒肿痛作结核，或似痈似疖，而非时使人头痛寒热气急者，数日不除。”中医学认为，本病多因肢体外伤、感染、静脉输液等致脉络滞塞不通而成。发于胸腹部者，多兼气郁、火郁；发于下肢者，多兼湿热。病机关键为瘀阻脉络，水津外溢，湿热蕴结。病位在血脉。

【论治经验】

血栓性浅静脉炎多因脉络滞塞不通而致，故以行气活血、通络散瘀为治则，同时根据不同阶段具体的病理变化进行辨证论治。

（一）内治法

李廷冠教授治疗本病注重审证求因，辨证论治，以自拟散瘀通络汤为基本方，药用：当归15g，白芍15g，川芎10g，桃仁10g，红花6g，丹参30g，乳香10g，没药10g，鸡血藤30g，甘草10g。。

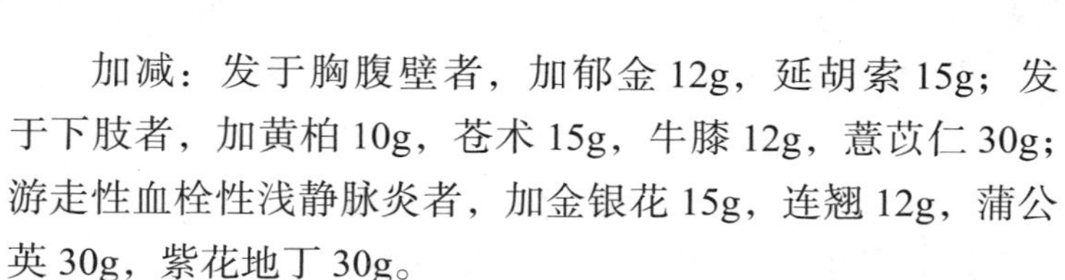

加减：发于胸腹壁者，加郁金12g，延胡索15g；发于下肢者，加黄柏10g，苍术15g，牛膝12g，薏苡仁30g；游走性血栓性浅静脉炎者，加金银花15g，连翘12g，蒲公英30g，紫花地丁30g。

（二）外治法

急性期，可用金黄膏外敷患处，每日1换。慢性期，可用苏红汤，每日1剂，水煎熏洗患处，每日2次。苏红汤：苏木30g，红花15g，姜黄20g，桂枝50g，威灵仙30g，艾叶30g。

【医案】

医案1：赵某，男，41岁，1993年6月14日初诊。

左下肢红肿疼痛2个月。患者有多年下肢静脉曲张史，2个月前无明显诱因开始出现左足踝部红肿疼痛，行走时明显，伴发热，最高达38℃。曾在外院以“丹毒”“静脉炎”给予治疗，体温恢复正常，左下肢红肿疼痛不消。查体：双下肢可见扩张的浅静脉。左下肢足踝部内侧及膝关节内后方肿胀，皮色紫红，皮温高，可触及肿块，质韧硬，压痛明显，小腿内侧可触及条索状肿物，大小约12cm×0.7cm，压痛。舌红，苔黄腻，脉滑数。

西医诊断：下肢静脉曲张并血栓性浅静脉炎。

中医诊断：青蛇毒（血瘀兼湿热）。

治则：行气活血，清热利湿。

方药：自拟散瘀通络汤合四妙散加减。

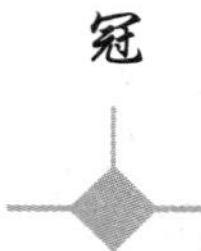

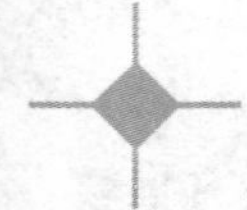

当归15g，白芍15g，川芎10g，丹参30g，桃仁10g，红花6g，牛膝15g，黄柏10g，苍术12g，薏苡仁30g，金银花15g。6剂，每日1剂，水煎分2次服。

外治：金黄膏外敷，每日1换。

二诊：患肢疼痛减轻。按原方再进6剂，仍用金黄膏外敷。

三诊：患肢疼痛明显减轻，皮色、皮温正常，条索状肿物仍有压痛。按原方继服10剂，外治予苏红汤10剂，每日1剂，水煎外洗，每日2次。

前后治疗22天，患肢肿痛消失，条索状肿物稍硬，无疼痛及压痛，病愈。

医案2：黄某，女，36岁，工人，2006年5月22日初诊。

自述近来心情不畅，劳动强度较大，右侧胸腹部疼痛、压痛4天。身无寒热，夜寐不宁，胃纳一般，二便正常。舌质红，苔黄，脉弦。查体：右侧乳房外缘至肋弓下缘扪及一大小约12cm×0.5cm的条索状肿物，质硬，与皮肤粘连，压痛明显。用两手手指将条索状肿物向两端拉紧时，可见一条皮肤凹陷性浅沟。

西医诊断：右胸腹壁浅静脉炎。

中医诊断：脉痹（气滞血瘀）。

治则：疏肝理气，活血通脉。

方药：自拟散瘀通络汤合柴胡疏肝散加减。

当归10g，白芍15g，枳壳10g，丹参15g，郁金10g，延胡索10g，炮山甲10g，柴胡15g，香附12g，红花6g，

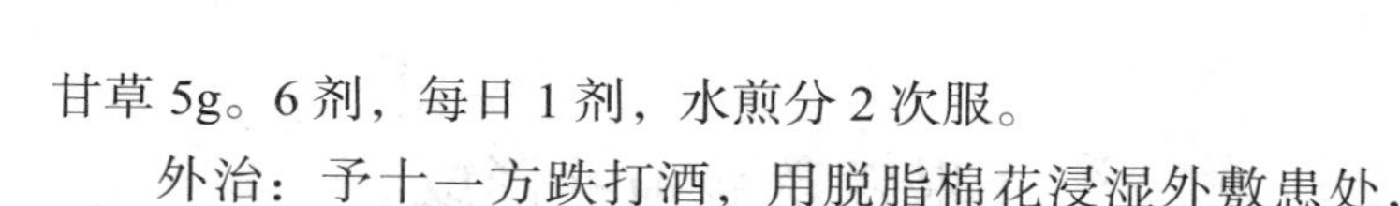

甘草5g。6剂，每日1剂，水煎分2次服。

外治：予十一方跌打酒，用脱脂棉花浸湿外敷患处，每次20～30分钟，每日3次。

二诊：胸腹壁疼痛减轻，压痛轻微，心情平和，夜寐安然，诸症好转。药已中的，效不更方，予上方7剂继续内服，外用十一方跌打酒湿敷。

7日后随访，病已痊愈，并恢复正常工作。

按语：医案1属血瘀兼湿热证，治宜行气活血，清热利湿，方用自拟散瘀通络汤加减。散瘀通络汤实由桃红四物汤去熟地黄，与活络效灵丹加鸡血藤、甘草合而为方。其中当归、白芍、川芎、丹参、桃仁、红花功同四物汤，活血行瘀；黄柏、苍术、牛膝、薏苡仁同用，名为四妙散，具有清热利湿之效；金银花清热解毒。诸药为伍，共奏行气活血、清热解毒、祛湿消肿之功。外治选用具有清热除湿、散瘀化瘀、消肿止痛的苏红汤熏洗患处。内外合治，用之得当，故获良效。

医案2的胸腹壁浅静脉炎属中医学“脉痹”的范畴。本案患者因情志不舒，肝气郁结，再加劳力过度，血流不畅，以致气滞血瘀，脉络不通而为病。气滞兼瘀，治宜行气与活血并用。方中柴胡、白芍、枳壳、香附、郁金、延胡索疏肝解郁，行气止痛；当归、丹参、红花、炮山甲活血祛瘀，疏通脉络；甘草调和诸药。诸药为伍，共奏疏肝理气、活血通脉之功。十一方跌打酒系我院制剂，由田七、血竭等组成，具有良好的活血散瘀、消肿止痛之效，局部湿敷，药力直达患处。内外合治，相得益彰，故获良效。

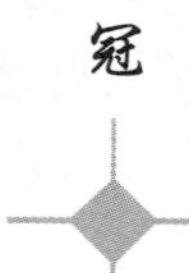

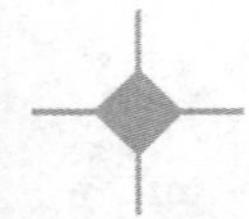

下肢深静脉血栓形成

下肢深静脉血栓形成是深静脉阻塞性、回流障碍性疾病，常见的有下肢小腿肌肉内小静脉丛血栓形成和髂股静脉血栓形成。临床根据发病部位不同分为以下几个类型：①周围型：包括小腿肌肉静脉丛血栓形成和小腿深静脉血栓形成。②中央型：指髂股静脉血栓形成。③混合型：指全下肢深静脉血栓形成。临床表现主要为静脉回流障碍和炎症反应，症见患肢肿胀、疼痛、浅表静脉曲张，以及全身低热等。下肢深静脉血栓形成治疗不当或不及时，在早期可并发肺栓塞，危及患者生命，后期往往遗留永久性的下肢深静脉瓣膜功能不全，出现肢体肿胀，严重影响患者的正常生活和工作。

本病在中医文献中无明确记载，根据临床表现属于“脉痹”“肿胀”“瘀血流注”等范畴。中医学认为，本病多由湿热蕴结、寒湿凝结、脾虚失运、外伤血脉等因素造成气血运行不畅，血凝脉中而成。病机关键为血瘀湿阻，脉络不通。病位在血脉。

【论治经验】

下肢深静脉血栓形成的基本病机为血瘀湿阻，脉络不通，故治疗的基本原则为活血化瘀，利湿通络，同时根据不同阶段具体的病理变化进行辨证论治。

（一）内治法

内治以活血通络、清热利湿为法，以自拟化瘀汤为基本方，药用：当归 15g，丹参 30g，桃仁 10g，红花 6g，川牛膝 12g，泽兰 15g，泽泻 15g，黄柏 10g，苍术 15g，金银花 15g，土茯苓 30g，黄芪 30g。

临床上还要根据湿、热、瘀、虚的程度不同进行辨证治疗。

1. 湿热证　肢体肿胀明显，疼痛较剧，皮色不红或微红而热，多伴有微发热，胸闷纳呆，口渴不欲饮，小便短赤，大便秘结。舌质红，苔黄腻，脉滑数。基本方加虎杖 18g，延胡索 15g。

2. 血瘀证　患肢疼痛，肿胀，皮色暗红，浅静脉扩张，活动后症状加重。舌质紫暗有瘀血斑点，脉沉细或沉涩。基本方加炮山甲 10g，地龙 12g，王不留行 15g。

3. 寒湿证　肢体肿胀，按之凹陷，朝轻暮重，畏寒怕冷，皮色不变，腿酸不适，沉重乏力，食欲不振。舌苔白厚或白腻，脉细濡或沉细。基本方去黄柏、金银花、土茯苓，加附子 10g，桂枝 15g，干姜 5g，茯苓 15g。

4. 脾虚证　肢体肿胀，按之凹陷，沉重乏力，朝轻暮重，伴有面色萎黄，神疲肢冷，脘闷纳呆，或见便溏。舌质淡胖，苔白厚或腻，脉沉缓。基本方去黄柏、金银花、土茯苓，加茯苓 15g，党参 18g，淮山药 18g。

（二）外治法

1. 急性期　芒硝 500 ～ 1000g，冰片 10g，混匀装入布

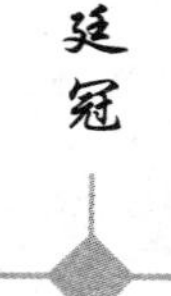

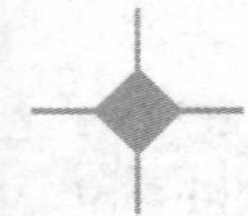

袋中，外敷于下肢红肿热痛明显处，具有清热利湿、消肿止痛的作用。

2. 慢性期　用银黄汤煎汤，趁热熏洗患处。药用：金银花20g，黄柏20g，苍术20g，苦参30g，苏木20g，伸筋草20g，两面针30g，赤芍20g，牛膝20g，川芎20g，大黄15g，红花15g。具有扩张血管、促进侧支静脉扩张、改善血液循环、消除肢体瘀血肿胀、缓解疼痛等作用。

（三）其他疗法

急性期，患者应卧床休息1～2周，抬高肢体，必要时配合西医药治疗。

【医案】

刘某，男，23岁，学生，1995年7月13日入院。

左小腿肿胀疼痛4天。4天前在足球比赛时左小腿不慎受伤，之后左小腿出现肿胀疼痛，伤后曾到校医处外搽肿痛灵药酒，但症状未见好转，并逐渐加重而来诊。查体：体温37℃，痛苦表情，左下肢跛行，心肺（-），腹部（-）。专科情况：左小腿肿胀，皮肤暗红色，皮温略升高，左小腿腓肠肌局部压痛，Homans征（+）。左小腿胫骨粗隆下10cm处平面周长为41cm，右小腿为36cm。左小腿深静脉造影提示闭塞和中断。舌苔黄腻，脉弦滑。

西医诊断：左小腿急性深静脉血栓形成。

中医诊断：脉痹（湿热下注）。

治则：活血化瘀，清热利湿。

方药：自拟化瘀汤加减。

当归 15g，丹参 30g，桃仁 10g，红花 6g，川牛膝 12g，泽兰 15g，泽泻 15g，黄柏 10g，苍术 15g，金银花 15g，土茯苓 30g，黄芪 30g，虎杖 18g，延胡索 15g。每日 1 剂，水煎服。

同时配合全身用药。5% 葡萄糖注射液 250mL，加入丹参注射液 20mL，静脉滴注，每日 1 次；低分子右旋糖酐 500mL，静脉滴注，每日 1 次。

外治：银黄汤煎汤熏洗。金银花 20g，黄柏 20g，苍术 20g，苦参 30g，苏木 20g，伸筋草 20g，两面针 30g，赤芍 20g，牛膝 20g，川芎 20g，大黄 15g，红花 15g。每日 1 剂，早晚熏洗。

用药 15 天后，左小腿肿胀疼痛较前明显减轻，测左小腿胫骨粗隆下 10cm 处平面周长为 38cm，右小腿为 36cm，说明治疗有效，继予原方案行第 2 个疗程治疗。治疗结束后，患者左小腿肿胀疼痛较前明显减轻，测左小腿胫骨粗隆下 10cm 处平面周长为 36.5cm，右小腿为 36cm，站立 30 分钟后无明显肿胀疼痛，亦无沉重感，左小腿腓肠肌局部无压痛，Homans 征（–）。复查左小腿深静脉造影提示静脉管腔再通。于 1995 年 8 月 16 日病情痊愈出院。随访半年，无复发。

按语：本案为下肢深静脉血栓形成，属湿热下注型，方用自拟化瘀汤加减。方中当归活血养血，丹参一味代四物，桃仁、红花活血祛瘀，合用则功同桃红四物汤，养血活血。泽兰活血散瘀，利水消肿；虎杖清热凉血，活血消

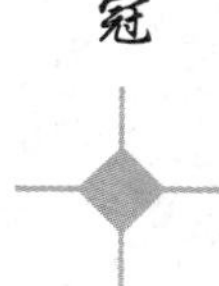

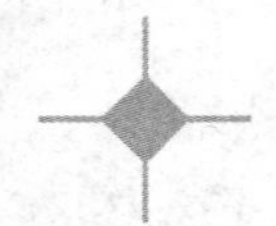

肿；延胡索行气活血，消肿止痛；土茯苓清热解毒，利水消肿；黄柏、苍术、牛膝，三药合用为三妙丸；金银花清热解毒；黄芪益气活血，利水消肿。诸药合用，共奏活血化瘀、清热利湿之功。外治之方银黄汤，方中金银花清热解毒；黄柏、苍术、牛膝，三药合用为三妙丸，清热祛湿；苏木、川芎、赤芍、大黄、红花活血祛瘀，消肿止痛；苦参清热祛湿；伸筋草祛湿活血，舒筋活络；两面针行气止痛。诸药合用，共奏活血消肿止痛之功。丹参注射液实为中药丹参有效成分提取物，与低分子右旋糖酐联用，具有改善微循环、抗血小板凝聚的作用，可加强活血化瘀、消肿止痛之功效。本案中医内治与外治相结合，中医与西医治疗相结合，措施得当，故获良效。

由于本病严重影响患者的工作和生活，故早期诊断、早期治疗对提高疗效，降低病死率和病残率有重要意义。在临床实践中应坚持中西医结合治疗，内治法与外治法结合治疗，尤其是在急性发作期或病情严重时，适当配合西医的溶栓、抗凝、去纤、扩张血管等疗法，可尽快地使血栓消融、吸收，促使静脉机化、再通和侧支静脉的扩张，以减少各种并发症的发生。根据下肢深静脉血栓形成的发病因素，应做及时有效的预防，如平时应加强体育锻炼，增加肌肉收缩力，促进静脉血回流；手术后，患者多做深呼吸、咳嗽动作，抬高肢体，尽早下床活动；避免肢体外伤、受寒；尤其是降低血液黏稠度，改善血液流变性，对预防下肢深静脉血栓形成具有重要意义。

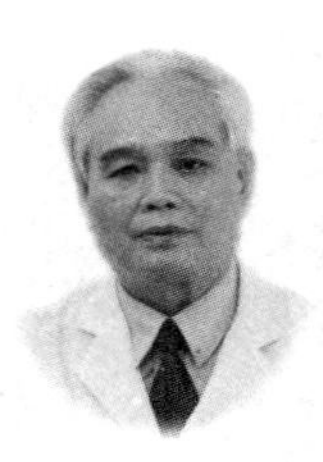

血栓闭塞性脉管炎

血栓闭塞性脉管炎是临床上较为常见的一种进行缓慢的中小动脉和静脉节段性炎性病变，其发病率仅次于下肢静脉曲张，占周围血管疾病的第2位。本病以20～40岁男性多见，多发于寒冷季节，患者多有受冷、潮湿、吸烟、外伤等病史，常先患侧下肢发病，继而累及对侧，少数患者可累及上肢，最后可导致肢体严重缺血，发生肢体坏疽。

临床上按肢体缺血程度，可分为3期。第一期为局部缺血期，患肢麻木、发凉、怕冷、疼痛，开始出现间歇性跛行，要走上1～2公里后才有症状，休息后缓解。检查发现患肢皮肤温度稍低，色泽较苍白，足背或胫后动脉搏动减弱，可反复出现游走性浅静脉炎。第二期为营养障碍期，患肢除有上述发凉等缺血症状日益加重外，间歇性跛行越来越明显，疼痛转为持续性静息痛，夜间更为剧痛，皮肤温度显著下降，更显苍白，或潮红，紫斑，皮肤干燥，无汗，趾（指）甲增厚变形，小腿肌肉萎缩，足背、胫后动脉搏动消失。第三期为坏疽期，症状越发加重，患肢趾（指）端发黑，干瘪，干性坏疽，溃疡形成。若并发感染，变为湿性坏疽，疼痛程度更加剧烈，迫使患者日夜屈膝抚足而坐。湿性坏疽，加上这种体位，可使患肢出现肿胀。并发感染后，严重者可出现高热、畏寒、烦躁不安等毒血症状。根据坏疽范围，可将坏疽分为3级。一级坏疽局限于足趾或手指部位，二级坏疽局限于足跖部位，三级坏疽

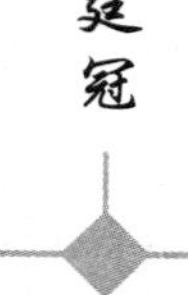

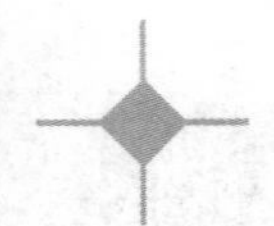

发展至踝关节及其上方。本病发展缓慢，病程较长，常在寒冷季节加重，治愈后又可复发。

本病属于中医学“脱疽”“脱骨疽”的范畴，在《灵枢·痈疽》中即有关于本病的记载，其曰：“发于足指，名脱痈，其状赤黑，死之治；不赤黑，不死。治之不衰，急斩之，不则死矣。”指出了脱疽的特点及手术处理方法。本病因营卫气血运行失调，寒邪侵袭，客于经络，经络阻隔，阳气不达四肢，气血凝滞，血管瘀塞，致使肢（指）体缺血坏死。病位在血脉。

【论治经验】

李廷冠教授认为，血栓闭塞性脉管炎的基本病因病机是阳虚外感寒湿，导致气滞血瘀，血脉瘀阻。临床上根据病情不同，运用内治与外治相结合的方法辨证治疗。

（一）内治法

1. 阴寒型　即寒凝血瘀之证。患肢喜暖怕冷，扪之寒冷，遇冷痛增，遇热痛缓，皮色苍白或紫瘀。舌质淡红，苔薄白，脉沉细或弦。此型多见于第一期或恢复期者。治宜温经散寒，活血化瘀。常用药物为桂枝、干姜、党参、当归、黄芪、牛膝等。

2. 湿热型　即湿热蕴结（可有偏湿、偏热之分），气滞血瘀之证。四肢怕冷较轻，反复出现红肿、灼热、疼痛的游走性结节或条索，患肢酸胀、沉重、乏力，足潮红或紫红肿胀，轻度坏疽。溃疡边缘湿疹性糜烂，渗液较多。舌质红，舌苔腻或黄腻，脉滑或弦数。此型多见于第二期或第三期轻度坏疽，溃疡继发感染者。治宜清热利湿，凉血化瘀。常用药物为玄参、金银花、当归、甘草、牛膝、穿山甲、乌梢蛇、木瓜、赤芍、黄芪等。

3. 热毒型　即气滞血瘀，郁久化热，郁热化毒之证。患肢剧痛，昼轻夜重，喜凉怕热，遇热痛剧，发生坏疽或溃疡、恶臭、肉芽红，边缘红肿、灼热、肿胀、脓多，或全身发热，口渴心烦。舌质红，舌苔黄腻或黄燥，脉滑数。此型多见于第三期严重坏疽，有重度感染者。治宜清热解毒，活血化瘀。常用药物为金银花、紫花地丁、蒲公英、玄参、生地黄、丹参、益母草、穿山甲、乌梢蛇、黄柏、牛膝等。

4. 气血两亏型　即病久气血耗损之证。可见面容憔悴、萎黄，患肢肌肉明显萎缩，皮肤干燥脱屑，创面久治不愈，肉芽淡红，脓液清稀。舌质淡或嫩红，苔薄，脉细而无力。此型多见于后期身体虚弱或恢复阶段处于稳定状态者。治宜益气活血。常用药物为黄芪、党参、石斛、熟地黄、当归、白芍、白术、甘草、茯苓、陈皮、肉桂、远志等。

（二）外治法

患肢发凉、怕冷明显，触之冰冷，遇寒冷症状加重者（阴寒证），用回阳止痛洗药、温脉通经洗药熏洗。患肢潮红或紫红、肿胀、疼痛者（血瘀证），用活血止痛散、活血消肿洗药熏洗浸泡。足部发生坏疽继发感染已局限稳定，创面脓多及有坏死组织（湿热证或热毒证），可用解毒洗

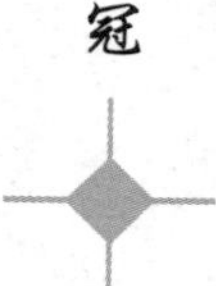

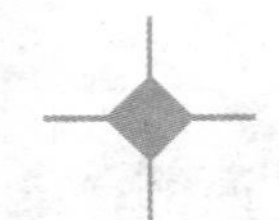

药、四黄洗药浸洗，外敷全蝎膏。若形成慢性溃疡，长期不愈合（气血虚证），则可应用溃疡洗药、润肤洗药熏洗患处和创面。

熏洗疗法直接作用于患部，具有显著的改善血液循环、解毒消炎、祛腐提脓、生肌收口等作用，可以取得良好效果。但对肢体干性坏疽，或处于急性进展期，肢体坏疽感染未局限稳定者，均不宜使用熏洗疗法，可用75%酒精纱布湿敷。

熏洗后，应根据创面情况进行换药，如创面有脓性分泌物时，盖敷大黄油纱布；创面干净，生长肉芽组织时，盖敷玉红膏油纱布包扎。在炎症浸润处，还可以外涂黄马酊、丹参酊，可起到消炎止痛、通经活络的作用。不宜使用有腐蚀性或刺激性的药物。

对溃疡坏疽继发感染者，在全身应选用大剂量的清热解毒药物，如金银花、蒲公英、紫花地丁、玄参、黄柏等，取其抑菌杀菌、清除体内氧自由基的作用，适当加上乳香、没药等活血止痛药物。同时根据脓液细菌培养和药敏实验结果选择适当抗生素，尤其是绿脓杆菌感染者，应在局部血运改善，坏死组织分界清楚，炎症控制的情况下，采用蚕食法或一次性清除腐烂坏死组织，减少对创面的刺激，使其尽早腐去肌生愈合。

【医案】

覃某，男，47岁，1993年9月15日入院。

右足麻木冷痛、间歇性跛行2年。患者2年前始感右足部不适，此后发凉、怕冷、麻木、疼痛，间歇性跛行。半年前右足第1趾及第2趾相继紫黑溃烂脱落，疼痛剧烈，常彻夜不眠，弯膝抱足按摩而坐。既往有吸烟史25年，平均每日30支。查体：右小腿肌肉萎缩，可触及短而硬的条索状物。右足第1趾及第2趾缺如，足背部有一大小约5cm×4cm的溃疡，局部红肿痛，脓液较多，色黄味臭。右足背动脉搏动（-），左足背动脉搏动（+），胫后动脉搏动（-），腘动脉搏动（+），股动脉搏动（+），双上肢动脉搏动正常。舌红，苔黄干，脉弦数。

西医诊断：血栓闭塞性脉管炎，坏疽期。

中医诊断：脱疽（热毒型）。

治则：活血通络，清热解毒。

方药：桃红四物汤合四妙勇安汤加减。

当归15g，丹参30g，赤芍30g，川芎15g，川牛膝15g，桃仁10g，红花10g，玄参30g，金银花30g，生地黄15g，白花蛇舌草30g，甘草10g，延胡索15g，炙乳香6g，炙没药6g。每日1剂，水煎分2次服。

同时配合丹参注射液20mL加入5%葡萄糖注射液500mL，静脉滴注，每日1次，14次为1个疗程。静脉滴注每疗程间休息3天。

外治：予自拟脱疽外洗方。药用：九里明60g，白花蛇舌草60g，苏木60g，大黄60g，红花15g，甘草15g。水煎温洗患肢，每日1剂，每日1～2次。坏疽组织按蚕食法处理，疮面用蜂蜜纱布外敷，外盖无菌纱布，胶布固定，每日1换。

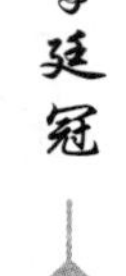

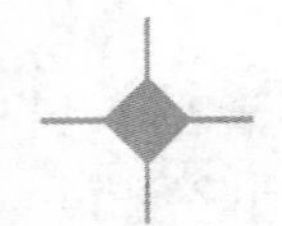

上法连续治疗1个月后，患者自觉疼痛减轻，溃疡面缩小，肉芽转红，说明创面血运改善，感染控制，即行植皮术，术后创面愈合。出院后继续内服上方（加黄芪30g，党参15g）1个月以巩固疗效。随访1年，病情稳定，未再反复。

按语：中医学对本病的认识为“虚是本，邪是标，瘀是变，损是果”，阳虚外感寒湿导致气滞血瘀，故温经散寒、活血通脉是基本治则。临床上宜根据疾病的特点和发生发展过程采用辨病论治和辨证论治相结合的方法，进行分期、分型辨证论治，同时根据“急则治其标，缓则治其本”的原则，对郁久化热化火，热毒炽盛者先以祛邪为主，给予清热解毒利湿和养阴清热解毒，待急性期过后，再以扶正化瘀为主。

本案为血栓闭塞性脉管炎，坏疽期，属热毒型。方用桃红四物汤合四妙勇安汤加减。方中桃仁、红花、当归、丹参、生地黄、赤芍、川芎养血凉血，活血化瘀；延胡索、炙乳香、炙没药、川牛膝散瘀消肿止痛，牛膝兼有引药下行之功；玄参、金银花、白花蛇舌草清热凉血解毒；甘草调和诸药。诸药合用，共奏散瘀消肿止痛、清热凉血解毒之功。外治方中九里明、白花蛇舌草清热解毒，凉血消肿；苏木、大黄、红花活血化瘀，消肿止痛；甘草调和诸药。加以坏疽组织按蚕食法处理，后用蜂蜜生肌收口。诸法合治，共奏散瘀消肿止痛、清热凉血解毒、去腐生肌之功。丹参注射液具有加强活血化瘀、消肿止痛之功效，能扩张肢体血管，改善微循环，促进侧支循环的建立。本案中医

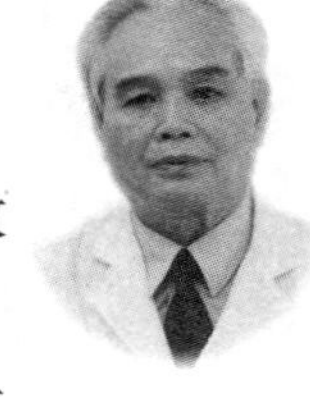

内外合治，中西医相结合治疗。内外兼治，措施得当，故获良效。

对患者出现的剧烈顽固性肢体疼痛，必要时可采取一些临时止痛措施来减轻患者痛苦。由于中医药治疗上有部分局限性，故可采用中西医结合综合治疗，以提高疗效，减少复发，降低病残率。由于病因未明，目前的治疗均为对症治疗，而不是病因学治疗。病情的恶化和复发与吸烟、寒湿、外伤有密切关系，所以终身戒烟、避免外伤、防寒保暖、坚持正确的治疗方法和定期复查是巩固疗效、预防和减少病情复发的关键措施。

其他外科疾病

糖尿病足

糖尿病足是由于糖尿病血管或神经病变引起下肢异常改变的总称。因合并感染引起肢端坏疽称糖尿病肢端坏疽，是糖尿病足发展的一个严重阶段，也是糖尿病患者致残的主要原因之一。有资料表明，在糖尿病患者中，有 1/3 的人已经出现病情不等的下肢病变，这其中有 15% 的人出现溃疡、坏疽。在整个下肢截肢的患者中，糖尿病坏疽的截肢率占非外伤截肢的 50%，而在另一个统计中，糖尿病患者下肢截肢的危险性为非糖尿病患者的 15 倍。本病一旦发

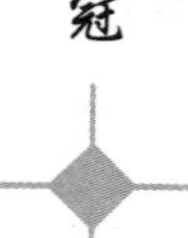

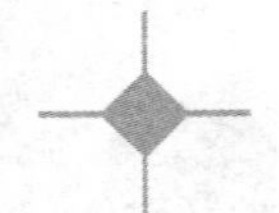

生，发展快，病情重，治疗较为棘手。

本病属中医学“消渴”“脱疽”的范畴。《诸病源候论》曰：“其病变多发为痈疽。”《圣济总录》曰：“消渴者……久不治，则经络壅涩，留于肌肉，发为痈疽。”《卫生宝鉴》曰：“消渴病人足膝发恶疮，至死不救。”《秘传证治要诀》曰：“三消久之，精血既亏，或目无所见，或手足偏废。”说明消渴病久易发痈疽，且难以治愈。

【论治经验】

李廷冠教授认为，本病多责之于气阴两虚，经脉阻塞，湿热毒盛，以肝肾阴虚为本，瘀血热毒为标。消渴日久，耗伤气阴，肌肤失养，血脉瘀滞，日久化热，热瘀相搏，血腐肉烂，或感受外邪及外伤等，以致湿热内蕴，气血运行不畅，四肢失养，瘀久化火蕴毒而成。治疗上强调标本同治，既要清热解毒活血治其标，更要补气滋阴治其本。一般分为湿热毒盛、气阴两虚2个证型进行论治，同时强调活血化瘀，使患者阴津复、脉络通、瘀血去、新肉生。糖尿病患者还需注意降血糖，要配合西药降糖，感染严重者根据药敏试验结果加用抗生素，再联合外治疗法。中西医结合、内外治结合治疗可提高疗效，降低截肢率。

（一）中药治疗

1. 湿热毒盛型　为坏疽感染、发展期。症见口渴喜饮，纳呆，身体高热或低热，便秘溲赤，患肢剧痛，昼轻夜重，下肢局部出现红、肿、热、痛，坏疽创面分泌物多，并有恶臭。舌质红，苔黄，脉弦数。治宜清热解毒，活血养阴，用四妙勇安汤加味，药用：金银花30g，玄参20g，当归10g，赤芍15g，黄柏10g，苍术15g，牛膝10g，丹参30g，天花粉15g，白芷15g，土茯苓20g，黄芪20g，甘草10g。

加减：烦渴多饮、口干舌燥者，重用天花粉，加葛根、石斛、麦冬各12g；身乏无力者加黄芪30g，党参15g；创面溃烂明显者，加生地黄15g。

2. 气阴两虚型　为坏疽稳定期。症见精神不振，肢体乏力，肌肉瘦削，少气懒言。患肢疼痛较轻，创面脓液清稀，经久不愈。舌质淡红，苔薄白，脉细弱。治宜补气养阴，活血生肌，用顾步汤或六味地黄汤加减，药用：党参20g，黄芪30g，山药20g，白术15g，茯苓15g，当归15g，石斛30g，天花粉15g，熟地黄15g，山茱萸10g，牡丹皮10g，赤芍10g，甘草10g。

（二）西药治疗

积极控制糖尿病，严格控制饮食。轻型患者给予口服降糖药，选择格列齐特或格列喹酮片等。对口服药无效的中重型糖尿病患者及肢体坏疽感染严重的患者运用胰岛素治疗，根据血糖来调整剂量，控制血糖在6～8mmol/L。根据坏疽溃烂创面分泌物细菌培养及药敏试验结果，选择敏感的抗生素，以有效地控制感染。

（三）局部外治

坏疽感染、发展期，每日用清热解毒中药外洗患处。

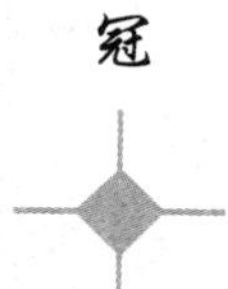

处方：金银花20g，蒲公英20g，黄柏20g，黄连20g，大黄20g，红花15g。每日1剂。另外，少量、多次清除坏死组织，遵循由远及近、由软到韧、先易后难的原则行蚕食疗法。清创后创面外敷九一丹。坏疽稳定期，先用3%过氧化氢及生理盐水清洗创面后，再外敷生肌玉红膏。

【医案】

医案1：何某，女，50岁，工人，1995年7月9日入院。

右足第1趾红肿疼痛9天，伴流脓4天。患者入院前9天自行撕开右足第1趾鸡眼外皮，致局部红肿疼痛，5天后伤口出现流脓，伴多饮、多尿，患处剧痛，无发热。曾在门诊注射青霉素及进行伤口换药，无好转，遂来诊。既往有糖尿病病史1年。检查：右足第1趾坏疽，创面大小约4cm×2cm，右足第1趾及第1跖趾关节处明显红肿、肤温高。舌质红，苔黄，脉弦。空腹血糖14.2mmol/L，尿糖（++++）。创面分泌物细菌培养为绿脓杆菌生长，对庆大霉素等药敏感。

西医诊断：右糖尿病足。

中医诊断：消渴；脱疽（湿热毒盛）。

治则：清热解毒，活血养阴。

方药：四妙勇安汤加味。

金银花30g，玄参20g，当归10g，赤芍15g，黄柏10g，苍术15g，牛膝10g，天花粉15g，白芷15g，土茯苓20g，甘草10g，黄芪20g。每日1剂，水煎分2次服。

外治：金银花20g，蒲公英20g，黄柏20g，黄连20g，

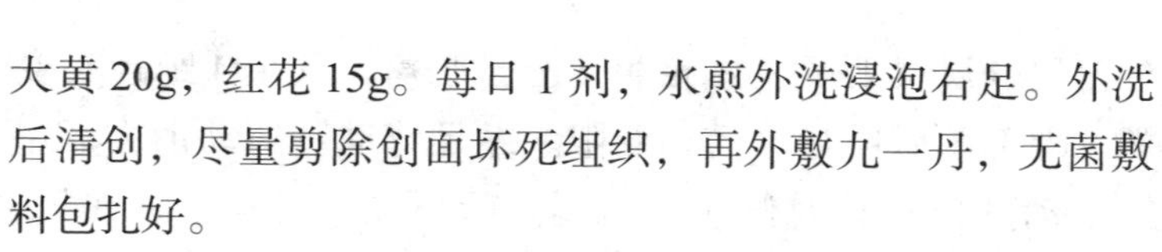

大黄 20g，红花 15g。每日 1 剂，水煎外洗浸泡右足。外洗后清创，尽量剪除创面坏死组织，再外敷九一丹，无菌敷料包扎好。

西医治疗：口服格列齐特，每日 160mg，分 2 次餐前服；静滴庆大霉素，每日 24 万单位。

10 天后，症状好转。改抗生素为口服头孢氨苄胶囊，继续原中药方内服、外洗及换药。

6 天后，右足已无红肿，查创面缩小为 2cm×2cm，分泌物明显减少，停用抗生素。治以益气养阴、活血生肌为法。

处方：党参 20g，黄芪 30g，山药 15g，白术 15g，茯苓 15g，当归 15g，熟地黄 15g，山茱萸 10g，牡丹皮 10g，赤芍 10g，甘草 10g。每日 1 剂，水煎服。继续按原外洗方外洗患足，创面外敷九一丹。

1 个月后，右足创面明显缩小。继服中药及降糖药，创面改外敷生肌玉红膏。

1 周后，创面愈合，诸症消失。复查血糖为 7.6mmol/L，尿糖（–），病愈出院。出院后继续服格列齐特控制血糖。

医案 2：王某，女，75 岁，1994 年 3 月 13 日入院。

左足背、足趾红肿疼痛、溃烂 1 月余。曾先后到本市数家医院住院治疗，效果欠佳，医生建议行截肢术，患者不接受，遂转至本院治疗。既往糖尿病病史 10 余年。查体：神清，生命体征基本正常，心肺正常，腹软，无压痛，肝脾未扪及。专科检查：左足背大部分溃烂，有暗黄色的

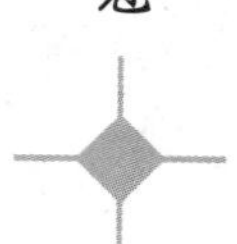

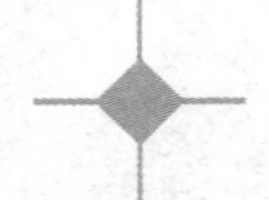

分泌物，腐臭明显，左足第4趾已脱落，其余4趾趾头变黑，踝部肿胀明显，活动受限。左足背动脉搏动消失，左胫后动脉搏动较对侧明显减弱。舌质红，无苔，脉细数。空腹血糖12.42mmol/L，尿糖（+++）。

西医诊断：左糖尿病足。

中医诊断：消渴；脱疽（湿热毒盛）。

治则：清热解毒，活血养阴。

方药：顾步汤加减。

黄芪30g，石斛30g，当归15g，牛膝15g，紫花地丁15g，党参15g，金银花15g，野菊花15g，蒲公英15g，丹参30g，天花粉15g，甘草6g。每日1剂，水煎分2次服。

外治：用清热解毒、收敛生肌的中药外洗。大黄30g，黄柏15g，黄连15g，苦参30g，明矾15g，十大功劳60g。水煎取药液，每日熏洗患肢1次，每次20～30分钟。洗后创面清创，剪除坏死组织，外敷九一丹。

西医治疗：皮下注射胰岛素和口服格列齐特等，以控制血糖；静脉注射头孢呋辛钠2g，每日2次，以控制感染。

1个月后，创面分泌物明显减少，无腐臭味，肉芽暗红，踝部肿胀减轻。中药内服方去紫花地丁、野菊花，加牡丹皮10g，赤芍10g，抗生素改口服，继续中药外洗及每日换药。半个月后停用抗生素。

经3个多月的治疗，患者左足背溃疡完全愈合，左胫后动脉搏动增强，左足背动脉搏动恢复，痊愈出院。

按语：对糖尿病足患者运用中医辨证施治，并配合使用西药降低血糖、控制感染的方法，可收到良好的效果。

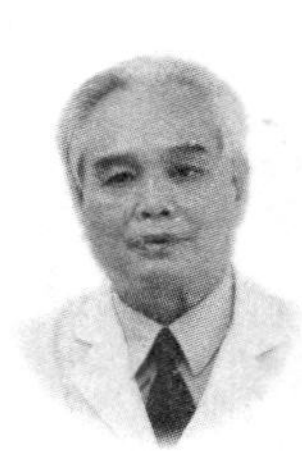

医案1用金银花、赤芍、土茯苓、天花粉、黄柏以清热解毒；当归、牛膝活血化瘀，凉血通经；玄参泻火解毒；黄芪大补元气，又除燥热，与当归相配则去腐生肌。医案2患者患消渴日久，耗气伤阴，故加上天花粉、石斛滋补阴液，与清热解毒的金银花、野菊花、蒲公英、紫花地丁合用，达到养阴清热之效；配合黄芪、党参、当归补气生血，扶正固本，意在标本兼顾。诸药配伍，共奏益气养阴、清热解毒、活血化瘀之功。外洗方中大黄、黄柏、黄连、苦参、十大功劳共用，配合明矾，旨在发挥清热解毒、消肿止痛、活血生肌之功效。

糖尿病足患者容易发生感染，感染的发展反过来又会促使原有的糖尿病加重，必须满意控制血糖后，抗生素才能对糖尿病坏疽感染发挥最大的作用。因此，除中药治疗外，再配合应用降糖药和抗生素是必不可少的。

中西医结合治疗，同时进行肢体坏疽的局部处理，是治疗糖尿病足的重要环节。于坏疽感染期用清热解毒中药外洗能改善肢体血液循环，清洁创面，减少分泌物。外敷九一丹可祛腐排脓。在感染基本得到控制的后期使用生肌玉红膏，可起到活血祛瘀、解毒镇痛、润肤生肌的作用，能促进血液循环及肉芽组织增生，使创面愈合加快。

在临床上不仅要注重药物治疗，同时要注重对糖尿病足患者的护理，护理对于治疗效果的好坏至关重要。例如，护理人员要注意观察患肢肤温、肤色、坏死范围以及动脉搏动情况，协助患者进行功能锻炼，促进侧支循环，每日上抬和下垂患肢。对于干性坏死的创面，应加以保护，避

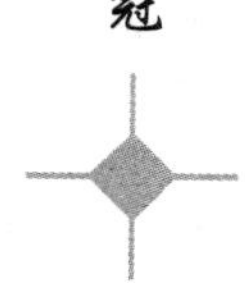

免意外碰伤，每日用75%酒精消毒后予无菌敷料包扎，保持创面干燥，防止继发感染。嘱患者注意对腿、脚的保护，修剪指甲要小心，不可用力搔抓皮肤，以避免外伤；不用过热的水浸泡下肢，鞋、袜要宽松，不要使脚受到挤压，在寒冷季节里，要注意患肢的保暖。因该病病程长，病情反复迁延，疼痛难忍，溃疡经久难愈，加上患者担心截肢，可能会产生烦躁易怒或悲观失望的心理。因此，护理人员应通过一些治愈的病例，鼓励患者树立战胜疾病的信心，积极配合治疗。

痛风性关节炎

痛风是长期嘌呤代谢紊乱、血尿酸增高引起组织损伤的一种临床综合征，主要表现为高尿酸血症、痛风石沉积、关节畸形等，常累及肾脏，引起慢性间质性肾炎和尿酸性肾结石。痛风性关节炎是痛风最常见的临床表现之一。痛风性关节炎常表现为跖趾关节、踝关节等处红肿热痛，甚至活动障碍和关节畸形，迁延难愈。受寒、劳累、饮酒、饥饿、食物过敏或进食富含嘌呤的食物（动物内脏、蚝、沙丁鱼、鱼卵、酵母等）、感染、创伤、手术等为发病的常见诱因。初期为单个关节发炎，后期可累及多个关节。根据临床症状可分为4期，有无症状期、急性痛风性关节炎发作期、间歇期、慢性关节炎期。

本病属中医“痹病”“白虎历节风”的范畴。《类证治裁》云：“痛风，痛痹之一症也，其痛有常处。”龚廷贤在

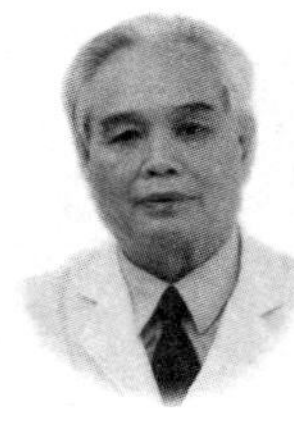

《万病回春》中指出：“一切痛风肢体痛者，痛属火，肿属湿……所以膏粱之人，多食煎炒、炙爆、酒肉，热物蒸脏腑，所以患痛风、恶疮、痈疽者最多。”本病多是因平素过食膏粱厚味，以致湿热内生，兼受风寒湿邪侵袭经络，气血不能流畅而成。风寒湿邪郁久化热，湿热互结，流窜肢节，阻滞气血经络而见局部红肿热痛。若反复发作，病久伤肾，则瘀血痰浊凝滞，络道阻塞，肢体失养，从而导致关节畸形僵硬，甚至溃疡。

【论治经验】

李廷冠教授认为，痛风性关节炎应按不同病期及病情应用不同的方法、措施及方药进行治疗，才能取得较好的治疗效果。

一般治疗：急性关节炎发作期应卧床休息，抬高患肢，至症状缓解后 2 ～ 3 天。节制饮食，进食碳水化合物，低蛋白、低脂肪饮食。适当限制富含嘌呤的食物，如动物内脏。禁止饮酒，因酒精能使血乳酸含量增高而抑制尿酸排泄。多饮水，使每日尿量不少于 2000mL，以利尿酸排泄。避免精神刺激、着凉或过劳等。

无症状期，除了血尿酸增高外，无其他症状。主要给予一般治疗，重点是饮食治疗。常饮金钱二皮茶，药物组成：金钱草 30 ～ 50g，青皮 10g，陈皮 10g。每日 1 剂，水煎服。对控制病情发展有帮助。

急性痛风性关节炎发作期，表现为突发关节剧痛，足第 1 跖趾关节为好发部位，伴有局部红肿和压痛。本期证

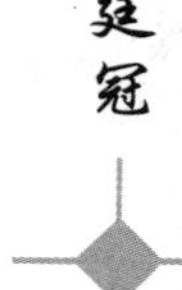

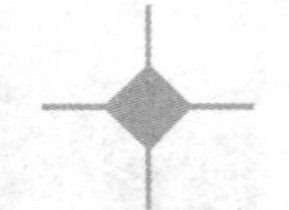

属湿热瘀阻，关节失利，治疗以清热利湿、散瘀通络、消肿止痛为法，选用四妙丸加味。药用：苍术 10g，黄柏 10g，络石藤 10g，没药 10g，牛膝 15g，当归 15g，蚕沙 15g，滑石 20g，甘草 10g，车前草 10g，忍冬藤 30g，蒲公英 30g，薏苡仁 30g。每日 1 剂，早晚煎服。加减：发作期关节疼痛剧烈，遇风、遇冷而疼痛加重者，加桂枝 6g，防风 9g，延胡索 15g；关节红肿者，加生石膏 30g，丹参 15g；关节疼痛麻木者，加地龙 15g，乌梢蛇 15g，红花 6g。连服 1 ～ 2 周为 1 个疗程。患处配合金黄膏或玉露膏外敷。

发作间歇期，为两次发作之间的数月至 1 年以上的间隔，可无症状。治疗上主要在于预防急性发作，维持血清尿酸在正常范围，防止痛风结节形成，保护肾脏功能。这时需控制体重，多饮水，进食避免促进发作的食物。常饮金钱二皮茶，对预防急性发作有一定作用。

慢性关节炎期，表现为受累关节僵硬、畸形，部分晚期患者可在耳郭、尺骨鹰嘴和受累关节附近出现痛风石，约 1/3 的患者可同时有肾脏病变。此期证属脾肾两虚，营血不足，治以温补脾肾、养血和营为法，方用右归丸合参苓白术散加减。药用：党参 15g，茯苓 10g，补骨脂 10g，白术 10g，杜仲 10g，当归 10g，阿胶 10g（烊化），牛膝 10g，桂枝 10g，桑寄生 30g。加减：肢冷畏寒者，加附子、肉桂、川草乌；肝肾不足者，加菟丝子、枸杞子，关节僵硬、活动欠佳者，加桃仁、地龙、红花；湿盛苔腻纳呆者，加苍术、厚朴、车前子、砂仁；并发尿路结石者，治疗参照尿路结石治疗。常饮金钱二皮茶，有一定的治疗作用。

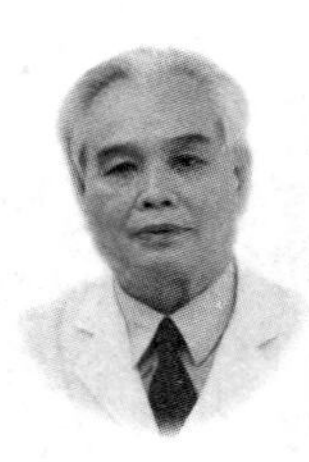

外治法：患处可用回阳玉龙膏外敷，或红灵酒外搽，或用桂红汤水煎外洗。桂红汤药物组成：桂枝 30g，姜黄 30g，独活 30g，红花 15g，泽兰 15g，艾叶 15g，宽筋藤 20g，威灵仙 20g。若痛风结节已影响关节功能或压迫神经，或伴有窦道形成，或趾、指畸形坏死，或有巨大的尿酸盐沉积物者，应考虑手术治疗。

【医案】

医案 1：廖某，男，53 岁，1994 年 6 月 2 日入院。

双足关节疼痛反复发作 2 年余，突发并加重 2 天。自诉于 1992 年起，双踝及左右第一跖趾关节肿胀疼痛，以右侧为甚，遇风、遇冷加重，伴跛行，口微渴，汗多，面色淡红，腰膝酸软。舌质淡，苔薄黄，脉弦濡。化验检查：血白细胞总数 12.1×10^9/L。中性粒细胞 86%，淋巴细胞 12%，嗜酸性粒细胞 2%。血沉 34mm/h，血尿酸 833μmol/L，抗 O ＜ 500μ，类风湿因子阴性。尿常规正常。X 线检查未发现关节异常改变。

西医诊断：痛风性关节炎。

中医诊断：痹病（肝肾亏虚，湿热内蕴）。

治则：清热利湿，补益肝肾，通络止痛。

方药：四妙丸加味。

茯苓 15g，白术 15g，苍术 15g，黄柏 15g，薏苡仁 30g，泽泻 10g，牛膝 10g，独活 12g，桑寄生 12g，杜仲 12g，秦艽 12g，山慈菇 9g，川芎 9g，当归 9g。每日 1 剂，水煎服。局部外敷金黄膏，每日 1 换。

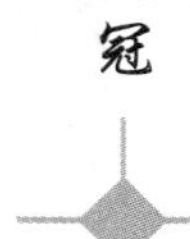

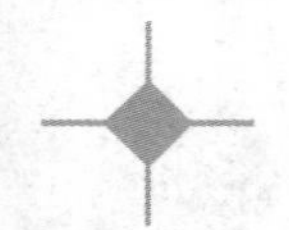

服药6剂，患者关节疼痛及肿胀已基本消退，行走自如，但仍觉双膝酸软、乏力。舌淡，苔薄黄，脉缓有力。血白细胞8.8×10^9/L，血沉21mm/h，血尿酸547μmol/L。守上方去秦艽、泽泻，加党参、黄芪、菟丝子各20g。再进2剂，药毕诸症悉除。继服上述中药，以巩固疗效，21天后痊愈出院。随访2年，未见复发。

医案2：吴某，男，65岁。

因双踝、双足第1跖趾关节反复疼痛2年，加重1个月住院。自诉2年前因跌伤右足而出现第1跖趾关节肿痛，行走不便，后渐肿至踝关节。经肌注青霉素、口服布洛芬等肿消痛缓。此后症状反复，且累及左足、踝部，入院前1个月上症再发，病情较前加重，疼痛为跳痛样，夜晚尤甚，不能行走，无发热，按原法治疗无效而收住院。查体：心、肺、腹部未见异常，双足第1跖趾关节肿胀畸形，皮肤稍红，肤温高，双踝及足背肿胀，压痛明显，活动受限。舌质红，苔黄腻，脉弦。入院初诊为风湿性关节炎，予独活寄生汤加减内服，涂搽抗风湿酊对症治疗3天，病情无缓解。经检查，血尿酸为572μmol/L，高于正常，血沉62mm/h。双足正斜位X线片未见明显异常。修正诊断为痛风性关节炎。

西医诊断：痛风性关节炎。

中医诊断：痹病（湿热瘀阻）。

治则：清热利湿，散瘀通络，消肿止痛。

方药：四妙丸加味。

苍术10g，黄柏10g，络石藤10g，没药10g，牛膝15g，当归15g，滑石15g，车前草10g，忍冬藤30g，蒲公英

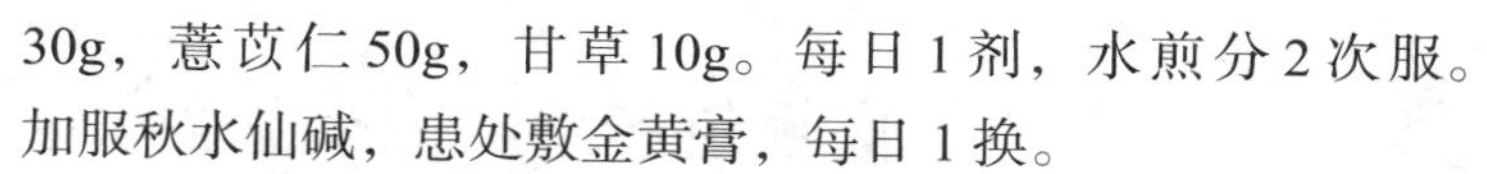

30g，薏苡仁50g，甘草10g。每日1剂，水煎分2次服。加服秋水仙碱，患处敷金黄膏，每日1换。

共治疗7天，患者疼痛、肿胀消失，步行出院。嘱出院后常服金钱二皮汤。处方：金钱草30g，青皮10g，陈皮10g。每日1剂，水煎当茶饮。1年后随访，未见复发。

按语：医案1因患病日久，正气已虚，并由于形体丰腴，嗜食肥甘厚味，致风寒湿邪内生，流注关节而生本病。方中茯苓、白术、苍术、薏苡仁、泽泻健脾胃，利水湿；独活、秦艽、黄柏、山慈菇清热解毒，祛风燥湿；桑寄生、杜仲、当归、川芎、牛膝补肝肾，行气血。诸药合用，共奏补肝肾、祛风湿、健脾胃之功，能使邪毒从小便排出。同时配合金黄膏外敷患处，清热解毒，活血消肿，以增强消炎止痛之功。

医案2因外伤，瘀血阻络，日久化热，湿热内生，痹阻关节经络，发而为病。就诊时，患者主要的病痛为关节痛，急则治其标，故以清热利湿为主，佐以化瘀通络。方中黄柏苦寒入下焦，清下焦湿热；苍术苦温，能燥湿；薏苡仁、甘草健脾除湿，和胃理气；牛膝能祛风湿，引药下行；滑石、车前草清热除湿，消肿止痛，在利尿的同时促进尿酸排泄；忍冬藤、络石藤清热通络，消肿止痛。诸药合用，对湿热下注的两足肿痛有奇效。

金钱二皮汤药物组成简单，但能利尿除湿，健脾和中。金钱草清热除湿，青皮、陈皮健脾理气燥湿，能达到祛湿不伤阴、通下不伤正的效果。

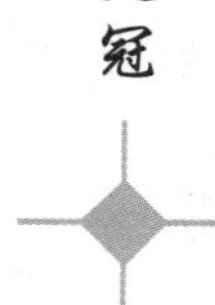

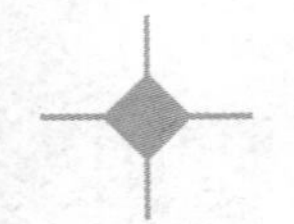

嵌顿包茎

嵌顿包茎是由于阴茎包皮过长，开口狭窄，包皮强行上翻而没及时复位，卡于阴茎冠状沟处不能下翻所致。嵌顿后影响血液和淋巴液的回流，从而导致包皮、阴茎头瘀血、水肿，严重者包皮和阴茎头可形成溃疡和组织坏死。临床表现为阴茎包皮口紧缩，包皮明显肿胀，呈游泳圈状环套于冠状沟，包皮向上翻卷，高度水肿，龟头及包皮内层有不同程度充血红肿，伴发冠状沟溃疡、糜烂，表面有少许渗出物。

该病目前中医学尚无统一病名，病机多为损伤后阴茎部经络阻塞，气血凝滞，毒邪壅遏。不通则痛，故疼痛明显；气血不通，津液不循常道，溢出脉外，故见肿胀；瘀久化热，热盛肉腐，时间长可出现溃疡、糜烂。

【论治经验】

本病治疗宜疏通经络，活血化瘀，清热解毒。本病来势急，病情变化快，需紧急处理。李廷冠教授应用三棱针进行局部穿刺放液，并配合中药外洗治疗，取得较好的效果。

患者取仰卧位，先将阴茎局部用 0.1% 新洁尔灭溶液消毒。术者戴手套，选择嵌顿包茎水肿最明显处，行局麻后用消毒三棱针刺破 2 个小孔，见有淡黄色液体溢出后用两手食指、中指固定阴茎体部，两手拇指同时轻柔地按摩挤

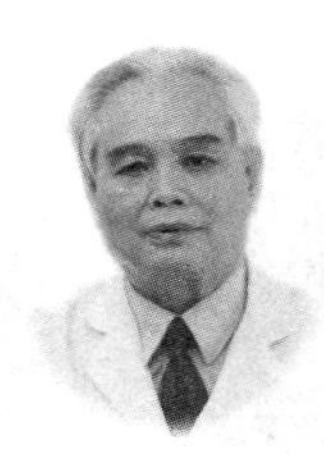

压嵌顿处，使瘀积之组织液从小孔逐渐排出，待液体减少、水肿减轻后，两手拇指向近端推压阴茎龟头，两手食指、中指向远端提拉包皮使其复位。复位成功后嘱患者当天注意休息，避免剧烈活动，并配合活血化瘀、清热解毒之中药外洗。

自拟中药外洗方：千斤拔 15g，宽筋藤 15g，苏木 15g，红花 10g，九里明 10g，金银花 10g，黄柏 10g，紫花地丁 10g。加水煎至 1000mL，将药液倒入盆中，待温度降至 40℃左右时泡洗阴茎 15 ～ 20 分钟，每日 2 次。

【医案】

患者，男，28 岁，1998 年 8 月 25 日初诊。

阴茎包皮外翻后不能复位伴疼痛半天。患者于 8 月 24 日晚行房事，因包皮过长，上翻后不能复位，当晚自觉局部疼痛，夜寐不安，未经特殊处理，翌日疼痛逐渐加剧后即到我院就诊。检查：阴茎包皮充血水肿较甚，紧勒在冠状沟处，触痛明显，龟头局部瘀血，难以复位。

诊断：嵌顿包茎。

治疗：先用三棱针在水肿最明显处穿孔放液，继用手法使包皮复位。后用中药外洗，药用：千斤拔 15g，宽筋藤 15g，苏木 15g，红花 10g，九里明 10g，金银花 10g，黄柏 10g，紫花地丁 10g。水煎外洗患处，每日 2 次。

2 天后，患者局部疼痛消失，阴茎包皮水肿及龟头瘀血消退。嘱其择期行包皮环切手术。

按语：嵌顿包茎如不能及时复位，可造成阴茎包皮和

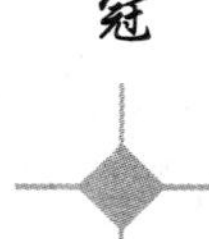

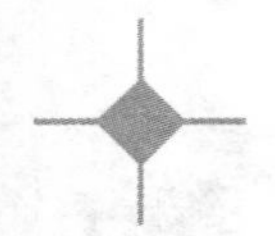

阴茎头的血液、淋巴液回流障碍，出现局部瘀血和水肿。时间越长，瘀血水肿越甚，内部压力越高，加剧了包皮狭窄环的绞锁情况，最终导致局部缺血，组织溃疡或坏死。该病多是采用手术的方法切开勒紧的包皮口，解除对阴茎头的绞窄，待局部炎症消退后择期做包皮环切术，但手术切开至局部炎症消退一般需要 7 天，治疗时间较长。用三棱针在水肿处穿刺放液，目的是减轻内部压力，缓解包皮狭窄环的绞锁情况，使手法复位顺利进行。应用三棱针穿刺放液使嵌顿包茎松解及复位，则经络气血得以正常运行。配合使用中药外洗方，方中千斤拔、宽筋藤、苏木、红花活血化瘀，通络止痛；九里明、金银花、紫花地丁、黄柏清热解毒，利湿消肿。局部穿刺配合中药外洗，共奏疏通经络、活血化瘀、清热解毒之效，临床操作方便，见效快。若手法复位失败而水肿进一步发展，嵌压组织使之瘀血缺血，呈现青紫迹象时，不要再试行手法复位，应果断施行包皮嵌顿环切开术，以免组织缺血坏死。

直肠脱垂

直肠脱垂是指肛管、直肠黏膜、直肠全层甚至部分乙状结肠向下移位，脱出肛门外的一种疾病，是肛肠科的难治性疾病之一，相当于中医学的“脱肛”。本病多因小儿气血未旺或老年人气血衰退，中气不足，以及慢性泄泻、长期咳嗽等，导致气虚下陷，固涩失司，以致肛管直肠向外脱出。

【论治经验】

直肠脱垂宜采用综合治疗，中药内服配合注射、熏洗等方法。《素问·至真要大论》云：“下者举之。”《疡科心得集》云：“治脱肛之证，不越乎升举、固摄、益气三法。”本病气虚者多，实（湿）热较少，治以补中益气、升提固摄为主，兼以清热除湿。临床最常见的证型是脾虚气陷证，表现为便后肛门有物脱出，甚则咳嗽、行走、排尿时脱出，劳累后加重；肛门坠胀感，或堵塞感，或排便不尽感，大便带血；伴神疲乏力，食欲不振，甚则头晕耳鸣，腰酸膝软。舌淡，苔薄白，脉细弱。治则：补中益气，升提固涩。常用方药：补中益气汤加减。党参 15g，黄芪 15g，白术 15g，柴胡 6g，升麻 15g，当归 15g，牛膝 10g，丹参 10g，淮山药 15g，桃仁 10g，陈皮 6g，炙甘草 6g。加减：气虚明显，脱垂较重，不能自行还纳者，重用党参、黄芪、升麻；气阴两虚，津枯肠燥，腰酸耳鸣者，加生地黄、麦冬、玄参。

【医案】

患者，男，68 岁。

因直肠脱垂不能回复 2 天入院。患者便后直肠脱垂 5 年，脱出时均用手轻托才可还纳。2 天前因大便秘结，奋力努挣排便后直肠脱垂不能还纳，下腹坠胀痛，无大便出，小便难解，胃纳差，经当地医院治疗无效而转我院。诊见精神不振，面色无华，气少懒言，下腹饱满，轻压痛。直

李廷冠

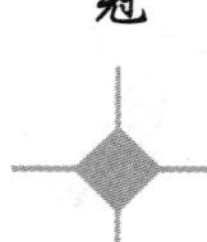

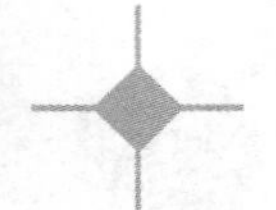

肠全层脱出10cm×7cm，呈圆锥形，淡红色，黏膜水肿严重，质硬发亮，皱襞基本消失，部分黏膜糜烂，有少许分泌物。舌质淡，苔薄白，脉沉细无力。

西医诊断：直肠脱垂嵌顿。

中医诊断：脱肛（脾虚气陷）。

治则：益气升提摄纳，活血祛瘀消肿。

方药：补中益气汤加味。

党参20g，黄芪15g，白术15g，柴胡6g，升麻15g，当归15g，牛膝10g，丹参10g，淮山药10g，桃仁10g，炙甘草6g。6剂，每日1剂，水煎分2次服。

外治：手法按摩复位。患者取左侧卧位，常规用新洁尔灭溶液清洗局部。术者戴手套并涂少许液状石蜡，先在直肠周围轻柔按摩，待水肿减轻后，两手拇指顶住肠腔边缘，其余手指放在直肠周围，一边逐渐用力加压，一边向肠腔推送，一次复位成功。然后用塔形纱布、丁字带加压。直肠复位后，患者下腹坠胀疼痛消失，小便通畅。翌日即解稀便1次，便后直肠再度脱出，但用手轻托即可还纳，继续加压固定。

6天后，患者精神转佳，面色红润，小便如常。肛门直肠检查：黏膜水肿已消，溃疡面基本愈合，无分泌物，但直肠黏膜仍较松弛。舌质淡，苔薄白而润，脉和缓有力。继用补中益气汤加味内服。外治法改用精制消痔灵注射液直肠黏膜下点状注射。方法：患者左侧卧位，在肛镜下选择齿线上1cm之3、6、9、12时位作为4个平面，每个平面选择4～6个点，各点距离相互交错，每点在直肠黏膜

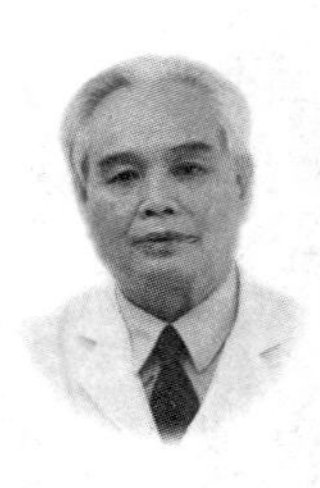

下层注入 0.5% 普鲁卡因与消痔灵注射液（1∶1）配成的消痔灵液 0.2mL，总量为 10mL，注射完毕后用塔形纱布压迫。嘱患者适当休息，避免剧烈活动，进流质饮食，控制大便 2 天。

14 天后，患者诸症悉除，肛门直肠检查见黏膜与肌层已粘连固定，无溃疡及松弛，痊愈出院。

按语：本例患者因年事已高，脾胃虚弱，中气不足，无以摄纳而引起直肠脱垂，加之便秘时奋力努挣，致使气机紊乱，气血不畅，经络阻滞而成嵌顿，故采用补中益气汤加味治疗。方中黄芪补中益气，党参、白术、淮山药、炙甘草益气健脾，升麻、柴胡升提下陷之气，牛膝、丹参、桃仁活血化瘀消肿。全方配合，一能补气健脾，以治气虚之本，二能升提下陷之阳气，以求浊降清升，脾胃调和，水谷精微生化有源，脾胃气虚诸症可以自愈。同时配合手法按摩，使诸症悉除，除继续服补中益气汤调理外，加用消痔灵液直肠黏膜下点状注射巩固疗效。因合理运用内外并治的方法，取得较好效果。

蛇伤性溃疡

广西壮族自治区地处亚热带地区，蛇种繁多，是蛇伤高发地区。蛇伤性溃疡是毒蛇咬伤后的一个严重并发症，多由于血循毒和混合毒毒蛇咬伤后治疗不当或治疗不及时，导致局部组织坏死，伤口形成经久难愈的溃疡，溃疡可进一步加深、扩大和感染。严重时造成患者肢体残缺、功能

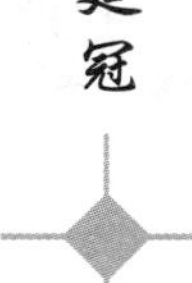

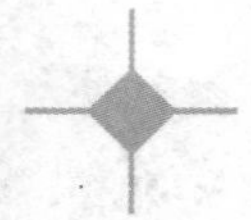

障碍，甚至危及生命。中医学认为，血循毒毒蛇含火毒，混合毒毒蛇含风火毒。毒蛇咬伤后，毒液侵蚀肢体筋脉，致使伤肢气血凝滞，火毒炽盛，郁而化热，热胜肉腐，液化为脓，甚至组织坏死、溃烂，形成溃疡。

【论治经验】

李廷冠教授在治疗蛇伤性溃疡时多采用辨证论治，内治与外治相结合的方法。患者发生溃疡一般在被咬伤1周以后，多数经历了大剂量解毒药物的治疗，正气受到不同的损伤。蛇伤性溃疡多数面积较大，侵犯组织深，可达深筋膜甚至骨膜，常因病程日久，耗伤正气，导致气虚邪留，余毒难清。因此，在内治中运用托法，以益气活血、托毒消肿、清热排脓为主，常用托里消毒散加减。药用：党参15g，黄芪15g，茯苓15g，赤芍15g，蒲公英12g，金银花12g，牛膝12g，当归10g，川芎10g，白芷10g，桔梗10g，皂角刺10g，白术10g，炙甘草6g。每日1剂，水煎分2次服。外治：生九里明150～200g，水煎外洗患足，每日1剂。然后用拔毒生肌膏纱布外敷创面，每日1次。

拔毒生肌膏（经验方）：宫粉63g，轻粉21g，硼砂54g，白芷12g，花椒45g，大黄180g，槐花90g，桑枝90g，黄蜡45g，猪油8kg。用法：将宫粉、轻粉、硼砂、白芷、花椒、大黄、槐花、桑枝研极细末，加入黄蜡、猪油微火化开，再加入凡士林适量调成70%的软膏。同时将少许软膏均匀涂于纱布上外敷患处。

【医案】

李某，男，22岁，1984年6月12日初诊。

患者2个月前被眼镜蛇咬伤右小腿内踝上方处，曾在某医院住院经局封、扩创、抗炎及输液等治疗，全身症状好转，但伤口溃烂、流脓，经久不愈，故转我院要求中医药治疗。诊见精神不振，面色少华，语音低微，身微热，乏力，口微渴，小便黄，伤口疼痛，行走困难。右小腿下段明显肿胀，触之微热、疼痛，内踝上方处有一大小3cm×4cm的溃疡面，深达肌腱，周围均为坏死组织，伤口中有少量恶臭的脓性分泌物渗出，皮肤边缘呈紫暗色，踝关节功能障碍，右腹股沟淋巴结肿大、压痛。舌质淡，苔薄黄，脉沉细略数。

诊断：眼镜蛇咬伤并右小腿溃疡。

治则：益气活血，托毒消肿。

方药：托里消毒散加减。

党参15g，黄芪15g，赤芍15g，金银花15g，蒲公英15g，紫花地丁15g，茯苓15g，泽泻10g，白芷10g，牛膝10g，皂角刺10g，桔梗10g，炙甘草6g。6剂，每日1剂，水煎分2次服。

外治：清热解毒，提脓祛腐生新。先用生九里明200g，每日1剂，水煎外洗患肢，洗时从膝关节处往下边挤压边熏洗，尽量洗去伤口坏死组织及脓液。再用双氧水洗净创面，将坏死组织修剪，最后将拔毒生肌膏敷上，每日1换。敷药时注意不能敷在周围健康组织上，以免将其腐蚀致使

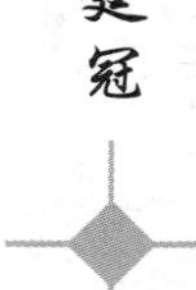

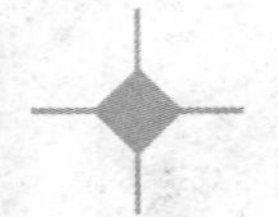

溃烂扩延。

6月18日二诊：伤口疼痛减轻，小腿肿胀略消，创口脓性分泌物减少。继续给予托里消毒散加减口服及九里明液外洗、拔毒生肌膏外敷。

6月24日三诊：身热已退，口不渴，小便变清，小腿疼痛消失，唯精神不振，乏力，纳差。小腿肿胀完全消失，无压痛，伤口周围坏死组织已脱落，无脓性分泌物渗出，基底部肉芽开始生长，边缘皮肤颜色好转，变为红润，腹股沟淋巴结不大。舌质淡，苔薄白，脉沉细无力。遂改方药治疗。

内治：补气养血，促使疮口愈合。方用八珍汤加减：党参15g，茯苓15g，白术15g，当归15g，白芍15g，黄芪15g，熟地黄15g，川芎10g，大枣10g，炙甘草6g。每日1剂，水煎分2次服。

外治：活血祛腐，生肌收口。生肌玉红膏外敷，每日1换。

8天后，患者精神转佳，食欲增进，伤口创面缩小，肉芽红活，边缘皮肤生长，踝关节活动恢复正常。内服药守上方去当归、川芎、大枣，外治仍用生肌玉红膏外敷收口。

4天后，创面上皮已长满，溃疡全部愈合。治疗时间共为25天。

按语：蛇伤性溃疡乃毒蛇咬伤所致之慢性溃疡，因患者邪毒未尽，正气已虚，不能托毒外出，以致疮形平塌，根盘散漫，腐肉不脱，流脓难愈，故用托里消毒散加减内服治疗。方中党参、黄芪、赤芍、牛膝益气活血，金银花、

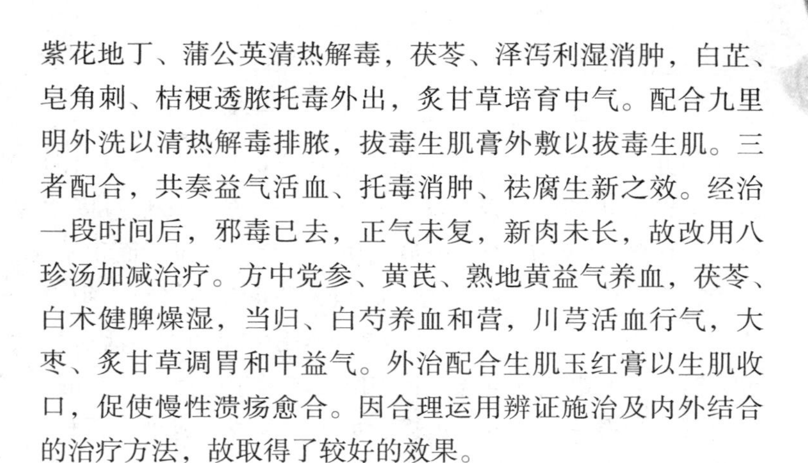

紫花地丁、蒲公英清热解毒，茯苓、泽泻利湿消肿，白芷、皂角刺、桔梗透脓托毒外出，炙甘草培育中气。配合九里明外洗以清热解毒排脓，拔毒生肌膏外敷以拔毒生肌。三者配合，共奏益气活血、托毒消肿、祛腐生新之效。经治一段时间后，邪毒已去，正气未复，新肉未长，故改用八珍汤加减治疗。方中党参、黄芪、熟地黄益气养血，茯苓、白术健脾燥湿，当归、白芍养血和营，川芎活血行气，大枣、炙甘草调胃和中益气。外治配合生肌玉红膏以生肌收口，促使慢性溃疡愈合。因合理运用辨证施治及内外结合的治疗方法，故取得了较好的效果。

烧　伤

烧伤是指由各种热力、化学物质、电流、放射线等作用于人体而引起的一种局部或全身急性损伤性疾病。烧伤是临床上常见的疾病，其临床表现差异较大。轻者创面较小，浅在表皮，只有皮肤潮红疼痛，或逐渐起水疱，一般无明显全身症状出现；重者创面较广，深及肌肉或筋骨，伤后立即起水疱，愈合后形成疤痕；严重者还可出现多种全身症状。中医学认为，烧伤的病机主要是高热作用于肌肤，致使肌肤腐烂，脉络损伤，气滞血瘀，甚至导致阴伤阳脱、热毒内陷等。强热侵害人体，伤津耗液，早期多为火热伤津证，进一步发展可耗伤体内阴液，或热毒内攻脏腑，以致脏腑不和，阴阳平衡失调，由此诸症迭生。

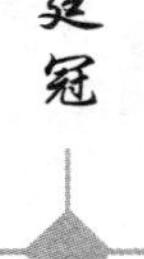

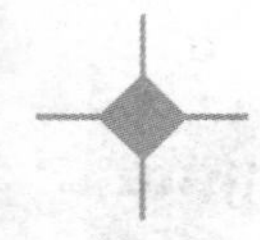

【论治经验】

李廷冠教授在对烧伤的治疗中特别重视外治，对烧伤创面的处理始终贯穿在整个烧伤的治疗过程中。及时封闭创面可以防止感染、减少器官功能损伤、防止瘢痕过度增生、提高严重烧伤患者的救治成功率及生命质量。面积小、症状轻者，仅外治即可收功；面积大的重症患者，必须内外兼治。内治之法，以清热解毒、养阴生津为主，活血祛瘀为辅。常用银花甘草汤、黄连解毒汤、生脉散合方加减。常用药：金银花、甘草、黄连、黄柏、黄芩、栀子、石斛、天花粉、茅根、淡竹叶、生地黄、麦冬、五味子、当归、丹参等。然津伤及气，热毒入里，变证多端，非几种证型所能概括，故又宜随证施治。另外，对于伤势重、面积大的患者，还需配合西医补液抗休克、抗生素抗感染等综合措施进行抢救，方能取得较为满意的疗效。

外治法：红花 30g，当归 30g，金银花 30g，连翘 30g，麦冬 30g，黄柏 30g。上药加水 1000mL，煎沸后，继续煎 5 分钟，待其温度降至约 40℃时，将药液倒入消毒盆中备用。用法：用药前将烧伤创面清创，清除创面上的脏物、烧坏的浮皮等。一般方法是用 0.1% 新洁尔灭溶液蘸棉球轻拭创面及周围皮肤，然后用温生理盐水冲洗创面，异物用镊子夹除。有完整水疱者，用注射器抽干液体，保留其完整水疱表皮；如水疱已破但清洁疱皮未移位者，原位覆盖；已剥脱的疱皮则剪除。清创毕，即可用药液外洗患处。洗时用一面盆装上药液，手持消毒镊子夹消毒棉球，蘸满药液轻洗创面，反复数次。足部和双手创面可直接浸泡在药液中。每次15～20分钟，每天2次，创面暴露。大面积烧伤者，早期还需配合补液、调整水电解质及酸碱平衡、抗休克等治疗。创面感染严重者，适当配合应用有效抗生素。

在治疗中，为预防感染，每天清创外洗时均应严格遵守无菌操作。烧伤患者与其他患者严格执行隔离制度，以防交叉感染。对于能行走的患者，其病房应定时用紫外线消毒，以减少病房空气中的细菌，减少感染机会。对于生殖器及肛门烧伤的患者，每次大小便后均用药液擦洗干净。在冬天，用特制的烧伤大敷料披盖于创面，防止着凉，同时使用热风机或空调，以保持病房室温在24℃～28℃。对于背部、臀部烧伤的患者，因其部位易摩擦受压，为防止伤口溃烂及压疮形成，每隔2～3小时给患者翻身，同时对患者床上用品彻底消毒，以防感染。

因外洗药为透明淡黄色液体，相比于油、膏类暴露疗法及其他包扎疗法，更易于观察创面变化，能及时发现和控制早期感染征象。同时，在烧伤水肿渗液期使用本药液外洗，能起到干燥收敛的作用，避免了油、膏类外用药早期使用致渗出液不能外泄，积于药膏下而极易导致感染的缺点，使创面顺利地渡过感染期，为预防早期败血症的出现起到很大作用。另外，此法无刺激、无疼痛、无皮肤色素沉着，创面上所形成的褐色痂膜能防止外来细菌的侵袭，避免创面感染，并能保证新生上皮痂下愈合生长。

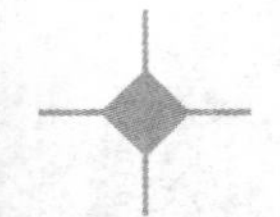

【医案】

王某，男，28岁，1990年8月24日下午入院。

开水烫伤双下肢半小时，伴灼热疼痛。查体：体温37.6℃，脉搏92次/分，呼吸22次/分。神清，痛苦面容。双下肢烫伤创面潮红，足背稍肿胀，创面散在大小不等的水疱，部分水疱破溃，表皮脱落，基底红白相间，触痛明显，渗液较多。烫伤面积约15%，浅Ⅱ度～深Ⅱ度。

诊断：双下肢15%浅Ⅱ度～深Ⅱ度烫伤。

治疗：立即在镇静止痛后行彻底清创。清创毕，用上述药液外洗患处，每日2次。内治以清热养阴生津为法，用银花甘草汤合黄连解毒汤加减。处方：金银花20g，甘草10g，黄连6g，黄芩10g，栀子10g，丹参15g，天花粉10g，白茅根10g。每日1剂，水煎分2次服。配合输液等治疗。

住院后第3天，体温正常，创面干燥，基底可见一层较薄的褐色痂膜，痂下无积脓征象。继续用上方治疗，并停止输液。

经12天治疗，双下肢创面完全愈合，皮肤无疤痕，无色素沉着，踝关节活动好，痊愈出院。

按语：本病例为中度烧伤，火毒耗液伤阴，故治疗以清热养阴生津为法。内服方中金银花清解热毒；甘草调胃和中；黄连、黄芩、栀子清热解毒，预防感染；丹参活血通络止痛；天花粉、白茅根养阴生津。外洗方中红花、当归活血祛瘀生肌，金银花、连翘、黄柏、麦冬清热凉血解

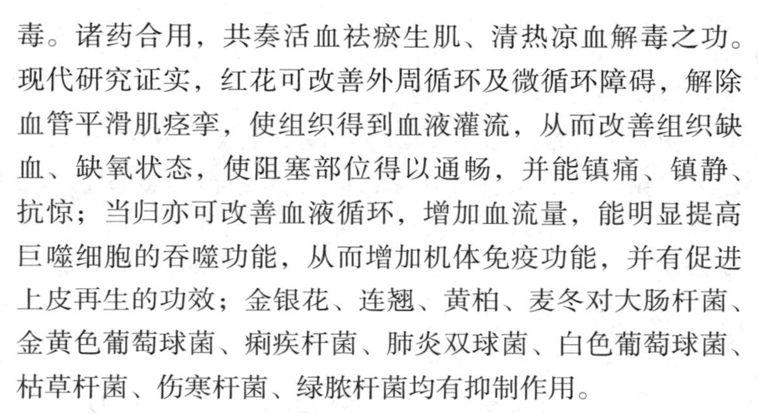

毒。诸药合用，共奏活血祛瘀生肌、清热凉血解毒之功。现代研究证实，红花可改善外周循环及微循环障碍，解除血管平滑肌痉挛，使组织得到血液灌流，从而改善组织缺血、缺氧状态，使阻塞部位得以通畅，并能镇痛、镇静、抗惊；当归亦可改善血液循环，增加血流量，能明显提高巨噬细胞的吞噬功能，从而增加机体免疫功能，并有促进上皮再生的功效；金银花、连翘、黄柏、麦冬对大肠杆菌、金黄色葡萄球菌、痢疾杆菌、肺炎双球菌、白色葡萄球菌、枯草杆菌、伤寒杆菌、绿脓杆菌均有抑制作用。

治疗烧伤的中药药源丰富，配制简单，价格低廉，易于被患者所接受，在普通病房内只要注意清洁卫生和无菌操作，常可取得较好疗效。

腹部外科手术后呃逆症

腹部外科手术后呃逆，临床上较多见。

【论治经验】

李廷冠教授采用手针治疗本症，效果较好。方法：令患者屈曲食指，使其指端与拇指端相接触成一环状，然后在第一指关节背侧横纹桡侧尽头处用五分长的毫针刺入皮肤，沿桡侧缘直刺指掌侧皮下，用捻转强刺激手法。一般针一侧后，呃逆即可停止；若未止，可加针对侧，且留针 5 ～ 10 分钟。

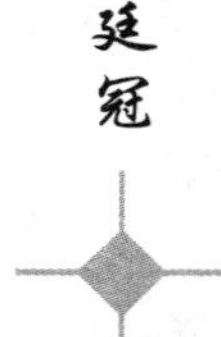

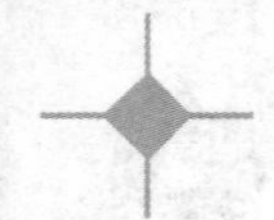

【医案】

医案1：甘某，男，32岁。

因患十二指肠球部溃疡，于1978年4月5日上午在硬膜外麻醉下行胃大部分切除、胃空肠吻合术。6日下午发生呃逆，连连不断，创口疼痛加剧，患者十分痛苦。经针刺内关、足三里等穴，呃逆不止。后改用本法治疗（针左侧），呃逆即止。

医案2：覃某，男，44岁。

因患胆总管结石并感染性休克，于1978年9月29日在麻醉下行胆总管切开取石术加“T”形管引流。10月7日发生呃逆，频频不绝，经注射阿托品、罗通定等，呃逆仍不止，患者极为痛苦。9日上午采用本法治疗（针双侧），针后2分钟呃逆即止。12日呃逆又发，行胆道造影时因呃逆妨碍摄片，经按本法针刺左侧后，呃逆即止，摄片顺利进行。

按语：腹部外科手术后呃逆，多因膈肌痉挛所致。中医学认为，此为气机逆乱，胃气上冲而成。针刺本穴位之所以能取得疗效，是因为此处位于手阳明大肠经。手阳明大肠经起于食指末端，沿着食指桡侧向上，后入缺盆，联络肺脏，向下通过横膈，入属大肠本府，与大肠、肺、胃经关系密切。针之，能宽胸利膈，宣降肺胃之气，故呃逆可止。

临床经验方

乳腺康胶囊

【歌诀】乳腺康方当归芍，柴苓术草两参胡，香金杞子与仙鹿，牡蛎昆海乳病除。

【组成及用法】组成：柴胡、茯苓、白术、当归、白芍、香附、郁金、延胡索、丹参、玄参、枸杞子、淫羊藿、鹿角霜、生牡蛎、海藻、昆布、甘草。经科学加工成颗粒，装入胶囊。每粒装0.33g，相当于生药量0.66g。用法：每次4粒，每日3次，温开水送服。1个月经周期服用20天（行经期停药）为1个疗程，必要时继续服用1～2个疗程。

【功效】疏肝理气，调和冲任，活血化痰，软坚散结。

【主治】乳腺增生（乳癖），乳房发育症（乳疬）。

【方解】乳腺增生、男性乳房发育症属于中医学“乳癖”“乳疬”范畴。两病的病因病机大致相同，主要是情志不畅、肝气郁结、肝肾不足或肝肾阴虚、冲任失调，以致气滞、血瘀、痰浊互结为病。治疗上以疏肝理气、调和冲任、活血化痰、软坚散结为法。方中柴胡、香附、郁金、延胡索疏肝解郁，行气止痛；当归、白芍、丹参活血养血，柔肝止痛；淫羊藿、鹿角霜温补肾气；枸杞子、玄参滋补肝肾，调理冲任；白术、茯苓健脾补中，燥湿化痰；海藻、昆布、生牡蛎咸寒化痰，软坚散结；甘草调和诸药，并增强海藻化痰散结的作用。诸药为伍，共奏疏肝理气、调和冲任、活血化痰、软坚散结之功。

【临床应用】本品自 1996 年起应用于临床，疗效满意，未见明显不良反应。曾统计 1996 年 6 月～ 1998 年 6 月门诊女性乳腺增生患者 216 例，经用药 1 ～ 3 个疗程，治愈 105 例，显效 59 例，有效 43 例，无效 9 例。总有效率为 95.8%，显效率为 75.9%。

【典型病例】

黄某，38 岁，已婚已育。

双侧乳房发生肿块并经常胀痛 2 年余，伴心烦易怒，睡眠欠佳。检查：左乳内上象限扪及一大小约 3cm×4cm 的结节状片块型肿块，质韧硬，可活动，边界欠清，无粘连，轻度压痛。右乳外上象限扪及一大小约 3cm×4cm 厚片块型肿块，质韧软，可活动，边界尚清楚，无粘连，压痛。双侧乳头无溢液，腋下未触及肿块。舌红，苔薄黄，脉弦。乳腺 B 超检查提示双侧乳腺小叶增生。

西医诊断：乳腺增生。

中医诊断：乳癖（肝郁痰凝）。

予乳腺康胶囊治疗 2 个疗程，肿块消散，疼痛消失，心情平和，睡眠良好，胃纳正常。停药观察 3 个月，未见复发，临床治愈。

乳癖 I 号方

【歌诀】乳癖 I 号归白芍，柴苓夏香青陈合，海藻昆布化痰结，赤甘瓜络通乳络。

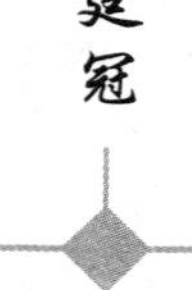

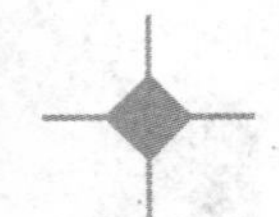

【组成及用法】组成：当归 10g，白芍 15g，柴胡 10g，茯苓 15g，法半夏 10g，青皮 10g，陈皮 10g，香附 15g，丝瓜络 15g，赤芍 15g，海藻 30g，昆布 15g，甘草 5g。用法：每日 1 剂，水煎分 2 次服。

【功效】疏肝理气，化痰散结。

【主治】乳腺增生属肝郁痰凝型，症见乳腺经常胀痛、窜痛或放射性痛，疼痛的轻重及乳腺肿块大小的变化多与情志变化有关，兼见胸闷气短、心烦易怒、失眠多梦等。舌质红或淡红，舌苔薄白或薄黄，脉细或弦细。

【加减】心烦易怒者，去法半夏、香附，加牡丹皮、栀子、合欢皮；失眠多梦者，去法半夏，加酸枣仁、远志、首乌藤；乳房疼痛甚者，加郁金、延胡索、川楝子；乳腺肿块硬者，加丹参、王不留行。

【方解】肝郁痰凝型乳腺增生的病因病机是郁怒忧思，肝失条达，脾失健运，以致气滞痰凝，结于乳络所致。方中柴胡、白芍疏肝柔肝；当归、赤芍养血活血；茯苓、法半夏、陈皮、甘草合为二陈汤，功在健脾燥湿化痰；青皮、香附疏肝理气；海藻、昆布咸寒，化痰散结；丝瓜络利水活血通络；甘草调和诸药，增强海藻化痰散结之力。诸药合用，共奏疏肝理气、化痰散结之功，用于肝郁痰凝型乳腺增生可获良效。

【临床应用】20 世纪 80 年代以来应用于临床，未见明显不良反应，疗效满意。

【典型病例】

谢某，女，33 岁，工人，1985 年 3 月 12 日初诊。

左侧乳房经期及其前后胀痛并触及肿块7年，心烦易怒时疼痛加重。生育1胎，无流产史。查体：左乳房外上象限可扪及2.5cm×2.5cm及2cm×2cm的片块状肿块各1个，质地中等，表面光滑，边界不太清楚，与周围组织无粘连，推之可移，皮色不变，有压痛，乳头无凹陷，无溢液。腋下淋巴结未扪及肿大。舌质红，苔薄白，脉弦细。乳腺钼靶X线摄片检查意见为“左侧乳腺局限性小叶增生”。

西医诊断：乳腺增生。

中医诊断：乳癖（肝郁痰凝）。

方药：乳癖Ⅰ号方加减。

当归10g，白芍12g，柴胡6g，茯苓12g，郁金10g，青皮10g，香附10g，海藻12g，昆布12g，赤芍12g，丝瓜络12g，甘草5g。每日1剂，水煎服。

服药6剂后，疼痛明显减轻，共服药2个月（月经期停服）。5月31日复查，乳腺疼痛消失，肿块消散而痊愈。

乳癖Ⅱ号方

【歌诀】乳癖Ⅱ号仙鹿依，四物王菟参巴戟，海昆化痰软坚齐，冲任失调乳癖宜。

【组成及用法】组成：淫羊藿15g，巴戟天15g，菟丝子15g，鹿角霜15g，熟地黄15g，当归12g，白芍15g，川芎10g，丹参15g，王不留行15g，海藻30g，昆布15g。用

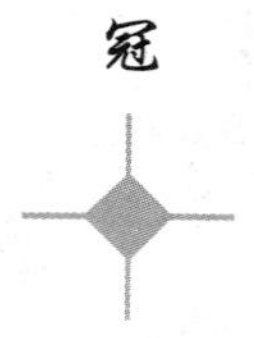

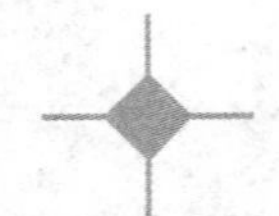

法：每日1剂，水煎分2次服。

【功效】补益肾气，调理冲任，化痰散结。

【主治】乳腺增生属冲任失调型，症见乳房胀痛、隐痛或刺痛，疼痛的轻重及肿块大小的变化与月经周期有关，或有月经不调、痛经。兼见面色少华，腰膝酸软，夜寐不酣等。舌质淡红，苔薄白，脉沉细弱。

【加减】失眠多梦者，加酸枣仁、首乌藤；胃纳欠佳者，加神曲、麦芽；乳腺肿块坚硬者，加三棱、莪术；痛经、经血有瘀块者，加益母草、赤芍。

【方解】乳腺增生属中医学“乳癖”范畴，冲任失调型的主要病因病机是肾气不足，冲任失调，以致气血流行不畅，痰瘀互结于乳络而为病。方中鹿角霜补督脉，壮元阳；淫羊藿补肾壮阳，强健筋骨；菟丝子补肝肾，益精髓；巴戟天补肾壮阳，强健筋骨。4药共奏补肾阳、益精髓之功。熟地黄与当归、白芍、川芎合为四物汤，滋肾水，补阴血。当归补血柔肝，和血调经；白芍养血柔肝，和营止痛；川芎活血行气止痛。4药共奏滋肾补血、活血调经之效。丹参活血祛瘀，调经除烦；王不留行行经调经，消肿止痛；海藻、昆布咸寒，化痰软坚散结。诸药为伍，共奏补益肾气、调理冲任、化痰散结之功。治疗冲任失调型乳腺增生，既治病之本，又治病之标，标本兼治，可获良效。

【临床应用】20世纪80年代开始应用本方加减治疗冲任失调型乳腺增生，疗效满意。

【典型病例】

戚某，女，28岁，干部，1986年6月5日初诊。

右乳房经常胀痛或隐痛，月经前疼痛明显1年余，伴有体倦乏力、腰酸腿软。在某医院做活检，诊断为乳腺小叶增生病，经治无效。有附件炎病史。月经多推迟，经量较少。生育1胎，人工流产2胎。查体：右乳房上正中部有一约2.5cm的手术疤痕；内上、外上象限可扪及多个1.5～1.8cm的扁圆形肿块，质韧，压痛，边缘不太清楚，与皮肤及胸肌无粘连，乳头正常，无异常溢液。腋下淋巴结未见肿大。舌质嫩红，边缘呈锯齿状，舌苔薄白，脉细弱。

西医诊断：乳腺增生。

中医诊断：乳癖（冲任失调）。

治则：补益肝肾，调理冲任，化痰散结。

方药：乳癖Ⅱ号方加减。

鹿角霜12g，淫羊藿10g，巴戟天10g，菟丝子10g，枸杞子10g，当归10g，白芍10g，柴胡10g，白术10g，海藻12g，昆布12g，甘草5g。每日1剂，水煎服。

服药7剂后，月经准期而行，月经前乳房已不痛，肿块较前软小。连服28剂，月经正常，乳痛消失。7月7日复查，症状消失，肿块消散，病告痊愈。

乳癖Ⅲ号方

【歌诀】乳癖Ⅲ号当归芍，生地玄参三子和，海昆草莲丝瓜络，阴虚乳癖疗效卓。

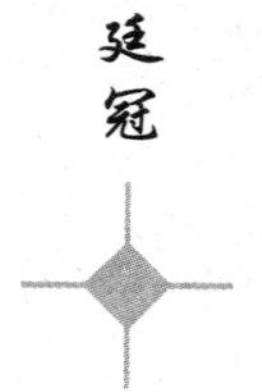

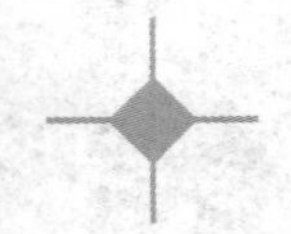

【组成及用法】组成：生地黄 20g，枸杞子 10g，玄参 15g，当归 10g，白芍 15g，川楝子 10g，女贞子 15g，墨旱莲 15g，海藻 15g，昆布 15g，丝瓜络 15g，甘草 5g。用法：将药物用冷水浸泡 30 ～ 60 分钟，浸透煎煮，首煎沸后，用文火煎 40 分钟，煎取药液 150 ～ 200mL，加水复煎，沸后文火煎 30 分钟，煎取药液 150～200mL，两煎药液混匀，总量以 300 ～ 400mL 为宜，每日 1 剂，早晚饭后 2 次分服。20 天为 1 个疗程，行经期停药。必要时间隔 1 周再服用。

【功效】滋补肝肾，理气化痰，软坚散结。

【主治】中年或更年期女性乳腺增生，证属肝肾阴虚，伴有形体消瘦、体倦乏力、头晕耳鸣、腰膝酸软、虚烦不眠、午后潮热、经量稀少等症状。舌红少苔，脉细弦或细数。

【加减】失眠多梦甚者，加酸枣仁 12g，首乌藤 15g；胃纳呆滞者，加鸡内金 10g，山楂 15g，麦芽 15g。

【方解】方中生地黄、枸杞子、玄参、女贞子、墨旱莲滋补肝肾，滋水涵木；当归、白芍养血柔肝；川楝子疏肝理气；丝瓜络祛风行血通络；海藻、昆布咸寒，化痰散结；甘草调和诸药，增强海藻化痰散结之力。全方共奏滋补肝肾、养肝柔肝、理气化痰、散结通络之功。

【临床疗效】20 世纪 70 年代开始应用本方加减治疗肝肾阴虚型乳腺增生患者，疗效满意。

【典型病例】

文某，女，45 岁，小学教师，1984 年 7 月 9 日初诊。

两乳房经常疼痛 6 年。曾用中药（药物欠详）治疗，疼痛一度好转。近3个月来疼痛加重，伴有腰膝酸软，头晕耳鸣，口苦咽干，胃纳减少，月经量少。查体：形体较瘦，左右乳外象限分别扪及一大小约2.5cm×2.5cm和3cm×3cm的结节性厚片块，质地韧，有压痛。乳头无溢液，腋下未扪及肿块。舌红少苔，脉弦细略数。

西医诊断：乳腺增生。

中医诊断：乳癖（肝肾阴虚）。

治则：滋补肝肾，活络散结。

方药：乳癖Ⅲ号方加减。

生地黄15g，枸杞子10g，玄参15g，当归10g，白芍15g，川楝子12g，女贞子15g，墨旱莲15g，海藻15g，昆布12g，甘草5g。每日1剂，水煎分2次服。

连服15剂而愈。

乳疬Ⅲ号方

【歌诀】乳疬Ⅲ号浙贝牡，三参二子海昆草，生地麦冬同滋阴，阴虚乳疬疗效高。

【组成及用法】组成：生地黄15g，沙参12g，麦冬12g，枸杞子10g，川楝子12g，丹参15g，玄参15g，浙贝母10g，生牡蛎30g，海藻15g，昆布15g，甘草5g。用法：每日1剂，水煎分2次服。

【功效】滋补肝肾，理气活血，化痰散结。

【主治】男性乳房发育症，证属肝肾阴虚，症见男性一

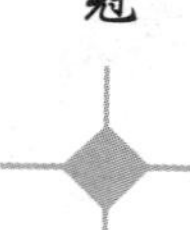

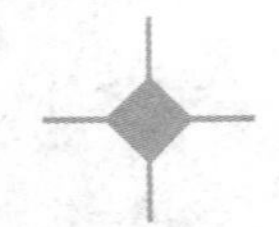

侧或双侧乳房肥大，乳晕肿块疼痛或压痛，伴有口苦咽干、心烦易怒、失眠多梦、头晕耳鸣、腰膝酸软。舌红少苔，脉弦细或细数。

【加减】乳房疼痛明显者，加郁金10g，延胡索10g；失眠多梦者，加酸枣仁12g，远志10g；胃纳不佳者，加鸡内金10g，麦芽15g；肿块坚硬者，加三棱12g，莪术12g。

【方解】本方系一贯煎与消瘰丸合方加减而成。生地黄、沙参、麦冬、枸杞子滋补肝肾，滋水涵木；川楝子疏肝清热，理气止痛；生牡蛎、浙贝母、玄参清热消痰，软坚散结；海藻、昆布咸寒，化痰散结；丹参活血散瘀，消肿止痛；甘草调和诸药，增强海藻化痰散结之力。诸药为伍，共奏滋补肝肾、理气活血、化痰散结之功。

【临床应用】临床用于治疗肝肾阴虚型男性乳房发育症，疗效满意。临床疗效：曾以本方治疗肝肾阴虚型乳疬19例，临床治愈（肿块完全消散，疼痛消失）14例，显效（肿块缩小1/2以上，疼痛消失）2例，有效（肿块缩小未达1/2，疼痛减轻）2例，无效（肿块无缩小，疼痛无减轻）1例。服药最多60剂，最少20剂。

【典型病例】

陈某，男，71岁，1999年9月21日初诊。

右侧乳房增大，乳晕部肿块疼痛、压痛2月余。因惧怕手术治疗而求中医治疗，伴有口苦咽干、心烦易怒、失眠多梦、头晕耳鸣、腰膝酸软，胃纳减少，大便干结。查体：患者形体较瘦。右侧乳房稍增大，乳晕部皮肤暗黑，皮下触及一大小约3cm×3cm的扁圆形肿块，质地韧硬，边界清楚，推之可动，轻度压痛。舌质红，少苔，脉弦略数。

西医诊断：男性乳房发育症。

中医诊断：乳疬（肝肾阴虚）。

治则：滋补肝肾，化痰散结。

方药：乳疬Ⅲ号方加减。

生地黄 15g，北沙参 12g，麦门冬 12g，枸杞子 10g，川楝子 12g，丹参 15g，玄参 15g，浙贝母 10g，生牡蛎 30g（先煎），海藻 15g，昆布 15g，鸡内金 10g，麦芽 12g，甘草 5g。每日 1 剂，水煎分 2 次服。连服 12 剂。

二诊：乳晕部肿块缩小、疼痛消失，余症好转。按原方去鸡内金、麦芽，继进 7 剂。

三诊：乳块缩小 1/2 以上，乳痛消失，余症好转。按二诊方再进 12 剂。

四诊：乳房外形基本恢复原状，乳晕肿块完全消散，疼痛消失而告痊愈。停药随访半年，未见复发。

仙鹿消肿汤

【歌诀】仙鹿消肿二仙鹿，牡贝黄柏并知母，当归柴芍参藻伍，乳房囊肿治无误。

【组成及用法】组成：淫羊藿 12g，仙茅 10g，鹿角霜 30g，生牡蛎 30g，浙贝母 10g，黄柏 10g，知母 12g，柴胡 10g，白芍 15g，当归 12g，丹参 15g，海藻 20g。用法：每

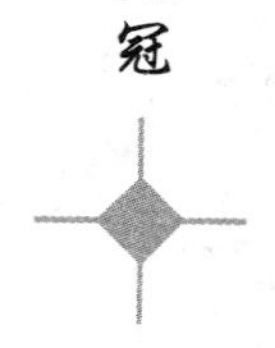

日 1 剂，水煎分 2 次服。

【功效】补益肝肾，调理冲任，理气活血，化痰散结。

【主治】乳房单纯囊肿，乳腺囊性增生病。

【加减】肝气郁结者，去黄柏、知母，加郁金、香附；痰湿重者，去黄柏、知母，加茯苓、半夏、薏苡仁。

【方解】乳房单纯囊肿、乳腺囊性增生病属中医学“乳癖”范畴，其病因病机主要是肝肾不足，冲任失调，以致气滞血瘀，痰湿凝聚于乳络而成。肝肾不足，冲任失调为病之本；气滞血瘀，痰湿凝滞为病之标。方中淫羊藿、仙茅、鹿角霜温补肾阳，黄柏、知母滋肾清热，柴胡、白芍疏肝理气，当归、丹参养血活血，浙贝母、生牡蛎、海藻化痰软坚散结。全方共奏补益肝肾、调理冲任、理气活血、化痰散结之功，标本兼顾，痰瘀同治，可获良效。

【临床应用】本方用于临床，未见不良反应，疗效满意。大的囊肿配合囊肿穿刺加压包扎固定，疗效更佳。若疑为癌变，应行手术切除并送病理检查。癌变者，按乳腺癌治疗。

【典型病例】

李某，女，34 岁，教师，2004 年 8 月 2 日初诊。

两侧乳房胀痛并触及肿块 15 天，伴腰部酸痛，心烦纳差，近 3 个月月经前后不定。已婚已育。查体：左乳外上象限及右乳外上象限分别触及一大小约 4cm×4cm 及 3cm×3cm 的肿块，边界尚清楚，表面光滑，活动尚好，有囊状感，无明显压痛。乳头无溢液，腋下淋巴结不大。B 超检查诊为乳腺囊性肿块。肿块穿刺抽出液呈淡黄色。细胞

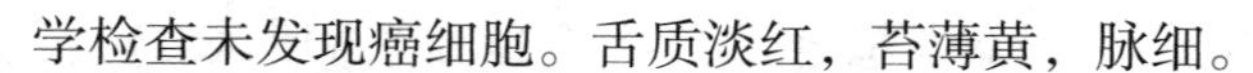
学检查未发现癌细胞。舌质淡红，苔薄黄，脉细。

西医诊断：乳房单纯囊肿。

中医诊断：乳癖。

方药：仙鹿消肿汤加减。

淫羊藿12g，仙茅10g，鹿角霜30g，牡蛎30g，浙贝母10g，柴胡10g，半夏10克，茯苓15克，白芍15g，当归12g，丹参15g，海藻18g。3剂，每日1剂，水煎分2次服。

二诊：两侧肿块明显缩小，又按原方继服6剂，肿块完全消散，自觉症状消失而告愈。停药观察3个月，未见复发。

散瘿汤

【歌诀】散瘿汤用参柴芍，茯苓苍术香附合；牡蛎浙贝草海藻，肉瘿用之疗效卓。

【组成及用法】组成：柴胡10g，苍术10g，香附10g，浙贝母10g，丹参15g，白芍15g，茯苓15g，海藻15g，生牡蛎30g（先煎），甘草5g。用法：每日1剂，水煎分2次服。

【功效】疏肝理气，化痰活血，软坚散瘿。

【主治】甲状腺腺瘤、甲状腺囊肿，证属气滞痰凝，症见颈部无不适感或感轻微胀痛，无意中发现或他人发现颈部肿物，多为单发，偶有多发，可无全身症状，或伴胸胁

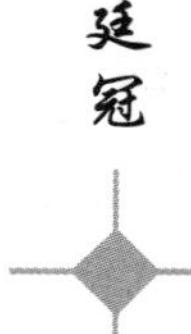

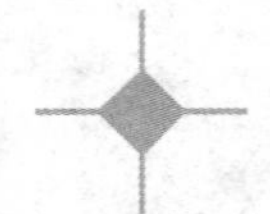

胀闷，纳差便溏，女性患者可有月经不调。舌质淡红，苔白，脉弦细。

【加减】气虚者，加党参、黄芪；血虚者，加首乌藤，当归；痰湿重者，加半夏、白芥子；气郁甚者，加郁金、青皮；肿块硬难消者，加三棱、莪术。

【方解】方中柴胡、白芍疏肝解郁；茯苓健脾渗湿；苍术燥湿健脾；香附理气解郁；丹参活血散瘀；生牡蛎软坚散结；浙贝母化痰散结；海藻化痰散瘿；甘草调和诸药，增加海藻散结散瘿之功。全方共奏疏肝理气、化痰活血、软坚散瘿之功。

【典型病例】

刘某，女，29岁，1984年11月17日初诊。

发现右颈前部肿块10余天，伴有局部坠胀不适，微痛，无明显全身症状。近月来精神不畅，睡食欠佳。既往无类似病史。查体：甲状腺右叶处有一大小约2.5cm×2.5cm的圆形肿块，边界清楚，表面光滑，质地中等，轻度压痛，可随吞咽上下移动。舌质红，苔薄黄，脉弦细。B超检查发现颈部有液平面反射。

西医诊断：右侧甲状腺囊肿。

中医诊断：肉瘿（气滞痰凝）。

治则：疏肝理气，化痰活血，软坚散瘿。

方药：散瘿汤加减。

白芍15g，丹参15g，海藻15g，茯苓15g，生牡蛎30g（先煎），柴胡10g，苍术10g，浙贝母10g，香附10g，半夏10g，白芥子10g，甘草5g。每日1剂，水煎分2次服。

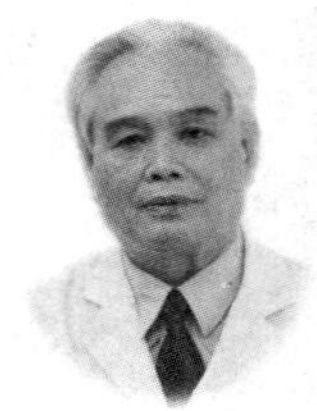

前后共服 18 剂，颈部坠胀、疼痛消失，肿块完全消散而告愈。随访 1 年，未见复发。

四妙汤

【歌诀】四妙医宗说约汤，芪归银草四药良，扶正托毒是神方，肿疡溃疡加减尝。

【组成及用法】组成：黄芪 15g，当归 15g，金银花 15g，甘草 6g。用法：每日 1 剂，水煎服，或酒水各半煎服。亦可为末，用酒或水调服,1 次 6 ～ 9g，每日 3 ～ 4 次。

【功效】扶正托毒。

【主治】外科感染疾病，如蜂窝织炎、痈等。凡正虚而毒不透的肿疡、溃疡，不论老幼，不论阳证、阴证，均可应用。

【加减】肿疡初起，兼发热恶寒者，加柴胡、荆芥；肿疡初起，肿块焮热灼痛，口渴者，加天花粉、赤芍；肿疡痛甚者，加延胡索、乳香、没药；脓成不溃者，加白芷、皂角刺、炮山甲、川芎；溃后脓液清稀，久不收口者，加党参、茯苓、白术；病在上部者，加川芎；病在中部者，加桔梗；病在下部者，加牛膝。

【方解】本方出自清代《医宗说约》。《疡医大全》曰：“四妙汤，即神效托里散。”《医宗说约》之“四妙汤”应源于宋代陈自明的《外科精要》。《外科精要》中载：“神效托里散，治一切痈疽发背、肠痈。忍冬叶、黄芪（盐水炙）、

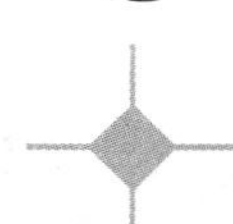

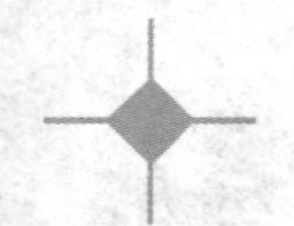

当归各五钱，粉草二钱，上酒煎服，敷患处。”神效托里散与四妙汤的差异在于剂型、用药，前者为散剂，用忍冬叶、黄芪（盐水炙），后者为汤剂，用金银花、黄芪，不用盐水炙，但两者的用意相同。

四妙汤由黄芪、当归、金银花、甘草四味药组成。黄芪伍当归为当归补血汤，功在补气生血；金银花伍甘草为银花甘草汤，功在清火解毒。黄芪伍甘草，比例为6∶1时，名曰黄芪六一散，此方“常服，终身可免痈疽，实治渴补虚之剂也”。四药合用，共奏解毒托里、益气和血之功，意在消托兼施、攻补合用，故一切正气虚而邪郁不透的肿疡、溃疡均可以本方作为基本方随症加减应用。

【典型病例】

赵某，男，45岁，农民，2003年4月16日初诊。

自诉于2003年1月12日在野外劳动中不慎被石块压伤右足，当时足背肿痛，部分皮肉绽裂、出血，即用生草药（具体欠详）捶烂外敷，出血渐止，疼痛减轻。此后每天仍以草药捶烂外敷，伤后第5天足背肿痛加重，伤口化脓、溃烂。改用草药水煎外洗，草药粉外敷，肿痛逐渐减轻，脓腐逐渐脱落，但迟迟不能愈合。查体：右足肿胀，足背溃烂，创面大小约5.5cm×5cm，部分肌腱显露，肉芽淡红，有少许脓性分泌物，边缘稍硬，外周皮色暗红。舌质淡红，苔薄白，脉细弱。

诊断：右足背慢性溃疡（外伤感染后气血虚弱，余毒未清）。

治则：内治与外治相结合。内治以补益气血、托毒生肌为法。

方药：四妙汤加味。

黄芪30g，当归15g，金银花15g，党参15g，白术10g，茯苓15g，丹参15g，牛膝10g，桔梗10g，甘草5g。每日1剂，水煎服。

外治：九里明200g，每日1剂。水煎外洗患足，每日1次。蜂蜜适量，外涂患处，每日2次，干净白布包扎固定。

经治4周，创面完全愈合。

四海舒郁丸

【歌诀】四海舒郁用四海，昆布陈皮木香挨，行气化痰消瘿瘤，气瘿肉瘿先后排。

【组成及用法】组成：本方原为丸剂，现代多改为汤剂。海螵蛸15g，海蛤粉12g，海藻12g，海带12g，昆布12g，陈皮10g，木香5g。用法：每日1剂，水煎分2次服。

【功效】理气解郁，软坚消瘿。

【主治】单纯性甲状腺肿、甲状腺结节、甲状腺腺瘤、甲状腺囊肿、乳腺增生。

【加减】甲状腺结节者，加丹参、预知子、浙贝母、夏枯草；气郁甚者，加柴胡、白芍、郁金、香附；头晕乏力，腰腿酸软者，加补骨脂、菟丝子、肉苁蓉。

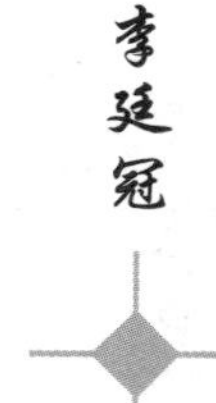

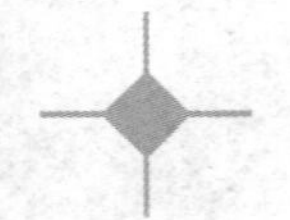

【方解】本方来源于清代《疡医大全》。甲状腺肿、甲状腺结节、甲状腺腺瘤、甲状腺囊肿多因气滞痰凝，结聚于颈咽所致。治宜疏肝解郁，化痰软坚。方中海螵蛸散肿消瘿；海藻、昆布、海带化痰软坚，散结消瘿；海蛤粉清热化痰，软坚散结；陈皮理气健脾，燥湿化痰；木香行气止痛。诸药为伍，共奏行气化痰、软坚消瘿之功。

【临床应用】本方主要用于肝气郁结、痰湿凝聚所致的单纯性甲状腺肿，也可随症加减治疗甲状腺腺瘤、甲状腺囊肿、慢性淋巴细胞性甲状腺炎、乳腺增生等。疗程不宜太短，同时嘱咐患者保持良好的心态，如此方能获得满意的疗效。

【典型病例】

张某，女，35 岁，1980 年 5 月 5 日初诊。

发现颈前肿大 1 个月，有坠胀感，无疼痛。睡眠欠佳，心烦郁闷，胃纳一般，二便正常，月经正常。1976 年 12 月顺产 1 女，正常哺乳。曾在外院就诊，诊断为甲状腺肿，来我院要求中医治疗。检查：甲状腺弥漫性肿大，达Ⅱ度，质软，无压痛，可随吞咽上下移动。甲状腺超声检查示甲状腺弥漫性肿大，未见囊实性结节。甲状腺功能检查正常。舌质红，苔薄白，脉细弦。

西医诊断：单纯性甲状腺肿。

中医诊断：气瘿（气滞痰凝）。

治则：疏肝理气，化痰软坚。

方药：四海舒郁丸加减。

海螵蛸 15g，海蛤粉 15g，海藻 30g，昆布 15g，柴胡

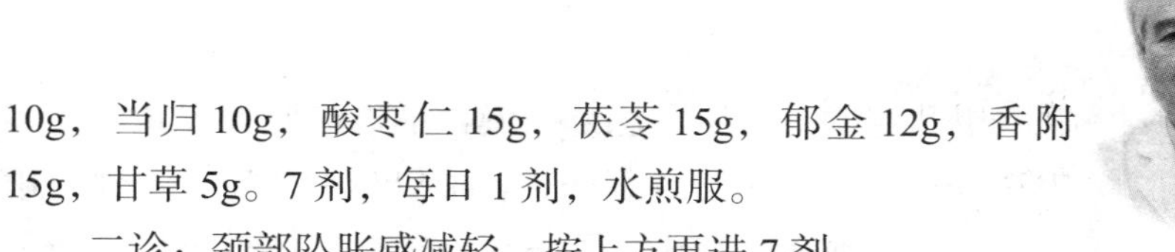

10g，当归10g，酸枣仁15g，茯苓15g，郁金12g，香附15g，甘草5g。7剂，每日1剂，水煎服。

二诊：颈部坠胀感减轻，按上方再进7剂。

三诊：颈部坠胀感消失，睡眠、纳食一般，二便正常。检查：甲状腺肿大减轻，Ⅰ度，质软，无压痛。上方再进7剂，并嘱咐患者常服海带猪骨汤，同时注意保持良好心态。

3个月后，患者甲状腺已完全恢复正常，无肿大。

海藻玉壶汤

【歌诀】海藻玉壶汤青陈，翘贝芎归昆布评，半夏独活并甘草，海带煎来效有灵。

【组成及用法】组成：海藻30g，海带30g，昆布15g，浙贝母10g，法半夏10g，当归12g，川芎10g，连翘12g，独活10g，青皮10g，陈皮10g，甘草5g。用法：每日1剂，水煎分2次服。

【功效】化痰解郁，软坚消瘿。

【主治】单纯性甲状腺肿、甲状腺腺瘤、甲状腺癌、慢性淋巴细胞性甲状腺炎。

【加减】肿块坚硬者，加三棱、莪术、预知子、白花蛇舌草；胸闷不适者，加郁金、香附、合欢皮；纳呆、便溏者，加党参、山药、白扁豆、神曲；月经不调者，加益母草、淫羊藿、菟丝子。

【方解】本方来源于明代《外科正宗》。单纯性甲状腺

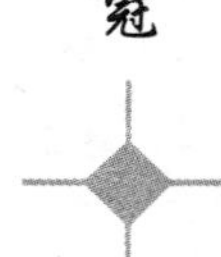

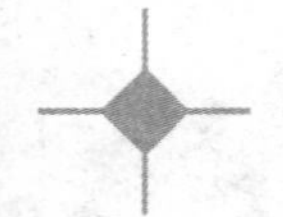

肿、甲状腺腺瘤、甲状腺癌、慢性淋巴细胞性甲状腺炎多因痰气郁结，积聚于颈部而成。治以化痰软坚、解郁消瘿为法。方中海藻、海带、昆布化痰软坚，解郁消瘿；浙贝母化痰散结；法半夏燥湿祛痰；青皮破气散积；陈皮理气化痰；当归、川芎养血活血；连翘清热解毒，消肿散结；独活祛风湿，通经络；甘草调和诸药。诸药为伍，共奏化痰解郁、软坚消瘿之功，成为消瘿散结的代表方。

【临床应用】用于治疗单纯性甲状腺肿、甲状腺腺瘤、甲状腺癌、慢性淋巴细胞性甲状腺炎，短期用药难以取效，长期用药可获得较好疗效。另外，本方加减治疗乳腺增生，亦能取得满意疗效。

【典型病例】

李某，男，17岁，2009年4月12日初诊。

其父诉发现患儿颈前肿块1周。自诉无疼痛，伴入睡困难、多梦，胃纳尚可，二便正常。曾外院就诊，诊为甲状腺腺瘤，建议住院手术治疗。因临近高考，患者不愿手术治疗，要求中医治疗。检查：甲状腺右叶可见一大小约3cm×2.5cm的椭圆形肿块，质地中等，边界清楚，有压痛，可随吞咽上下移动。颈淋巴结未扪及肿大。甲状腺彩超提示甲状腺腺瘤囊变。甲状腺功能五项检查正常。舌质红，苔薄白，脉弦。

西医诊断：甲状腺腺瘤。

中医诊断：肉瘿（气滞痰凝）。

治则：化痰解郁，软坚消瘿。

方药：海藻玉壶汤加减。

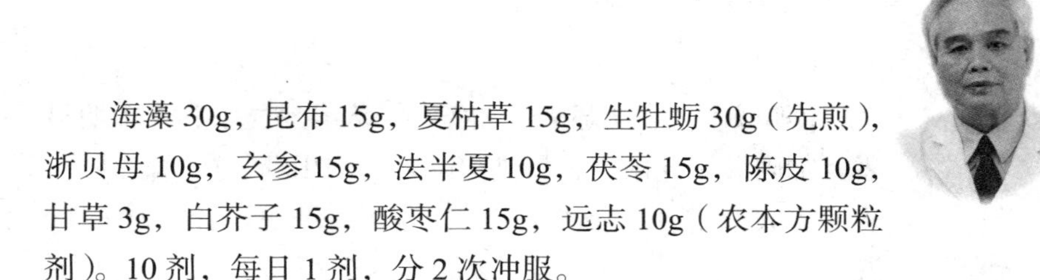

海藻 30g，昆布 15g，夏枯草 15g，生牡蛎 30g（先煎），浙贝母 10g，玄参 15g，法半夏 10g，茯苓 15g，陈皮 10g，甘草 3g，白芥子 15g，酸枣仁 15g，远志 10g（农本方颗粒剂）。10 剂，每日 1 剂，分 2 次冲服。

4 月 23 日，其父来诉，药已服完，颈前肿块缩小，一般情况良好，要求再给中药内服。按上方再进 10 剂，每日 1 剂，分 2 次服。

5 月 4 日，其父又来诉患儿颈前肿块基本消退，自觉无不适症状，要求继服中药。续予上方 10 剂，每日 1 剂，分 2 次服。

5 月底，其父来电话说患儿颈前肿块已消失，睡眠、饮食正常，精神良好，准备参加高考。

活血散瘿汤

【歌诀】活血散瘿正宗方，四物丹红参苓香，昆草青陈肉桂放，气血两虚瘿瘤良。

【组成及用法】组成：当归 12g，川芎 10g，白芍 15g，熟地黄 18g，牡丹皮 15g，红花 6g，党参 20g，茯苓 15g，木香 10g，青皮 10g，陈皮 10g，肉桂 5g（另焗冲服），昆布 20g，甘草 5g。用法：每日 1 剂，水煎分 2 次服。服药后饮酒一小杯，效更佳。

【功效】养血活血，理气化痰，软坚散瘿。

【主治】甲状腺腺瘤囊变、甲状腺囊肿之气血两虚者。

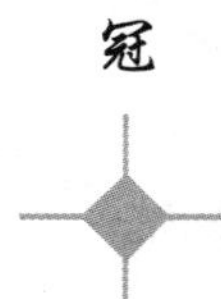

【加减】气虚明显者，加黄芪，人参易党参；血虚明显者，加阿胶、龙眼肉；胃纳欠佳者，加山药、白术、神曲、麦芽；痰湿重者，加法半夏、白芥子；肿块硬者，加三棱、莪术。

【方解】本方来源于明代《外科正宗》。方中当归、川芎、白芍、熟地黄组成四物汤，具有补血活血之功。党参补中益气养血，《本草正义》曰："本与人参不甚相远……则健脾运而不燥，滋胃阴而不湿，润肺而不犯寒凉，养血而不偏滋腻，鼓舞清阳，振动中气，而无刚燥之弊。"茯苓健脾补中，利水渗湿；牡丹皮清热凉血，活血祛瘀；红花活血通络，祛瘀止痛；青皮疏肝行气，散积化滞；陈皮理气健脾，燥湿化痰；昆布消痰结，散瘿瘤；肉桂温中补阳，散寒止痛；甘草调和诸药。诸药为伍，共奏养血活血、理气化痰、软坚散瘿之功。

【临床应用】经临床应用治疗甲状腺腺瘤囊变、甲状腺囊肿之气血两虚者，疗效满意。

【典型病例】

黄某，女，45岁，1980年1月4日初诊。

发现颈前无痛性肿块2月余。曾外院就诊，诊断为甲状腺腺瘤，建议住院手术治疗，因惧怕手术而要求中医药治疗。刻下颈部肿块无疼痛，局部有坠胀感，睡眠欠佳，心烦易怒，体倦乏力，胃纳呆滞，大便烂，小便正常。舌质淡红，边有齿痕，苔薄白，脉细弱。

西医诊断：甲状腺腺瘤。

中医诊断：肉瘿（气滞痰凝兼气血虚弱）。

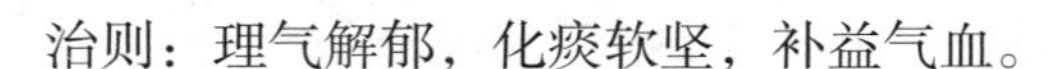

治则：理气解郁，化痰软坚，补益气血。

方药：活血散瘿汤加减。

当归 10g，川芎 10g，赤芍 15g，熟地黄 18g，昆布 18g，法半夏 10g，茯苓 15g，陈皮 10g，白芥子 10g，黄芪 30g，党参 15g，甘草 5g。7 剂，每日 1 剂，水煎分 2 次服。

二诊：颈部肿块无明显变化，精神稍好，睡眠、纳食一般，二便正常。按上方，加肉桂 5g（另焗冲服）。7 剂，每日 1 剂，水煎分 2 次服。

三诊：颈前肿块缩小，精神继续好转，睡眠、纳食良好，二便正常。继守上方，再进 7 剂，每日 1 剂，水煎分 2 次服。

四诊：病情向好，颈前肿块缩小 1/2。按初诊方继服 3 周，肿块消失告愈。

消痔散

【组成及制法】组成：白矾 40g，芒硝 80g，冰片 4g。制法：将 3 种药物研成细末，过 100 目筛，装瓶。每剂 124g，备用。

【用法】患者解好大小便后，将消痔散 1 剂倒入 2000mL 热水（50℃左右）中，搅拌片刻，使药物充分溶解，然后暴露臀部坐入盆中浸泡，边坐浴边用手指轻柔地按摩局部，每次 15 ～ 20 分钟，完毕后用干毛巾擦干患处。如有伤口，可用消毒纱布覆盖，以免污染。每日 2 ～ 3 次，

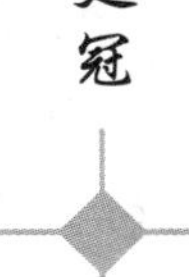

3天为1个疗程。

【功效】清热散瘀，解毒消肿，收敛止痛。

【主治】内痔脱垂或嵌顿，血栓性外痔初期，炎性外痔，静脉曲张性外痔，结缔组织性外痔，混合痔，脱肛，各种痔疮术后水肿、发炎、疼痛，老年体弱不宜手术者。妇女月经期禁用，孕妇慎用。

【方解】方中白矾解毒定痛，收敛止血；芒硝清热散瘀，软坚消肿；冰片清热止痛，开窍通络。三药为白色粉末，易溶于水，具有性质稳定、不易变质、携带使用方便等优点。用药后有凉爽舒适之感，无明显刺激及不良反应。

【临床应用】经临床运用，疗效满意。统计80例患者，显效（治疗1～2个疗程后，自觉症状消失。肛门直肠检查示痔核缩小，肛门或痔核黏膜充血水肿消失）58例，有效（治疗1～2个疗程后，自觉症状减轻。肛门直肠检查示肛门或痔核黏膜充血水肿明显减轻）19例，无效（用药2个疗程后，自觉症状及检查无改变）3例。总有效率为96.3%。

【典型病例】

赵某，男，46岁，1989年6月16日初诊。

自诉大便后肛门有肿物突出，用手推按可回纳，病情反复已有5年。现脱出后不能回纳，疼痛加剧，步履艰难，夜寐不安已3天。肛门直肠检查：3、7、11点处内痔脱出，黏膜充血水肿，表面轻度糜烂，触之易出血，不能还纳。

诊断：嵌顿性内痔。

治则：清热解毒，消肿止痛。

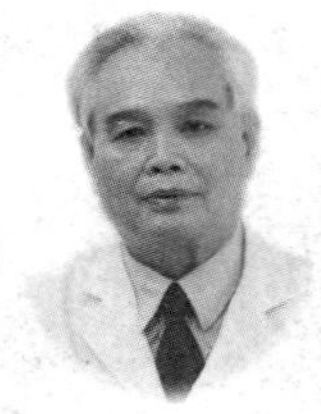

予消痔散6剂，每次1剂，坐浴，每日2次。用药12剂后，诸症悉除，行走自如。肛门直肠检查未见痔核脱出，痔核无明显充血水肿，溃疡已消失。继予消痔散6剂坐浴以巩固疗效。

金黄膏

【组成及制法】组成：大黄、黄柏、姜黄、白芷各250g，南星、陈皮、苍术、厚朴、甘草各1000g，天花粉5000g。制法：上药共为细末，按药末、凡士林2∶8的比例调匀成膏。

【用法】将药膏摊于消毒纱布上，贴敷患处，或涂患处。每日1换。

【功效】清热解毒，化痰散瘀，消肿止痛。

【主治】一切体表外科急性感染性疾病，如疖、痈、急性淋巴结炎、急性淋巴管炎、丹毒等局部红肿热痛者。

【方解】本方来源于明代《外科正宗》，为体表外科感染性疾病，局部红肿热痛，证属实证、阳证者的外用方。方中天花粉清热消肿止痛；黄柏、大黄清热燥湿，逐瘀消肿；姜黄散血分之瘀；白芷散气分之结，以达行气活血、消肿止痛之效；苍术、厚朴燥湿化痰；陈皮、南星理气化痰，以收化痰除湿、消肿止痛之效；甘草调和诸药。诸药为伍，共奏清热除湿、化痰散结、消肿止痛之功。

【临床应用】本方为古方，沿用于临床，对体表感染性疾病如疖、痈、急性淋巴结炎、急性淋巴管炎、丹毒等局

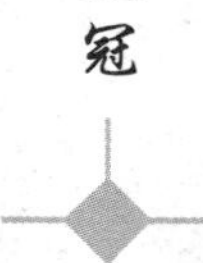

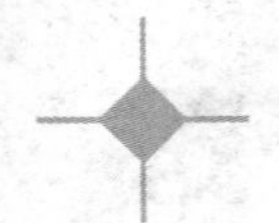

部红肿热痛，证属阳证、实证者，局部外敷、外涂均有效。

【典型病例】

覃某，女，58岁，2000年4月30日初诊。

背部痒痛并作3天，伴发热、头痛1天。口干喜饮，食欲不振，大便干结，小便短赤。查体：右肩胛区中段有一大小约6cm×5cm的肿块，质地硬，触痛，皮温稍高，中有4个粟粒样脓头。舌质红，苔黄，脉细数。

西医诊断：背痈。

中医诊断：有头疽（初期，阴虚火炽）。

治则：清热养阴，和营托毒。

方药：加味四妙汤加减。

生黄芪、金银花、玄参、首乌、天花粉、赤芍各15g，牡丹皮、当归、皂角刺、炮山甲各10g，甘草5g。3剂，每日1剂，水煎分2次服。

外治：金黄膏外敷患处，每日1换。

二诊：身热已退，背部痒痛已微，脓头腐脱，诸症好转，二便正常。按原方去皂角刺，加丹参15g。6剂，每日1剂，水煎分2次服。外治仍以金黄膏外敷，每日1换。

三诊：背部痒痛消失，肿块基本消散，疮口愈合。

生肌玉红膏

【组成及制法】组成：当归60g，白芷15g，甘草36g，紫草6g，血竭12g，白蜡60g，轻粉12g，麻油500g。制

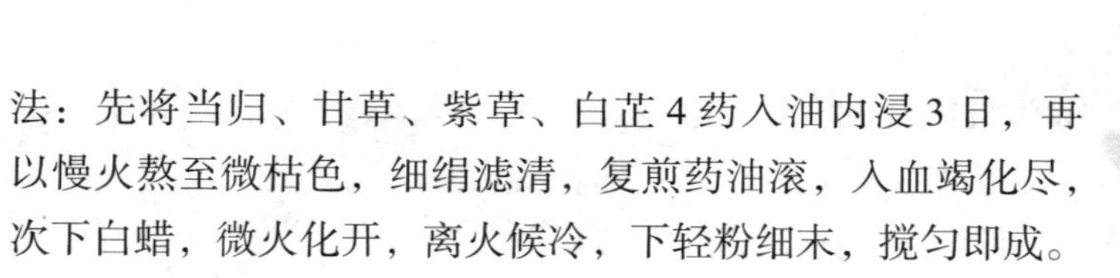

法：先将当归、甘草、紫草、白芷4药入油内浸3日，再以慢火熬至微枯色，细绢滤清，复煎药油滚，入血竭化尽，次下白蜡，微火化开，离火候冷，下轻粉细末，搅匀即成。

【用法】将药膏均匀涂于消毒纱布上，敷贴患处。

【功效】活血祛瘀，解毒镇痛，润肤生肌。

【主治】各种溃疡，如烫伤肉芽生长缓慢、压疮、下肢慢性溃疡等。

【方解】本方来源于明代《外科正宗》，所用药多为治疗溃疡常用药。当归养血活血，润肤生肌，排脓止痛；白芷行气活血，润肤消肿；甘草清热解毒，生肌止痛，调和诸药；紫草凉血除湿，生肌长肉；血竭散瘀消肿，生肌敛疮；轻粉敛疮止痒；白蜡、麻油为赋形药，生肌润肤，保护疮面，促进愈合。诸药合用，具有解毒祛腐、消肿止痛、润肤生肌之功效。

【临床应用】本方为古方，为生肌收口的代表方剂，历来备受推崇。运用于临床，确有良效。

【典型病例】

李某，男，22岁。

右小腿内踝被眼镜蛇咬伤2个月。曾在某医院住院治疗，全身症状好转，但伤口溃烂、流脓，经久不愈。诊见精神不振，面色少华，语音低微，身微热，乏力，口微渴，小便黄，伤口疼痛，行走困难。右小腿下段明显肿胀，触之微热、疼痛，内踝上方处有一个3cm×4cm的溃疡面，深达肌腱，周围均是坏死组织，伤口中有少量恶臭的脓性分泌物渗出，皮肤边缘呈紫暗色，踝关节功能障碍，右腹

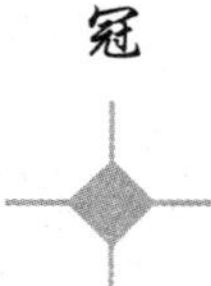

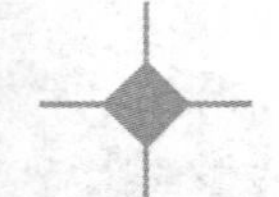

股沟淋巴结肿大、压痛。舌质淡，苔薄黄，脉沉细略数。

诊断：眼镜蛇咬伤并右小腿溃疡。

治则：益气活血，托毒消肿。

方药：托里消毒散加减。

党参15g，黄芪15g，赤芍15g，金银花15g，蒲公英15g，紫花地丁15g，茯苓10g，泽泻10g，白芷10g，牛膝10g，皂角刺10g，桔梗10g，炙甘草6g。12剂，每日1剂，水煎分2次服。

外治：清创后敷拔毒生肌膏，每日1换。

12天后，小腿肿胀完全消失，无压痛，伤口周围坏死组织已脱落，无脓性分泌物渗出，基底部肉芽开始生长，边缘皮肤颜色变红润，腹股沟淋巴结不大。舌质淡，苔薄白，脉沉细无力。内服方改用八珍汤加减，外治以活血祛腐，生肌收口。用生肌玉红膏外敷。每日1换。8天后，患者精神转佳，食欲增进，伤口创面缩小，肉芽红活，边缘皮肤生长，踝关节活动恢复正常。仍用生肌玉红膏外敷收口。4天后，创面上皮已长满，溃疡全部愈合。治疗时间共为25天。

乳康擦剂

【组成及制法】组成：山慈菇、田三七、延胡索、冰片、55%乙醇。制法：将山慈菇、田三七、延胡索用55%乙醇浸泡，滤出液加入冰片制成。

【用法】将乳康擦剂涂搽于乳房疼痛及乳房肿块皮肤表面，每日 3 次；或乳康擦剂湿敷患处，加以微波或脉冲局部照射治疗，每日 1 次，每次 30 分钟。

【功效】行气活血，散结止痛。

【主治】乳腺增生引起的乳房疼痛、肿块，乳腺炎后期慢性肿块。

【方解】方中山慈菇散坚消结、化痰解毒；田三七活血消肿，延胡索活血行气、止痛。全方行气活血，散结止痛，加上冰片增强渗透作用，使药物直达病灶，更快捷地直捣病巢。

【临床应用】对乳腺增生引起的乳房疼痛、肿块及乳腺炎后期慢性肿块有良好的疗效。曾统计内服乳腺康胶囊配合外搽乳康擦剂的 90 例乳腺增生患者，治疗总有效率 96.7%，治愈率 54.4%；对乳腺炎后期慢性肿块 30 例患者治疗统计，有效率 100%。

【典型病例】

韦某，女，36 岁，已婚已育。

自诉双乳胀痛并发现乳房肿块 1 年，月经前疼痛加重，触之痛甚，伴月经紊乱，心烦易怒。检查：双乳对称，左乳外上象限触及一 3cm×2cm 的厚片状肿物，右乳外上象限触及一 4cm×3cm 的厚片状肿物，肿物均表面光滑，质地韧，触痛，活动度尚好，边界不清，与周围组织无粘连，皮肤色泽正常，双侧腋下淋巴结无肿大。舌质淡红，苔薄白，脉弦。乳腺高频钼靶 X 线提示双乳混合型Ⅳ b（乳腺囊性增生病）。

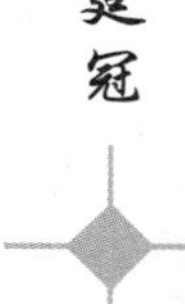

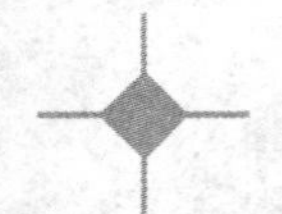

西医诊断：乳腺囊性增生病。

中医诊断：乳癖（冲任失调型）。

予乳腺康胶囊，口服，每次4粒，每日3次，并局部外搽乳康擦剂。

治疗1个月后，疼痛明显缓解。继续治疗2个月，乳房肿块、疼痛消失。停药后随访半年无复发，病愈。

诊余漫话

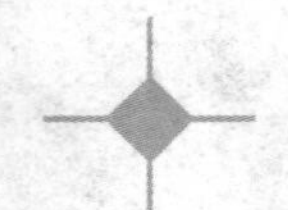

因痰为病，治宜祛痰

中医之痰，有狭义和广义之别。狭义者，指由呼吸道或鼻腔黏膜分泌而经由口鼻咳吐出来的黏稠液状物质；广义者，泛指脏腑功能失调，或疾病过程中由于水液代谢障碍而产生的病理性产物。痰既是病理性产物，又是一种致病因素，在一定条件下，又能作用于某些组织、器官导致新的病理变化，产生新的变证——痰证。

外科之痰，主要是凝聚于肌肉、经络、骨关节之间的，其病证的特点是局部有肿块，起病缓慢，病程较长，早期症状多不明显等。具体表现可因痰凝部位和所致病证的不同而有所差异。如聚于颈部可发生瘰疬（颈部淋巴结炎、颈部淋巴结结核）、痰核（甲状舌骨囊肿）、瘿瘤（甲状腺肿、甲状腺腺瘤、甲状腺囊肿等）；聚于骨关节间可发生流痰（骨关节结核）；聚于骨组织可发生骨肿瘤、骨囊肿等；聚于乳络可发生乳癖（乳腺增生）、乳核（乳腺纤维腺瘤）、乳痨（乳房结核）、乳疬（男性乳房发育症）、乳岩（乳腺癌）等；聚于男性前阴部可发生子痰（附睾结核）、癃闭（前列腺增生）、阴茎痰核（阴茎纤维性海绵体炎）等；聚于皮肉、筋骨之间可发生脂瘤（皮脂腺囊肿）、肉瘤（脂肪瘤）、胶瘤（腱鞘囊肿）等。当今，由于对痰证的研究不断深入，痰证学专著问世，从痰论治外科病的研究将更加广泛。

从“痰证”的角度而言，前述的由痰凝聚而为病的病证，可统称为“外科痰证”，治疗时宜从祛痰法着手。祛痰法是指用咸寒软坚化痰的药物（如海藻、昆布、海蛤壳、海浮石、瓦楞子、夏枯草、玄参、黄药子等），使因痰凝聚之肿块得以消散的法则。但痰的成因很多，内伤、外感均能成痰，而痰又是多种疾病之源，临床上应根据不同情况，采用不同治法。例如，颈痈（颈部急性化脓性淋巴结炎）初期，颈部肿块肿痛，咽喉疼痛，伴有恶寒发热，舌红苔黄，脉浮数，证属风热夹痰，治宜疏风清热化痰，方用牛蒡解肌汤加减内服，外敷金黄膏。乳癖（乳腺增生），症见乳腺肿块疼痛，伴有胸胁胀痛，情绪急躁或抑郁，舌红苔白，脉弦，证属气郁夹痰，治宜解郁化痰，方用开郁散或乳癖Ⅰ号方（经验方）加减内服，外搽或外敷乳康擦剂。瘰疬（颈部淋巴结结核）溃后，脓水清稀，疮面灰白，体倦乏力，面色无华，舌淡苔薄，脉细弱，证属体虚夹痰，治宜养营化痰，方选香贝养营汤内服。前列腺增生，症见前列腺增大，质硬，中央沟消失，排尿困难，舌质暗红，苔白，脉弦，证属痰瘀互结，治宜祛瘀化痰，方选桃红四物汤、消瘰丸合方加减。

总之，外科痰证，治疗重在化痰凝，散结块。咸寒软坚化痰药是常用药，消瘰丸、消疬丸、海藻玉壶汤等是常用方剂。

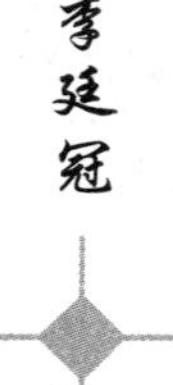

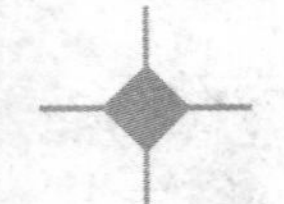

祛痰法在外科临床的应用

祛痰法是用化痰软坚散结的药物，使因痰凝聚而成的肿块得以消散的一种疗法。痰乃因外感六淫，或内伤七情，或体质虚弱，以致气机阻滞，血气津液结聚而成的病理性产物。痰停聚于人体组织器官之中则可为病，如颈痈、瘰疬、肉瘿、乳癖、乳疬等病的发生皆与痰有密切关系，故朱震亨说："凡人身上中下有块者，多是痰。"张山雷亦说："外发痈疡，亦往往而多痰证。"所以，祛痰法成为外科常用治法之一。李廷冠教授遵从"痰乃病之标""致痰之因是本"等古训，在临证中应用祛痰法配合其他治法，标本兼顾，疗效颇佳。兹举案例介绍如下。

医案1：唐某，男，9岁，1985年5月21日初诊。

右颌下肿痛10天。初起咽喉疼痛，继而右颌下肿痛，伴发寒热，经治疗（药物欠详）寒热退，咽喉疼痛不减，颌下肿痛增加，要求中药治疗。查体：右颌下肿胀，皮肤微红微热，触及3.5cm×3.5cm之肿块，质硬，压痛，推之难移。咽壁潮红，两侧扁桃体红肿如小指头大。舌质红，苔薄黄，脉数。

诊断：颈痈。

治则：疏风清热，化痰散结。

方药：牛蒡解肌汤加减。

牛蒡子、玄参、海藻、赤芍、牡丹皮、野菊花各10g，夏枯草12g，连翘、桔梗各6g，薄荷3g，甘草5g。3剂，每日1剂，水煎服。

外治：颌下敷金黄膏，每天1换。

3天后二诊：咽喉不痛，扁桃体缩小，颌下肿痛减轻。继予金黄膏外敷，上方去薄荷、桔梗，服6剂，颌下肿消痛除而愈。

按语：颈痈之病，或因风热外感，或因肝胃火毒上攻，或因先患乳蛾，毒邪流窜，以致痰热蕴结于颈部而成。本案因风热外感，直犯咽喉，而致咽喉疼痛，蛾体红肿。治之不效，毒邪流窜，痰热蕴结颌下而发为颈痈。张山雷说："项前颌下诸痈，皆本于结痰，而动于外风，成于血热，则化痰也，而必泄热疏风。"故治以疏风清热，化痰散结，方用牛蒡解肌汤加减。其中牛蒡子、薄荷疏风清热；桔梗、甘草开肺利咽；连翘、野菊花清热解毒；赤芍、牡丹皮凉血活血，消肿止痛；夏枯草、玄参清热化痰，软坚散结；海藻消痰散结，配以甘草，更增其效。服之则风热疏解，痰浊化散。加敷清热除湿、散瘀化痰、止痛消肿的金黄膏，内外兼施，标本兼顾，使肿消痛除而颈痈痊愈。

医案2：宋某，女，56岁，1984年4月28日初诊。

发现颈部左侧肿块已月余。经超声波检查诊为甲状腺囊肿。胃纳不佳，体倦乏力，不愿手术切除，要求中药治疗。查体：喉结左下方有一3.5cm×3.5cm之半圆形肿块，边界清楚，表面光滑，中等硬度，无压痛，能随吞咽运动而上下移动。舌质淡红，舌苔薄白，脉细弱。

诊断：肉瘿。

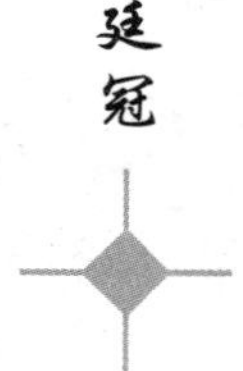

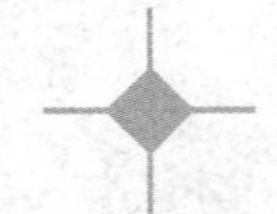

治则：补益气血，化痰散结。

方药：活血散瘿汤加减。

黄芪、党参、茯苓、海藻、昆布各15g，当归、川芎、香附、法半夏、白芥子、桂枝各10g，陈皮6g，甘草5g。每日1剂，水煎服。

二诊：服药6剂后，肿块缩小，胃纳增加，精神好转，又服16剂。

三诊：肿块完全消散。随访1年，未见复发。

按语：肉瘿是发于结喉正中附近的半球形肿块，能随吞咽动作而上下移动的良性肿瘤。西医学的甲状腺腺瘤或甲状腺囊肿均属本病范畴。《外科正宗》说："凡人生瘿瘤之症……乃五脏瘀血、浊气、痰滞而成。"又说："活血散瘿汤……治瘿瘤已成……气血虚弱者。"本案因气血虚弱，痰浊不化，凝结于颈而成，故用活血散瘿汤加减治之。方中黄芪、党参益气；当归、川芎补血活血；陈皮、茯苓、半夏、甘草有燥湿化痰之功；香附理气解郁；白芥子去皮里膜外之痰湿；桂枝温化痰浊；海藻、昆布咸寒化痰，软坚散结。服之则气血旺盛，痰浊化散，瘿块消失。

医案3：韦某，女，29岁，1984年7月11日初诊。

右颈部曾有结块4枚，经用异烟肼、链霉素等治疗，结块缩小而停药。月余来，右侧颈部原患结块增大，局部酸痛，头晕乏力，心情烦急，要求中药治疗。查体：右侧颈部有结块4枚。上部1枚，2cm×2m；中部2枚，均为1.5cm×1.5cm；下部1枚，1cm×1cm。所有结块边界清楚，质硬，推之能动，轻度压痛，局部皮色不变。舌质红，苔薄黄，脉细数。

诊断：瘰疬。

治则：疏肝解郁，化痰散结。

方药：消核散加减。

牡蛎 20g，玄参 15g，海藻、昆布、夏枯草、蒲公英、白芍各 12g，柴胡、白芥子各 10g，甘草 5g。3 剂，每日 1 剂，水煎服。

二诊：药后颈部结块略小，仍感头晕乏力，心情烦急。守原方加黄芪 15g，党参、当归各 10g，川芎 6g。3 剂。服后诸症减轻，继服 12 剂。

三诊：除右颈上部仍有 0.5cm×0.5cm 的结块外，其余结块消散。又守方 8 剂，以巩固疗效，并嘱患者注意生活调理。随访半年，未见反复。

按语：《外科大成》说："瘰疬，结核发于颈前项侧之间。"本病初期症见结块如指头大，一枚或数枚不等，皮色不变，按之坚实，推之能动，不热不痛。本案因肝气郁结，久而化火，炼液为痰，痰火上升，结于颈部而成，故以疏肝解郁、化痰散结为法，用消核散加减治之。方中柴胡、白芍疏肝平肝；玄参、牡蛎养阴清热，化痰软坚；海藻、昆布化痰散结；蒲公英、夏枯草清热疏肝；白芥子去皮里膜外及经隧之痰；甘草增强海藻化痰散结之力；玄参、黄芪、当归、川芎补益气血。服之则肝气条达，肝火得平，脾得健运，气血复常，痰湿消散而获良效。

医案 4：陈某，女，40 岁，1980 年 7 月 9 日初诊。

两侧乳房经常疼痛，并触及肿块已 10 年。月经前疼痛

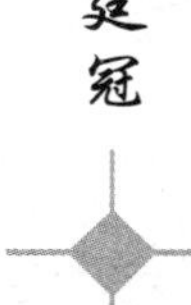

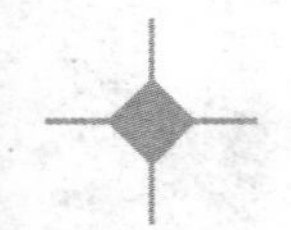

增加，肿块增大，月经后疼痛减轻，肿块缩小。乳房肿块病理检查诊为乳腺小叶增生。月经常愆期，经量少。查体：两侧乳房外上象限均扪及肿块，左侧肿块2.5cm×2.5cm，右侧肿块3cm×2.5cm，表面呈结节状，边界不太清楚，硬而不坚，轻度压痛，推之能动，与皮肤及深部组织无粘连。舌质淡红，苔薄白，脉沉细。

诊断：乳癖。

治则：补益肝肾，调理冲任，化痰散结。

方药：右归丸（汤）合二仙汤加减。

鹿角霜15g，淫羊藿、巴戟天、菟丝子、枸杞子、柴胡、白芍、当归、白术各10g，海藻、昆布各12g，甘草5g。每日1剂，水煎服。

连服28剂，月经正常，乳痛消失，左侧乳房肿块消散。右侧乳房肿块缩小至0.5cm×0.5cm。随访半年，未见增大。

按语：《疡医大全》云："乳癖乃乳中结核，形如丸卵，或坠重作痛，或不痛，皮色不变，其核随喜怒消长。"西医学的乳腺纤维腺瘤及乳腺小叶增生均属乳癖范畴。本案因肝肾虚弱，冲任失调，痰湿凝滞乳络而成，故用右归丸（汤）、二仙汤合方加减治之。方中淫羊藿、巴戟天、菟丝子、枸杞子补益肝肾，调理冲任；柴胡、白芍、当归、白术疏肝益脾；鹿角霜消痰散结；海藻、昆布化痰散结；甘草加强海藻化痰散结之功。标本兼顾，故药后获效。

医案5：任某，男，40岁，1980年12月24日初诊。

左侧乳晕部结块胀痛1个半月。伴口苦咽干，性情烦急，夜寐多梦，经服西药不效，要求中药治疗。查体：左侧乳房稍隆肿，乳晕部扪及3cm×3cm扁圆形肿块，边界清楚，质硬不坚，压痛，推之能动，皮色不变。舌红少苔，脉弦细。

诊断：乳疬。

治则：滋养肝肾，化痰散结。

方药：一贯煎加减。

沙参、麦冬、川楝子、夏枯草、首乌藤各12g，生地黄、海藻各15g，牡蛎25g（先煎），当归、枸杞子、白芍各10g，甘草5g。每日1剂，水煎服。

连服18剂，诸症消失。

按语：乳疬是男子发生于乳晕部的半圆形肿块，状若围棋子埋于乳晕部，有轻度压痛或胀痛感。本案因肝肾阴虚，阴虚火旺，火灼津液为痰，痰结乳房而为病，故以滋养肝肾、化痰散结为法，用一贯煎加减治之。方中沙参、麦冬、当归、生地黄、枸杞子滋养肝肾，川楝子、白芍疏肝平肝，夏枯草清热散结，牡蛎化痰软坚，海藻、甘草消痰散结，首乌藤养心安神。诸药共奏滋阴化痰之功，故服后病除。

和营法在外科临床的应用

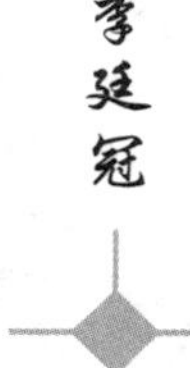

和营法，又称活血化瘀法，是用调和营血的药物，使经络疏通，血脉调和通畅，从而消肿止痛，使有形之积消

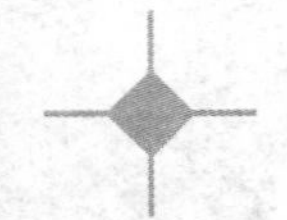

散无形的一种治法。本法是中医外科内治常用的一种治法，临床应用范围相当广泛，在外科疾病中凡属瘀血证或兼夹瘀血证者均可使用。

瘀血证或兼夹瘀血证，是血瘀引起的各种功能或器质性病变，是一种综合征。外科疾病的肿胀、疼痛、结块等局部症状无不与血瘀有关。导致血瘀的因素甚多，气机阻滞、气虚不充、寒邪凝滞、热邪煎炼、痰湿阻滞等均可发生血瘀。《素问·阴阳应象大论》曰："治病必求于本""辨证立法，以法通方"，李廷冠教授在临床应用和营法时，常根据患者病程新久、病情缓急、局部及全身症状等进行辨证，寻其病因，视其具体情况，配以其他治法。寒瘀互结者，配以温阳散寒；热瘀蕴结者，配以清热解毒；痰瘀互结者，配以化痰散结；气虚血瘀者，配以益气活血等。力求辨证清楚，立法正确，准确选方用药，并适当配合外治。内外合法，相得益彰，可获良效。兹举案例介绍如下。

医案1：周某，男，26岁，工人，2003年4月12日初诊。

患者自诉右侧睾丸肿痛2月余。初起睾丸肿痛，伴发热恶寒、肢体酸楚等。在外院静脉点滴抗菌消炎药（欠详），3天后发热恶寒消失，睾丸肿痛减轻。自购头孢氨苄胶囊内服1周后停药，病未痊愈而恢复工作。近日工作比较劳累，睾丸坠胀不适，肿痛加重，疼痛放射至腹股沟，腰部酸痛，但身无寒热，口淡乏味，二便正常。查体：右侧睾丸如鸡蛋大，质硬，附睾头部硬结如龙眼核大，精索增粗，压痛明显，阴囊皮肤无红热。舌红，苔黄，脉弦。

诊断：慢性睾丸附睾炎（痰瘀互结）。

治则：化痰和营。

方药：复元活血汤合消瘰丸加减。

柴胡 10g，天花粉 15g，当归 10g，桃仁 10g，红花 6g，炮山甲 10g，丹参 15g，生牡蛎 30g（先煎），浙贝母 10g，海藻 18g，昆布 15g，甘草 5g。7 剂，每日 1 剂，水煎分 2 次服。

外治：姜黄 30g，苏木 30g，红花 15g，芒硝 100g。7 剂，每日 1 剂，水煎熏洗患处 2 次，每次 20 ～ 30 分钟。

二诊：睾丸软小，疼痛轻微，腰痛消失，二便正常。按前内服、外用方各 7 剂，如法使用。

三诊：睾丸疼痛消失，睾丸大小与健侧相差无几，附睾硬结基本消散，病告痊愈。

按语：慢性睾丸附睾炎，属中医学“慢性子痈”的范畴。本案病之初，乃湿热下注肝肾之络，结于肾子而为病，当从湿热论治。由于患者院外治疗失当，以致湿热之邪不去，气血瘀滞不散，痰、热、瘀互结肾子，迁延不愈，而成慢性子痈。内服方中当归、桃仁、红花、丹参、炮山甲、天花粉活血散瘀；生牡蛎、浙贝母、海藻、昆布清热化痰散结；柴胡疏肝理气；甘草调和诸药，增加海藻化痰散结之力。诸药为伍，共奏化痰和营之功。外治方中姜黄、苏木、红花活血散瘀，芒硝软坚散结，煎水熏洗，药力直达病所，腠理疏通，气血调畅。内外合治，药证相符，故获卓效。

医案 2：陈某，男，27 岁，教师，2000 年 5 月 7 日就诊。

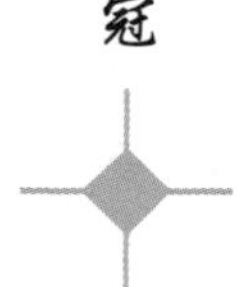

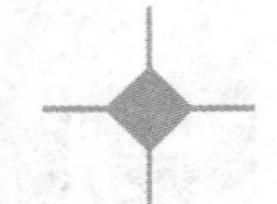

患者于5月4日穿新皮鞋上街长行，磨破右足内踝，次日踝部肿痛，伤口化脓，未处理。今日上午，右足肿痛加重，周身不适，低热乏力。发现右足内踝有一“红线”，沿小腿内侧向大腿内侧中上段蔓延，触之疼痛，遂来就诊。查体：体温38℃，舌红，苔薄黄，脉弦数。右足内踝红肿灼热，触痛明显，伤口约1.5cm×1.5cm，有少许黄白色脓液，自内踝上方起从小腿内侧至大腿内侧中上段有一横径约0.5cm的“红线”，稍隆凸，质硬压痛。右腹股沟淋巴结肿大，约1.2cm×1.2cm，质中，压痛（+）。

诊断：急性淋巴管炎（热毒入络，热瘀蕴结）。

治则：解毒和营。

方药：五味消毒饮合桃红四物汤加减。

金银花15g，蒲公英30g，紫花地丁15g，连翘12g，白花蛇舌草15g，生地黄15g，赤芍15g，牡丹皮15g，丹参15g，牛膝12g。2剂，每日1剂，水煎分2次服。

外治：①创面外敷0.1%依沙吖啶液纱布，外盖凡士林纱布、消毒敷料，胶布固定，每天换药1次。②芒硝100g，冰片2g，混匀，用开水500mL冲化，待冷却后用无菌药棉浸醮药液，湿敷“红线”及其周围。并嘱其卧床休息，抬高患肢，忌食辛辣、醇酒、发物。经上处理后，次日体温正常，局部肿痛减轻，“红线”颜色变淡，压痛减轻。

二诊：右足内踝肿胀明显减轻，创面已无脓液，“红线”消失，唯有轻度压痛。腹股沟淋巴结缩小，轻度压痛。按上内服方，连服3天，创面如前法换药。1周后，病告痊愈。

按语：急性淋巴管炎属中医学“红丝疔”的范畴。本案因皮肤破损染毒，郁而化热，热毒入络，热瘀互结而为病。内服方中金银花、蒲公英、紫花地丁、连翘、白花蛇舌草清热解毒；生地黄、赤芍、牡丹皮、丹参凉血活血；牛膝活血，引药下行。诸药为伍，共奏解毒和营之功。外治之药，依沙吖啶消炎杀菌，芒硝、冰片清热解毒、消肿止痛，局部湿敷，药力直达病所。内外兼治，相得益彰，故获捷效。

医案3：覃某，男，20岁，学生，2003年1月20日初诊。

患者自诉十岁左右发现双下肢皮肤淡红，有青蓝色斑，斑纹呈网状分布，持续不退，天冷加重，腿足麻冷、疼痛，经多方治疗，病情无明显好转。近来天气较冷，皮肤青斑加深，两小腿及足部麻冷、疼痛加重而来就诊。查体：两下肢自臀部至足部有散在青紫色斑，呈网状分布，以两小腿及足部明显。肢冷，皮肤粗糙，两足足背动脉及胫后动脉搏动（±）。舌质暗淡，苔薄白，脉沉细。

诊断：网状青斑（寒邪瘀结）。

治则：温阳和营。

方药：血府逐瘀汤合黄芪桂枝五物汤加减。

当归12g，熟地黄15g，川芎10g，桃仁10g，红花6g，黄芪20g，桂枝10g，独活10g，淫羊藿12g，仙茅10g。7剂，每日1剂，水煎分2次服。

外治：苏木50g，桂枝50g，姜黄30g，艾叶30g，独活30g。7剂，每日1剂，水煎熏洗患肢，每日2次，每次

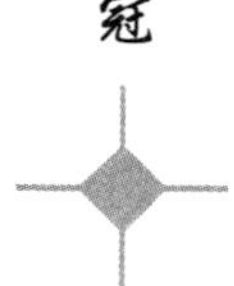

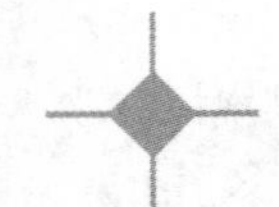

20～30分钟。

二诊：两下肢冷麻、疼痛消失，青斑明显变淡。又按前内服、外用方药各7剂，如上使用。

三诊：病情稳定。予附桂八味丸、复方丹参片继续调理，巩固疗效。

按语：网状青斑，临床比较少见，病因尚不明了，属中医学“血瘀证”“脉痹”的范畴。本案因禀赋不足，脾肾阳虚，营卫不和，风寒乘袭，阻于脉络所致。内服方中当归、桃仁、红花、川芎活血化瘀；熟地黄、淫羊藿、仙茅温补脾肾；桂枝、独活温通经络止痛；黄芪甘温补气，助血通行。诸药为伍，共奏温阳和营之功。外治之药苏木、姜黄活血散血；桂枝、艾叶温经通络，水煎熏洗患肢，加速血液循环，使气血畅通，故获良效。

医案4：黄某，女，60岁，退休教师，2003年8月20日就诊。

患者自诉双下肢青筋怒张多年，小腿坠胀不适，早轻暮重，前年、去年夏天左小腿内侧1/3曾发生溃疡，每治月余方能愈合。此次溃疡发生已月余，经治不愈。小腿坠胀不适，体倦乏力，胃纳欠佳，大便溏烂，小便正常。查体：两小腿青筋怒张，左侧较右侧明显。左小腿及足部肿胀，足内踝上方有一2cm×1.5cm大小的溃疡，疮面暗红，脓液稀薄，疮口边缘稍硬厚，溃疡周边皮肤暗黑。舌质暗淡，苔薄黄，脉细涩。

诊断：左下肢静脉曲张并慢性溃疡（气虚血瘀）。

治则：益气和营。

方药：补中益气汤合桃红四物汤加减。

黄芪 20g，党参 15g，白术 12g，陈皮 10g，升麻 10g，柴胡 10g，当归 12g，赤芍 10g，丹参 15g，桃仁 10g，红花 6g，茯苓 15g，薏苡仁 30g，甘草 5g。6 剂，每日 1 剂，水煎服。

外治：用 0.1% 依沙吖啶液纱布外敷疮面，外盖凡士林纱布，无菌敷料，胶布固定，每日 1 次，并嘱少行、少立、少坐，适当抬高患肢。

二诊：小腿肿胀减轻，疮口较前干净，肉芽红活。又按前内服方，继服 7 剂，每日 1 剂，水煎分 2 次服。疮面换药，每日 1 次。治疗 1 周，疮面愈合。又予补中益气丸、复方丹参片内服以巩固疗效。

按语：下肢静脉曲张并发慢性溃疡属中医学“臁疮”的范畴。病因经久站立，劳伤气血，中气下陷，以致下肢气血运行乏力，血流瘀滞，稽留脉中，肌肤失养，复因湿热下注而成。方中黄芪、党参、白术、陈皮、升麻、柴胡补中益气；当归、赤芍、丹参、桃仁、红花活血散瘀；茯苓、薏苡仁健脾渗湿；甘草调和诸药。合而为剂，共奏益气和营之功。依沙吖啶液消毒杀菌，有利于疮面去腐生新。因患者下肢青筋怒张已久，气虚血瘀甚重，故疮口愈合之后，继续予以益气活血之剂常服。避免远行、久立、久坐，适当抬高患肢，对通畅经脉气血，避免溃疡再发极有裨益。

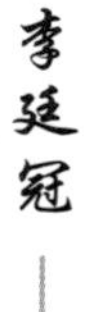

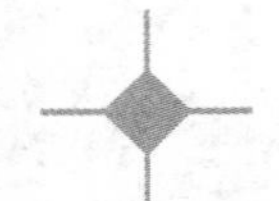

行气法在外科临床的应用

行气法是中医外科常用治法之一，是运用理气的药物，使气机通畅，气血调和，从而达到解郁散结、消肿止痛目的的一种治疗方法。

中医外科疾病，以局部疼痛、肿胀、结块为特征，与气机阻滞、血脉瘀阻关系密切。其病之初起多为气滞，其久则血瘀、痰瘀或气滞血瘀痰凝互结。临床上以气滞血瘀、气滞痰凝之证为多见，但气滞兼寒、气滞兼热、气滞兼阴虚之证亦时有所见。李廷冠教授在运用行气法时常根据证情的不同，采用变通的方法治之，常获良效。兹举案例介绍如下。

医案1：黄某，女，36岁，工人，2006年5月22日初诊。

自述近来心情不畅，劳动强度较大，右侧胸腹部疼痛，压痛4天。身无寒热，夜寐不宁，胃纳一般，二便正常。查体：右侧乳房外缘至肋弓下缘扪及长12cm、宽0.5cm之条索状肿物，质硬，与皮肤粘连，压痛明显。用两手手指将条索状肿物向两端拉紧时，可见一条皮肤凹陷性浅沟。舌质红，苔黄，脉弦。

诊断：右胸腹壁浅静脉炎（气滞血瘀）。

治则：疏肝理气，活血通脉。

方药：柴胡疏肝汤加减。

枳壳、郁金、延胡索、当归、炮山甲各10g，柴胡、白芍、丹参各15g，香附12g，红花6g，甘草5g。6剂，每日1剂，水煎分2次服。

外治：予十一方跌打酒，用脱脂棉花浸湿外敷患处，每次20～30分钟，每日3次。

二诊：诉胸腹壁疼痛减轻，压痛轻微，心情平和，夜寐安然，诸症好转。药已中的，效不更方，予上方7剂继续内服，外用十一方跌打酒湿敷。

7日后随访，病已痊愈，并恢复正常工作。

按语：胸腹壁浅静脉炎，属中医学“脉痹”的范畴。本案患者因情志不舒，肝气郁结，再加劳力过度，血流不畅，以致气滞血瘀，脉络不通为病。气滞兼瘀，治宜行气与活血并用。方中柴胡、白芍、香附、郁金、延胡索疏肝解郁、行气止痛；当归、丹参、红花、炮山甲活血祛瘀，疏通脉络；甘草调和诸药。数药为伍，共奏疏肝理气、活血通脉之功。十一方跌打酒系我院制剂，由田七、血竭等组成，具有良好的活血散瘀、消肿止痛之效，局部湿敷，药力直达患处。内外合治，相得益彰，故获良效。

医案2：黄某，女，65岁，2005年5月12日初诊。

自诉左侧胸胁疼痛，起皮疹4天，未诊治，因病情加重而求医。刻下左侧胸胁痛如火燎，皮疹丛集，心烦易怒，夜寐不宁，口苦咽干，胃纳不佳，便秘，尿赤。查体：左侧胸胁部皮肤有簇集状丘疱疹，呈带状分布。舌质红，苔黄，脉弦略数。

诊断：带状疱疹（肝郁气滞，热毒蕴结）。

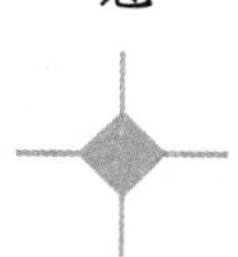

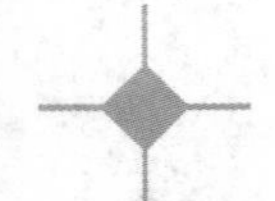

治则：疏肝理气，清热解毒。

方药：四逆散合龙胆泻肝汤加减。

柴胡、栀子、延胡索各10g，紫草、泽泻各12g，牡丹皮、生地黄、板蓝根、赤芍、郁金、车前子各15g，龙胆6g，甘草5g。3剂，每日1剂，水煎服。

外治：季德胜蛇药片适量研末，冷开水调成稀糊状，外涂患处，每日3～4次。

二诊：诉经以上治疗，病情好转。又按前法继续治疗6天，胸胁疼痛消失，皮疹消退，干燥脱屑，诸症消失而告愈。

按语：带状疱疹属中医学“蛇串疮”“蛇丹”的范畴。本案患者为年过六旬之妇人，血虚肝旺，肝郁气滞，郁久化火，肝经热毒蕴结皮肤而发本病。气滞兼热，治宜行气与清热并用。方中柴胡、郁金、延胡索疏肝行气，通调气机；栀子、板蓝根、紫草、龙胆清热解毒；生地黄、牡丹皮、赤芍清热凉血；车前子、泽泻清热利湿；甘草调和诸药。全方共奏疏肝行气、清热解毒之功。季德胜蛇药片为治疗毒蛇咬伤常用药，具有清热解毒之效，外涂患处，药力直达病所。由于行气与清热并用，内治与外治兼顾，致使气滞得解，热毒得散，故获良效。

医案3：陆某，女，35岁，个体户，2003年4月25日初诊。

自诉颈前肿痛2月余。2月初患感冒，不治而愈。2月中旬，右侧颈部发生肿块，疼痛，疼痛放射至下颌及耳后，在某医院打针、服药（药名欠详）1周，颈部肿痛减轻。因工作繁忙，停止治疗。3 月中旬，颈部肿块增大，疼痛加重，在当地接受中药治疗，经内服、外敷半个月，肿痛未能消失而来诊。刻下症：右侧颈前肿块隐隐作痛，心情郁闷，胃脘胀满，食欲不振，体倦乏力，手足欠温，大便质烂，小便清长，月经稀少。检查：甲状腺右叶肿块大小为 2.5cm×2.5cm，边界欠清，质地稍硬，轻度压痛，能随吞咽上下移动。舌质淡红，苔白腻，脉沉细。B 超检查意见：亚急性甲状腺炎？甲状腺功能（T_3、T_4、FT_3、FT_4、TSH）检查结果正常。

诊断：甲状腺结节（肝郁气滞，脾胃虚寒）。

治则：疏肝理气，温补脾胃。

方药：逍遥散合六君子汤加减。

柴胡、延胡索、当归、桂枝、法半夏、白芥子、白术、陈皮各 10g，白芍、党参、茯苓各 15g，香附 12g，干姜、甘草各 6g。10 剂，每日 1 剂，水煎分 2 次服。

二诊：诉颈部肿块、疼痛完全消失，余症亦除。经 B 超复查，未见结节。随访 1 年，未见复发。

按语：甲状腺结节是并发于多种甲状腺疾病的肿块。本案患者由于失治、误治而致肿痛迁延不愈，证属肝郁气滞、脾胃虚寒型，气滞兼寒，治宜行气与祛寒并用。方中柴胡、白芍、香附、延胡索疏肝解郁、行气止痛，党参、桂枝、茯苓、白术、干姜温中健脾，陈皮、半夏、白芥子燥湿化痰，当归活血化瘀，甘草调和诸药。诸药配伍，共奏疏肝理气、温中健脾、化痰散瘀之功，故治而有效。

医案 3：杨某，男，62 岁，2005 年 2 月 24 日初诊。

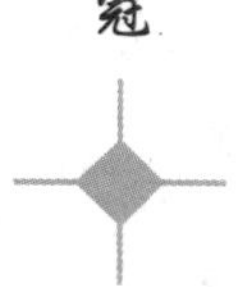

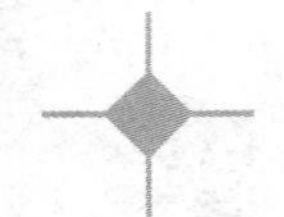

自诉左侧乳晕肿痛2月余，曾在外院就诊，主诊医生拟行手术治疗。患者因畏惧手术而要求中医治疗。刻下症：左侧乳晕肿痛，心烦多梦，口苦咽干，头晕耳鸣，腰膝酸软，食欲不振，大便干结。查体：左侧乳房稍肥大，乳晕皮色暗黑，皮下扪及一约3cm×3cm的扁圆形肿块，质地韧硬，与周围组织无粘连，轻度压痛。舌质红，少苔，脉弦数。

诊断：男性乳房发育症（肝郁气滞，肝肾阴虚）。

治则：疏肝理气，滋补肝肾。

方药：一贯煎加减。

当归、枸杞子各10g，沙参、麦冬、女贞子、川楝子各12g，墨旱莲、生地黄、昆布各15g，生牡蛎30g，海藻20g，甘草5g。6剂，每日1剂，水煎服。

二诊：自诉左侧乳晕肿块缩小，疼痛、压痛轻微，心烦多梦、口苦咽干等症减轻。药已中的，按上方继服12剂，乳房肥大基本消退，乳晕部肿块、疼痛完全消失。随访半年，未见复发。

按语：男性乳房发育症，属中医学“乳疬”范畴。男性乳头属肝，乳房属肾。患者年过六旬，肝肾阴亏，水不涵木，肝失调达，则气滞痰凝，结于乳部而为病。肝肾阴亏为病之本，气滞痰凝为病之标，气滞兼阴虚，治宜行气与养阴并用。方中沙参、麦冬、生地黄、枸杞子、女贞子、墨旱莲滋补肝肾，使肝木得其所养，肝气得以条达，又有川楝子疏肝理气，合而为用，气机通畅，气行则痰自化。牡蛎、海藻、昆布咸寒软坚，化痰散结；气滞痰凝日久必

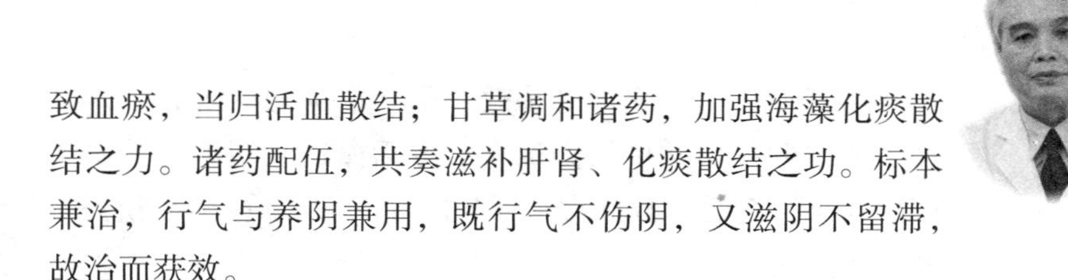

致血瘀，当归活血散结；甘草调和诸药，加强海藻化痰散结之力。诸药配伍，共奏滋补肝肾、化痰散结之功。标本兼治，行气与养阴兼用，既行气不伤阴，又滋阴不留滞，故治而获效。

托法在外科临床的应用

托法，又称内托法、托毒法、托里法，是中医外科内治三大总则之一，是用补益气血和透脓托毒的药物，补助正气，托毒外出，以免毒邪内陷的治法。适用于外疡中期，正虚毒盛，不能托毒外达，疮形平塌，根脚散漫，难溃难腐的虚证。临床具体应用时，一般分为透托法和补托法2类，也有认为可分为清托法、透托法和提托法3类，李廷冠教授认为，3类分法更为妥当。只要临床诊断清楚，辨证准确，分别应用清托法、透托法、提托法，恰当选方用药，并配相应的外治方法，初期、中期、后期3个阶段的疮疡均可获得良效。

一、清托法治疗初期疮疡

清托法是托法与消法合用的治法，是消法的变通应用，其以消、托药物并用，而以消法为主，根据疮疡的致病原因和临床症状不同，选用清热、行气、和营等药物，如金银花、连翘、蒲公英、紫花地丁、天花粉、赤芍、牡丹皮、穿山甲、皂角刺、贝母、陈皮、甘草等，组合成方剂，以

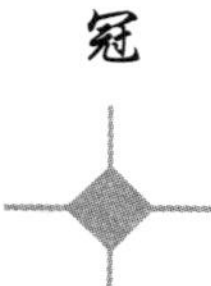

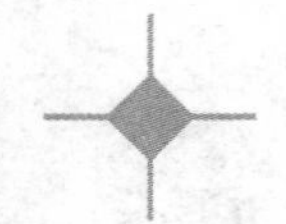

达补益气血、透脓解毒的功效，用于疮疡初结未成脓，内外皆壅的肿疡。常用的方剂有仙方活命饮、四妙汤、加味四妙汤等。李廷冠教授喜用加味四妙汤加减治疗初期疮疡。兹举案例如下。

覃某，女，58岁，2000年4月30日初诊。

自述背部痒痛并作3天，伴发热、头痛1天。口干喜饮，食欲不振，大便干结，小便短赤。查体：右肩胛区中段有一约6cm×5cm的肿块，质地硬，触痛，皮温稍高，中有4个粟粒样脓头。舌质红，苔黄，脉细数。

西医诊断：背痈。

中医诊断：有头疽（初期，阴虚火炽）。

治则：内治宜用清托法。

方药：加味四妙汤加减。

生黄芪、金银花、玄参、首乌、天花粉、赤芍各15g，牡丹皮、当归、皂角刺、炮山甲各10g，甘草5g。3剂，每日1剂，水煎分2次服。

外治：金黄膏外敷患处，每日1换。

二诊：身热已退，背部痒痛已微，脓头腐脱，诸症好转，二便正常。按原方去皂角刺，加丹参15g。6剂，每日1剂，水煎分2次服。外治仍以金黄膏外敷，每日1换。

三诊：背部痒痛消失，肿块基本消散，疮口愈合。再予上方3剂煎服而告愈。

按语：痈属中医外科学“有头疽”的范畴，是重症疮疡之一。有头疽按其患病部位有不同的名称，如生于项部的名“脑疽”“对口疽”，生于背部的名“发背”“搭手”

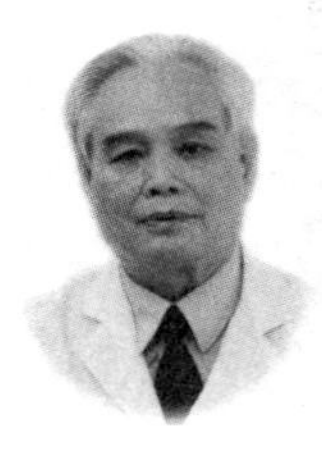

等，但其病因、证治基本相同。本例证属阴虚火炽型，病在初期。《外科真诠》曰：“初起……阴毒内服加味四妙汤加首乌、茄蒂。”仿其用药，方中黄芪、当归益气养血；玄参、首乌滋阴清热解毒；赤芍、牡丹皮、丹参凉血散肿解毒；天花粉清热生津止渴；金银花、甘草组方名曰“银花甘草汤”，具有清热解毒之功。《外科十法》曰：“内消者，肿毒初起，随用药消散也……内服银花甘草汤，即时消散。”穿山甲咸、微寒，性专行散，能通经络，有消肿排脓之效；皂角刺辛散温通，性锐力利，直达病所，有消肿托毒排脓之效。诸药为伍，共奏清托之功。金黄膏消肿止痛散毒，外敷直达痛所。内外合法，相得益彰，故治获捷效。

二、透托法治疗中期疮疡

透托法，是以补气养血、托毒透脓的药物，如黄芪、当归、川芎、白芷、穿山甲、皂角刺等组合成方剂，以发挥排脓泄毒、消肿止痛、托里散疮的功效，用以治疗中期疮疡，脓成未溃，溃而脓出不畅，而患者年老体弱，或者畏惧针刀，不愿切开排脓者。透脓散为透托法代表方剂。李廷冠教授喜用透脓散和四妙汤合方加减治疗中期疮疡，常获良效。

钟某，女，24岁，未婚未孕，2006年1月12日初诊。

其母亲代诉：患者2005年8月左乳房发炎肿痛，在当地某医院治疗，经打针、服药、外敷药治疗后，肿块溃脓而愈。同年10月左乳房肿痛又发，仍前往该院治疗近1个月而愈。12月中旬，第3次复发，仍前往该院治疗。至今

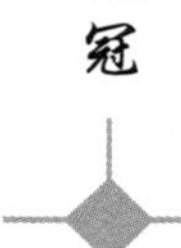

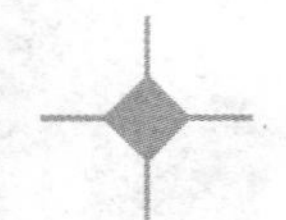

乳房仍肿痛，身热不适而来我院就诊。查体：患者体胖，左侧乳头扁平，乳晕及其两侧和下部肿胀，触痛，皮色暗红，乳晕下方有一溃口，大小约 0.5cm×0.5cm，排脓不畅。舌红苔黄，脉弦略数。拟行扩创引流排脓，患者及其母亲都不愿意，而行以透托法。

西医诊断：非哺乳期乳腺炎。

中医诊断：非哺乳期乳痈（气血不足，疮溃而脓出不畅）。

治则：内治宜用透托法。

方药：透脓散合四妙汤加减。

生黄芪、金银花各 15g，当归、川芎、皂角刺、炮山甲、桔梗、浙贝母各 10g，甘草 6g。每日 1 剂，水煎 2 次分服。

外治：以 0.1% 雷佛奴尔纱条引流，外盖金黄膏，每日 1 换。

二诊：经治半个月，肿消痛止，脓净收口，唯僵块未能完全消失。予乳癖消片内服，1 次 3 片，每日 3 次。连服 6 周，僵块完全消散，至今未见复发。

按语：非哺乳期乳腺炎是指成年女性非哺乳期的乳腺炎症过程，凡青年、中年女性在非哺乳期出现乳房急性脓肿、炎性肿块及慢性反复发作的瘘管；经久不愈，即可诊断。本病相当于中医学的非哺乳期乳痈。本案因气血不足，脓出不畅，热毒不清，气血凝滞而成。方中黄芪、当归、金银花、甘草名曰“四妙汤”，有消毒托里、益气和血之功；黄芪、炮山甲、当归、川芎、皂角刺名曰“透脓散”，

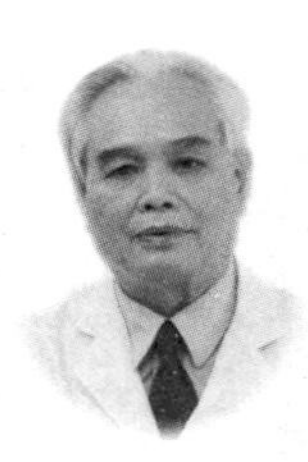

具托毒溃脓之效；浙贝母清热化痰散结；桔梗载药上行而排脓。合而用之，共奏透托之功。外治之药雷佛奴尔溶液消炎杀菌，金黄膏清热除湿、散瘀化痰、消肿止痛，外用于患处，药力直达病所。内外合治，相得益彰，故治获良效。乳癖消片具有软坚散结、活血消痈、清解毒热之效，故用之僵块消散。

三、提托法治疗后期疮疡

提托法，亦称补托法，是指以扶助正气、托毒排脓药物组成的方剂治疗疮疡后期脓出不畅、腐肉不脱、新肉难生的治法，具体可分为补益气血以提毒、温阳扶正以提毒和滋阴补气以提毒3类。李廷冠教授喜用补益气血以提毒的托里消毒饮加减治疗后期疮疡，常获卓效。兹举案例如下。

王某，男，36岁，农民，1986年10月3日来诊。

自诉左足被农用车车轮压伤，在当地治疗2月余，足背及足第1趾溃烂不愈。查体：左足第1趾及足背肌肤溃烂，创面约7cm×6cm，腐肉尚未脱尽，部分肌腱显露，肉芽淡红。舌质淡红，苔薄白，脉细弱。拟予住院植皮治疗，因患者及家属不从，要求在家治疗，遂顺其要求，以提托为治法。

西医诊断：左足外伤感染。

中医诊断：左足慢性溃疡（气血不足，脱腐生肌无力）。

治则：提托法。

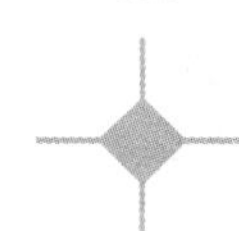

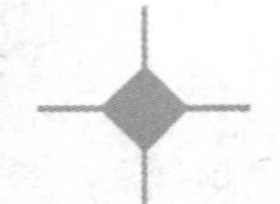

方药：托里消毒散加减。

党参、黄芪、茯苓、赤芍各15g，金银花、牛膝各12g，当归、川芎、白芷、桔梗、白术各10g，甘草5g。每日1剂，水煎分2次服。

外治：生九里明150g，水煎外洗患足，然后用拔毒生肌膏纱布外敷创面，每日1次。

经治疗月余而告痊愈。

按语：《医宗金鉴》曰："托里消毒助气血，补正脱腐肌易生……"本案因足部肌肤已经溃烂，皂角刺其性锐利，用之不宜，故去之；牛膝活血，引药下行，故加之。全方共奏托毒生肌之功。九里明，又名千里光，具有清热解毒之效，用之外洗，可清解余毒；拔毒生肌膏由生大黄、白芷、花椒、桑枝、槐花、硼砂、轻粉等制成，具有拔毒生肌之效。内外合治，共奏补益气血、托毒生肌之功，故获良效。

海藻与甘草可以合用

《药性赋》云："本草明言十八反，半蒌贝蔹及攻乌，藻戟遂芫俱战草，诸参辛芍叛黎芦。"李廷冠教授在校读书时早已背熟，海藻与甘草相反常记于心。临床伊始，尤恐海藻与甘草合用毒害人命而不敢处方。外科疾病由痰湿凝滞所致者甚众，如瘰疬（急性淋巴结炎、慢性淋巴结炎、颈部淋巴结结核等）、瘿瘤（甲状腺结节、甲状腺腺瘤、甲状

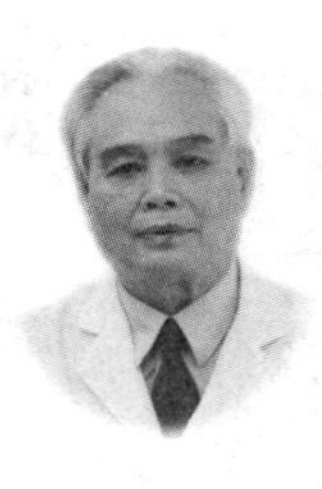

腺囊肿）、乳癖（乳腺增生）、乳核（乳腺纤维腺瘤）等。治宜祛痰为法，选用咸寒化痰软坚的药物，使因痰湿凝聚的肿块得以消散，常选用海藻、昆布、海带、海蛤粉之类。而甘草名曰“国老”，调和诸药，可否合用，常常犹豫再三。后读《外科正宗》，其中瘿瘤主治方有通气散坚丸和海藻玉壶汤。书中有云：“通气散坚丸半夏，陈贝芎归粉草苓，香附桔菖参海藻，南星枳实共黄芩。治忧郁伤肺，致气浊而不清，聚结为瘤，色白不赤，软而不坚，由阴阳失度，随喜怒消长者宜服。陈皮、半夏、茯苓、甘草、石菖蒲、枳实（炒）、人参、胆南星、天花粉、桔梗、川芎、当归、贝母、香附、海藻、黄芩（酒炒），各等分，上为末，荷叶煎汤，跌为丸，寒豆大，每服一钱，食远灯心二十根、姜三片泡汤送下。”亦云：“海藻玉壶汤青陈，翘贝芎归昆布评，半夏独活并甘草，海带煎来效有灵。治瘿瘤初起，或肿或硬，或赤或不赤，但未破者服。海藻、贝母、陈皮、昆布、青皮、川芎、当归、半夏、连翘、甘草节、独活各一钱，海带五分，水二盅，煎八分，量病上下，食前后服之。”两方均有海藻与甘草。《医宗金鉴·外科心法要诀》中瘿瘤的治疗亦采用通气散坚丸和海藻玉壶汤。方歌分别为“通气散坚气瘿瘤，参桔芎归花粉投，芩枳二陈星贝藻，香附石菖患渐瘳”“海藻玉壶汤石瘿，陈贝连翘昆半青，独活芎归甘海带，化硬消坚最有灵”。这说明前人已有海藻与甘草合用之验。《文琢之中医外科经验论集》中有“瘰疬内治法，方用加味消瘰丸（《医学心悟》方加味），药物：玄参、牡蛎、浙贝母、白芥子、淡海藻、淡昆布、木香、郁

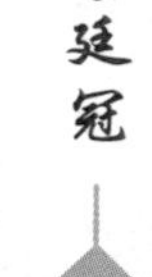

金、夏枯草、甘草……化痰散结加用淡海藻、淡昆布、甘草。一般体质患者，甘草用3g即可，不必拘泥反恶之说，古人亦有验证，并非有毒，反大增其效，亦无副作用。体质强者甘草剂量可加至6～9g，则其效力增加数倍”之言。《中医杂志》曾载海藻甘草合剂（海藻12g，甘草6g，夏枯草18g，白芥子6g，当归12g，玄参12g，贝母12g，生牡蛎12g，陈皮6g）治疗瘰疬（颈部淋巴结结核）获得良效的报道。李廷冠教授自20世纪70年代起治疗乳癖（乳腺增生）的汤剂、冲剂、胶囊的处方中均有海藻与甘草为伍，应用于临床常获得良好的疗效，未见明显不良反应。据此而言，海藻与甘草可以合用，但古今处方均为复方，不是海藻与甘草单独为伍，对“海藻反甘草”之说仍有继续研究的必要。

蜂蜜，溃疡外治之良药

蜂蜜，是蜜蜂辛勤劳动采集花蜜酿造出来的精品，是人类天然食用的保健品，也是一种药物。《神农本草经》曰：“石蜜，味甘平。主心腹邪气，诸惊痫痓，安五脏，诸不足，益气补中，止痛除毒，除众病，和百药。久服强志轻身，不饥不老。”《本草纲目》云：“蜂蜜……其入药之功有五：清热也，补中也，解毒也，润燥也，止痛也。”虽然《本草备要》有载“（蜂蜜）草木精英，含露气以酿成……同薤白捣，涂汤火伤”之言，但自古以来，用蜂蜜内治疾病者多，外治疾病者少。

随着社会的进步，科技的发达，人们对蜂蜜的研究进一步深入，对蜂蜜的成分、理化性质、药理作用等有了更多的了解，认为蜂蜜有良好的抗菌防腐和促进组织再生的功效。

现在国内外有很多用蜂蜜治疗疾病的报告，不仅治内科疾病，也治外科疾病。用蜂蜜治疗外科疾病的报道正在逐步增多，有用蜂蜜外治创伤及烧伤的，有治疗皮肤慢性溃疡的，有治疗皮肤病的，均取得极佳的疗效。李廷冠教授在临床中曾观察用蜂蜜调甘草粉外敷治疗血栓闭塞性脉管炎（脱疽），蜂蜜外涂或外敷（蜂蜜纱布或纱条外敷）治疗下肢静脉曲张合并溃疡（臁疮）、乳头皲裂、创伤、烧伤多例，均取得满意的效果。

中医学所谓“溃疡”，是一切外科疾病溃破的疮面，西医学所称的“溃疡”“坏死”“坏疽”创面均属于中医学“溃疡”的范畴。溃疡的治疗，尤其是慢性溃疡的治疗常常比较棘手，常用的外用药，如拔毒生肌膏、生肌玉红膏、生肌散等制作比较复杂，而蜂蜜取材容易，应用方便，疗效良好，价格便宜，故曰：蜂蜜为溃疡外治之良药。

消瘰丸，化痰软坚的代表方

消瘰丸（程氏消瘰丸）之名首见于清代程国彭的《医学心悟》，书中有云：“瘰疬，颈上痰瘰疬串也。此肝火郁

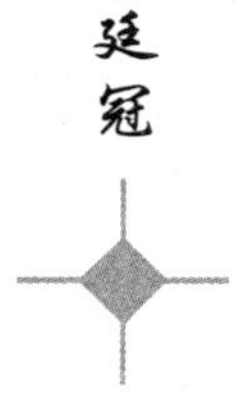

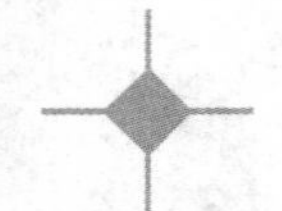

结而成，宜用消瘰丸，兼服加味逍遥散。”“消瘰丸，此方奇效，治愈者不可胜计。予亦刻方普送矣。元参（蒸），牡蛎（醋研），贝母（去心蒸），各四两，共为末，炼蜜为丸。每服三钱，开水下，日二服。”此方具有滋阴清热、化痰散结之功，是治疗瘰疬要方。自成书以来，《医学心悟》成为中医入门者必读之书，故消瘰丸也被医者所熟悉，并沿用至今。清代邹岳的《外科真诠》中记载：“瘰疬……初起即宜消疬丸消散之……消疬丸，元参，牡蛎（煅醋碎），川贝母，各二两，共为末，蜜丸，每服二钱，开水下，日两服。”消瘰丸、消疬丸，方名异，而用药、治法、服法相同，同用于治疗瘰疬。由此可以看出，在清代用玄参、牡蛎、贝母组方治疗瘰疬已被广泛应用。

张锡纯《医学衷中参西录》中治疡科方的消瘰丸则在程氏消瘰丸、消疬丸的用药基础上加上黄芪、三棱、莪术等，治疗瘰疬疗效更佳。其载云：“消瘰丸，治瘰疬。牡蛎（十两，煅），生黄芪（四两），三棱（二两），莪术（二两），朱血竭（一两），生明乳香（一两），生明没药（一两），龙胆草（二两），玄参（三两），浙贝母（二两）。上药十味，共为细末，蜜丸桐子大，每服三钱，用海带五钱，洗净切丝，煎汤送下，日再服。”本方除保留玄参、牡蛎、贝母的滋阴清热、化痰散结功能外，又增加朱血竭、生明乳香、生明没药、三棱、莪术等以活血散瘀，黄芪以益气行血，龙胆以清肝利湿，又以海带煎汤送服，增加化痰散结功能。全方共奏滋阴清热、化痰散结、活血散瘀之功，故用之可获良效。

今之消瘰丸，见于中医外科名医许履和教授的《许履和外科医案医话集》，方由生牡蛎、玄参、川贝母、夏枯草组成，以水煎服，具有滋阴降火、化痰软坚之功，主治瘰疬等痰证，疗效显著。

消瘰丸之名代代传，虽用药有所增加，剂型也有所改变，但其宗旨仍是滋阴降火，化痰散结。《文琢之中医外科经验论集》用程氏消瘰丸加味（生牡蛎、浙贝母、玄参、淡海藻、淡昆布、白芥子、郁金、木香、夏枯草、甘草）治疗瘰疬取效。李廷冠教授在临床上常用消瘰丸加味治疗由痰热凝聚而致的颈淋巴结炎、乳腺增生、甲状腺腺瘤、前列腺增生等，常取得满意疗效。程氏消瘰丸是滋阴清热、化痰散结的代表方剂，在治疗外科痰证时随证选用，酌加用药，可谋良效。

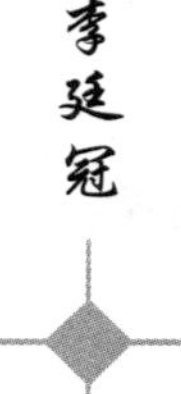

年 谱

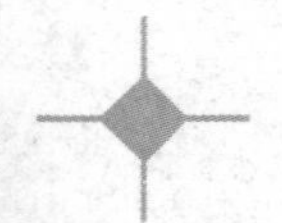

1940年8月，出生于广西壮族自治区崇左市天等县驮堪乡独山村其林屯。

1947年7月～1951年8月，就读于其林屯学校（初小）。

1951年9月～1953年8月，就读于天等县进城中心小学（高小）。

1953年9月～1956年8月，就读于天等县第一中学（初中）。

1956年9月～1958年8月，就读于天等县高级中学（高中）。

1958年9月～1959年7月，就读于南宁大学农学院园艺系。

1959年9月～1963年7月，就读于广西中医专科学校（中医专业）。

1963年7月，进入广西中医学院（现广西中医药大学）外科教研室工作（临床医疗及教学工作）。

1965年7月～1966年4月，参加钦州地区上思县四清工作团医疗队工作。

1969年7月～1969年12月，参加广西壮族自治区6·26医疗卫生宣传队，跟随宣传队到桂平县（现桂平市）工作。

1971年，参加广西中医学院革命委员会医教组教材编写小组，编写《外科讲义》（试用）教材。

1980年8月，参加广西壮族自治区第一次中医外科学术会议，会上宣读论文《乳癖辨证论治体会》。

1981年，晋升中医外科讲师、主治医师；撰写《手针治疗腹部外科手术后呃逆症》，在《广西中医药》1981年第1期上发表。

1982年9月～1983年2月，到南京中医学院附属医院（现南京中医药大学附属医院）江苏省中医院外科进修。

1985年，晋升中医外科副主任医师、副教授；参与《中医学多选题库·中医外科分册》的编写，并任副主编；同年10月加入中国共产党，并参加中华全国中医学会外科学会成立会暨学术交流大会，会上宣读论文《乳腺病调查报告（附乳腺增生病134例分析）》。

1986年，参与《中医学问答题库·中医外科分册》的编写，并任副主编；撰写《祛痰法在外科临床的应用》，在《广西中医药》1986年第5期上发表；始任《广西中医药》《广西中医学院学报》（现《广西中医药大学学报》）编辑委员会委员；根据临床经验拟出的乳癖Ⅰ、Ⅱ、Ⅲ号方，由医院药剂科制剂室生产成乳癖Ⅰ、Ⅱ、Ⅲ号冲剂。

1987年1月，在广西中医学院附属瑞康医院（现广西中医药大学附属瑞康医院）工作。

1987年6月，参加全国中医外科乳房病学术交流会，被选为全国乳腺病专业委员会委员。交流论文《乳癖冲剂治疗乳腺增生病107例临床观察》，并在《江苏中医杂志》1987年第11期上发表。

1988年，荣获广西壮族自治区人民政府颁发的“25年教龄荣誉证书”。

1989年，任中医外科主任、中医外科教研室主任。

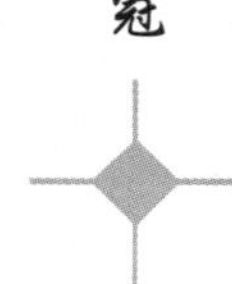

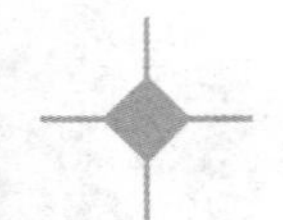

1992 年，晋升为中医外科主任医师、教授；撰写《散瘿汤治疗甲状腺囊肿 12 例》，在《广西中医药》1992 年第 4 期上发表。

1994 年，参加全国高等中医药院校协编教材《中医外科学》（王沛主编）的编写，任编委；主编广西中医学院中医外科专业教材《中医外科杂病学》。

1996 年，撰写《亚急性甲状腺炎中医治疗近况》，在《广西中医药》1996 年第 5 期上发表；献出乳腺康胶囊药方，由医院药剂科制剂室科学加工，制成乳腺增生的良好选药之一——乳腺康胶囊；被聘为中国中医药学会中医外科学会常务委员。

2000 年，撰写《乳腺康胶囊治疗乳腺增生病 216 例疗效观察》，在《新中医》2000 年第 11 期上发表。同年 11 月，退休，受广西中医学院附属瑞康医院返聘出诊；被广西中医学院聘为硕士研究生导师。

2002 年 11 月，被人事部（现人力资源和社会保障部）、卫生部（现国家卫生健康委员会）、国家中医药管理局确定为第三批全国老中医药专家学术经验继承指导老师。

2001 年，被广西中医学院聘为中医学专业（传统中医方向）"师带徒" 导师，共指导徒弟 5 名。

2005 年，被聘为中华中医药学会中医外科学会顾问。

2006 年，被广西中医学院聘为广西中医学院中医（中西医结合）外科学术带头人。

2006 年，撰写《乳疬Ⅲ号方》，在《广西中医药》2006 年第 3 期上发表。

2007年9月，荣获人事部、卫生部、国家中医药管理局颁发的“全国老中医药专家学术经验继承指导老师”荣誉证书。

2008年10月，因在全国老中医药专家学术经验继承工作中表现突出，荣获广西壮族自治区卫生厅颁发的优秀指导老师荣誉证书。

2009年，参加第十一届全国中医及中西医结合乳腺病学术会议，交流论文《中医辨证治疗围绝经期乳腺增生病166例疗效观察》；被聘为中华中医药学会乳腺病防治协作工作委员会委员。

2010年3月，被广西中医学院瑞康临床医学院聘为教学督导员。

2012年5月，被广西壮族自治区卫生厅授予首批“桂派中医大师”称号。

2017年1月，去世。

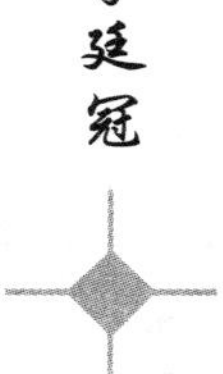

参考文献

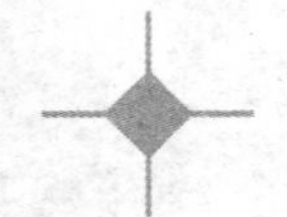

1. 南京中医学院医经教研组 . 黄帝内经素问译释 . 上海：上海科学技术出版社，1959.

2. 南京中医学院中医系 . 黄帝内经灵枢经译释 . 上海：上海科学技术出版社，1986.

3. 叶进 . 金匮要略 . 北京：人民卫生出版社，2009.

4. 李培生，成肇仁 . 伤寒论 . 北京：人民卫生出版社，2007.

5. 卢祥之，刘新荣 . 神农本草经 . 北京：科学技术文献出版社，2003.

6. 明·陈实功 . 外科正宗 . 北京：人民卫生出版社，1964.

7. 清·吴谦等 . 医宗金鉴·外科心法要诀 . 北京：人民卫生出版社，1973.

8. 清·吴鞠通原著 王孟英等评注 . 增补评注温病条辨 . 上海：上海科学技术出版社，1958.

9. 清·高秉钧 . 疡科心得集 . 北京：人民卫生出版社，1981.

10. 清·王洪绪 . 外科证治全生集 . 北京：中国中医药出版社，1999.

11. 顾伯康 . 中医外科学 . 上海：上海科学技术出版社，1983.

12. 顾伯华 . 实用中医外科学 . 上海：上海科学技术出版社，1985.

13. 陆德铭 . 中医外科学 . 上海：上海科学技术出版社，1997.

14. 王沛 . 中医外科学 . 北京：中医古籍出版社，1994.

15. 王永炎，王沛 . 今日中医外科 . 北京：人民卫生出版社，2000.

16. 李曰庆 . 中医外科学 . 北京：中国中医药出版社，2002.

17. 杨柳 . 中医外科辨病专方手册 . 北京：人民军医出版社，2000.

18. 伍锐敏 . 甲状腺疾病的中医治疗 . 北京：人民卫生出版社，1986.

19. 许芝银 . 甲状腺疾病中医治疗 . 南京：江苏科学技术出版社，2002.

20. 陈如泉 . 甲状腺疾病中西医的诊断与治疗 . 北京：中国医药科技出版社，2001.

21. 吴凤霞，闫树河 . 甲状腺疾病中西医诊疗学 . 北京：中国中医药出版社，2001.

22. 陈淑长 . 中医血管外科学 . 北京：中国医药科技出版社，1993.

23. 顾乃强，唐汉钧，潘群 . 实用中医乳房病学 . 上海：上海科学技术出版社，1993.

24. 马禄均 . 实用中医乳房病学 . 北京：人民卫生出版社，1994.

25. 林毅，唐汉钧 . 现代中医乳房病学 . 北京：人民卫生出版社，2003.

26. 陆德铭 . 实用中医乳房病学 . 上海：上海中医学院出版社，1993.

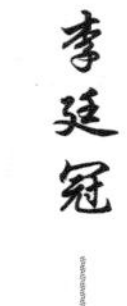

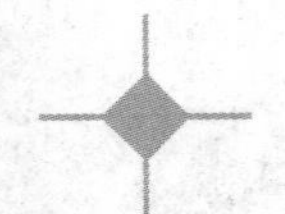

27. 谷现恩，潘柏年 . 现代前列腺疾病 . 北京：北京医科大学 中国协和医科大学联合出版社，1996.

28. 张喜奎 . 前列腺疾病疑难证治 . 北京：人民卫生出版社，2008.

29. 郭军，张春影 . 实用前列腺疾病中西医诊治 . 北京：人民卫生出版社，2005.

30. 徐福松 . 徐福松实用中医男科学 . 北京：中国中医药出版社，2009.

31. 姜剑军 . 周围血管疾病 . 北京：科学技术文献出版社，2001.

32. 尚德俊，王嘉桔，张柏根 . 中西医结合周围血管疾病学 . 北京：人民卫生出版社，2004.

33. 姜兆俊 . 中医外科经验集 . 北京：人民卫生出版社，2006.

34. 费兰波，李家庚 . 现代名中医外科绝技 . 北京：科学技术文献出版社，2003.

35. 强刚，陈更新 . 中医临床备要 . 北京：人民军医出版社，2008.

36. 尚德俊，陈柏楠，秦红松 . 全国著名中医经验集丛书 · 尚德俊外科心得录 . 北京：人民卫生出版社，2009.

37. 赵尚华 . 中医外科方剂学 . 太原：山西科学技术出版社，1992.

38. 许济群，王绵之 . 方剂学 . 北京：人民卫生出版社，1995.